PARTYDROGEN

SCHWARZKOPF & SCHWARZKOPF

BERNHARD VAN TREECK
(HERAUSGEBER)

PARTYDROGEN

ALLES WISSENSWERTE ZU ECSTASY, SPEED, LSD, CANNABIS, KOKAIN, PILZEN UND LACHGAS.

SCHWARZKOPF & SCHWARZKOPF

MEINEM SOHN MARKO GEWIDMET

DANKSAGUNG:
Bedanken möchte ich mich an erster Stelle bei meiner Frau Biljana. Die hohe Arbeitsbelastung durch das Buch führte dazu, daß ich kaum Zeit für meine Familie hatte. In den letzten Monaten hatten wir kaum ein freies Wochenende. Ohne ihre Geduld hätte ich es nicht geschafft. Dank auch an Ilona Szekacs, die trotz ihrer Examensvorbereitung noch die Zeit fand, die Schreibarbeiten für dieses Buch zu übernehmen. Danken möchte ich meinem Arbeitgeber und hier insbesondere U.J. Osterhues und F. Schwarzbäcker, die mir mit Rat und Tat zur Seite standen. Besonderen Dank schulde ich Dr. Hans Ulrich Gresch. Er wühlte im Internet, um für mich wichtige Informationen zu recherchieren und fand dann noch die Zeit, ein Kapitel für dieses Buch zu schreiben. Auch den Mitarbeitern meiner Klinik möchte ich danken. Ohne ihre Unterstützung hätte ich sicherlich kaum die Ruhe gefunden, die das Schreiben des Buches erforderte. Christian Heyden half mir im Besonderen bei den Lästigkeiten der Erstellung des Anhangs. Durch Korrekturlesen halfen mir Marlen und Benedikt Geulen. Schließlich gilt mein Dank natürlich all denjenigen, die Beiträge für dieses Buch beigesteuert haben und meinem Verleger Oliver Schwarzkopf, der das Projekt in so kurzer Zeit in die Realität umgesetzt hat.

ZUM TITEL:
Partydrogen ist ein häßliches Wort. Es suggeriert eine Ungefährlichkeit, die bei Drogen in der Regel nicht gegeben ist. Wir haben uns trotzdem für diesen Titel entschieden, weil er die geläufigste Bezeichnung für die hier besprochenen Drogen ist. Wenn im Text von Patienten oder Klienten die Rede ist, so sind sowohl Frauen wie Männer gemeint. Dies soll keine Abwertung des weiblichen Geschlechtes darstellen.

Bernhard van Treeck

IMPRESSUM:
Bernhard van Treeck (Hrsg): PARTYDROGEN. ALLES WISSENSWERTE ZU ECSTASY, SPEED, LSD, CANNABIS, KOKAIN, PILZEN UND LACHGAS.

Umschlagbild: Bundeskriminalamt. Coverdesign: Morten Heise. ISBN 3-89602-132-X

TEIL 1:
ALLGEMEINER TEIL

TEIL 2: PRÄVENTION UND THERAPIE

TEIL 3: INTERVIEWS

TEIL 4:
WIRKUNGEN UND RISIKEN DER EINZELNEN PARTYDROGEN

ANHANG

VORWORT

Techno ist, laut Goethe-Institut, der derzeit wichtigste Kulturexport Deutschlands. Es kann, wenn man über Partydrogen spricht, also in keinem Fall darum gehen, diese Musikrichtung und die damit verbundenen Lebensformen zu verurteilen, auch wenn Partydrogen in Zusammenhang mit der Technokultur groß geworden sind. Techno ist eine Kultur, die alle Bereiche des täglichen Lebens beeinflußt, verändert und bereichert hat und die dies noch weiter tun wird. In ihrer Bedeutung für die Allgemeinheit ist die Bewegung – entgegen zahlreicher negativer Presseberichte – gar nicht zu überschätzen. So wurden die Kompositionsmöglichkeiten in den Bereichen Musik, Video und Tanz revolutioniert. Alle beklagen die Vereinzelung der Menschen, den Verlust tragender familiärer Strukturen, das abhandengekommene Gemeinschaftsgefühl, ein Zunehmen von Aggression und den Verlust der Lebensfreude. Die heranwachsende Generation der Raver bringt endlich wieder Hoffnung in ein ziemlich verfahrenes Gesellschaftssystem. Man hat Spaß, erlebt ein Gemeinschaftsgefühl und feiert aggressionsfrei Parties. Toleranz ist hier kein Fremdwort sondern selbstverständlich. Der europäische Gedanke wird nicht gepredigt sondern gelebt. Ob schwarz oder weiß, hetero- oder homosexuell, jeder wird so genommen wie er ist.

Techno mit seinen Ausläufern ist alles – nur nicht unpolitisch. Diese Bewegung ist gelebte Demokratie. Die gewohnten hierarchischen Strukturen sind weitgehend aufgelöst. Der Rockstar als König hat ausgedient. Die immer preiswerter werdenden Computer erlauben es nun nahezu jedem, der will, sich an der Musikproduktion aktiv zu beteiligen. Jeder kann DJ sein und Platten produzieren. Die scharfe Abgrenzung zwischen Musikproduzenten und -konsumenten, sie ist längst verschwunden. So ist es auch kein Wunder, daß das vielbeschworene Gemeinschaftsgefühl zumindest auf kleineren Raves lebendiger ist als irgendwo sonst in unserer Gesellschaft. Auch wenn die älteren Generationen nicht verstehen, was hier geschieht; vor dieser Bewegung braucht niemand Angst zu haben. Und ich bin sicher, daß viele der führenden Köpfe der Szene nach und nach in verantwortungsvolle Positionen im öffentlichen Leben aufsteigen werden.

Dennoch hat die Partyszene ein Problem. Dieses Problem besteht in der zunehmenden Kommerzialisierung und dem damit verbundenen

Partydrogen-Konsum. Beides gehört zusammen. Schon schwinden die Ideale der Szene. Wo früher Kreativität den Ton angab, drängen nun Marketingstrategen auf den Markt und versorgen die finanziell attraktive Zielgruppe mit allem, was gewünscht ist. Viele Partygänger nehmen das Angebot dankend an. Statt sich selbst ein interessantes Outfit auszudenken, wird auf Markenlabels zurückgegriffen. In einer zunehmend von Passivität und Vermassung geprägten Partyszene haben es Drogen leichter. Wo früher das Gemeinschaftsgefühl, die Musik und die Bewegung in Extase versetzte, sind heute häufig Suchtmittel im Spiel. Ecstasy, LSD, Cannabis und anderen Drogen sind unter jungen Leuten weit verbreitet. Etwa die Hälfte der Partygänger nimmt – zumindest gelegentlich – Drogen. Bei etwa 3 Millionen Anhängern der Technobewegung kommt man allein dadurch schon auf schätzungsweise 1,5 Millionen User.

Kommerz und Partydrogen – sie werden die Technokultur zerstören, wenn nicht bald etwas geschieht. Und dieses Problem betrifft nicht nur die Partyszene. Längst haben sich die Drogen weit über die Grenzen der Technokultur ausgebreitet. Sie sind in aller Munde. In Jugendclubs und in ganz normalen Diskotheken und auch auf Schulhöfen werden die Drogen verkauft. Ob in der Hip-Hop-Szene, unter Punks oder bei Rockern, Ecstasy und Co. sind überall. Eigentlich kann man kaum noch von »Party«-Drogen sprechen. So verwundert es wenig, daß laut Shell-Jugendstudie 1997 für Jugendliche Drogen – direkt nach Arbeitslosigkeit – das drängendste Problem sind.

Doch was tun? Repressionen, wie sie als Gegenmaßnahme von staatlicher Seite häufig praktiziert werden, greifen schon lange nicht mehr wie gewünscht. Die Kriminalisierung der Drogenkonsumenten schadet manchmal mehr als sie nützt. Insbesondere deshalb, weil die Ungleichbehandlung legaler und illegaler Drogen, wie sie das Betäubungsmittelgesetz vornimmt, von jungen Leuten kaum noch verstanden und akzeptiert wird. Selten ist die Auseinandersetzung mit dem Thema konstruktiv. Während Fernsehen und Zeitungen von Ecstasy als Killerdroge sprechen, liest man in einigen szenenahen Publikationen, daß Drogen eine Bereicherung des Lebens seien. Wem soll man nun glauben?

Das Problem der Partyszene ist im Grunde ein Problem unserer gesamten Gesellschaft. Mit Repression allein aber kann heutzutage keine Drogenpolitik gelingen. Strafverfolgung macht schon deshalb vielleicht weniger Sinn, weil bei offenen Grenzen und immer unüberschaubarer werdenden Kommunikationsstrukturen eine effektive Umsetzung gar nicht möglich ist. Der personelle Aufwand, der zur Durchsetzung einer effektiven Strafverfolgung nötig wäre, ist schon lange nicht mehr finanzierbar. Polizei und Justiz laufen den Problemen seit Jahren nur noch hinterher. Es müssen neue Wege gegangen werden. »Just say know« ist das Schlagwort, daß die Drogenpolitik der Zukunft mit bestimmen wird. Alle Probleme werden sich allerdings auch dadurch nicht lösen lassen.

Drogen können Spaß machen, aber Drogen sind auch gefährlich. Wer über Drogen redet, muß beides berücksichtigen, sonst macht er sich unglaubwürdig. Es spricht nichts dagegen, offen und ausgewogen über Suchtmittel zu berichten. Heute bekommt man überall Drogen. Es läßt sich gar nicht mehr verhindern, daß Jugendliche damit in Kontakt kommen. Jeder muß sich meist schon früh entscheiden, ob er Drogen nehmen will oder nicht. Das Angebot von Freunden oder Schulkameraden kommt bestimmt. Risiken, Wirkungen und Nebenwirkungen dieser Stoffe sollten schon deswegen heutzutage jedem bekannt sein. Letztlich überwiegen die Nachteile aller Drogen einschließlich Alkohol deren Vorteile. Leider geht das in der aktuellen Diskussion um Legalisierung von Drogen etwas unter. Die Euphorie, die einem beim Lesen so manchen neuen Drogenbuches entgegenschlägt, ist nicht nachvollziehbar. Es wäre reine Spekulation, den offensichtlichen Wahrnehmungsstörungen der Autoren auf den Grund gehen zu wollen, auch wenn die eine oder andere Vermutung dem Thema entsprechend naheliegt. Umso wichtiger ist es, über Partydrogen sachlich und ausgewogen zu sprechen.

Es ist erschreckend, wie gering der Wissensstand über Partydrogen bei vielen Konsumenten ist. Sie werfen Tabletten ein, deren Inhaltsstoffe sie nicht kennen, kombinieren Drogen, ohne an potentiell tödliche Wechselwirkungen zu denken, und beachten einfachste Vorsichtsmaßnahmen nicht. Jede Mystifizierung oder Dämonisierung ist genau so schädlich wie Drogenverherrlichung und Drogenkult. Für Menschen, die Probleme mit ihrem Selbstbild und ihrer Integration in die Gesellschaft haben, werden Suchtstoffe so nur unnötig interessant.

Darum habe ich mich entschlossen, ein lange überfälliges Buch zu schreiben. »Partydrogen« ist ein Buch für Drogenkonsumenten, Drogensüchtige, aber auch für Menschen, die keine Drogen nehmen wollen. Letztere finden hier die Informationen, die sie brauchen, um ihre Freunde vor Schaden zu schützen. Gleiches gilt für Eltern, Erzieher und Lehrer, die nach Lektüre des Buches besser und vorurteilsfreier mit dem

Thema umgehen können. Sozialarbeiter, Psychologen und Ärzte finden hier – übersichtlich präsentiert – die wesentlichen Informationen, die sie zum Umgang mit Partydrogen-Usern benötigen. »Partydrogen« ist kein Fachbuch und keine Enzyklopädie geworden. Hier gibt es bereits genügend Literatur. Wer sich beispielsweise über dieses Buch hinaus mit Fachwissen versorgen will, dem empfehle ich »Rauschdrogen« von Thomas Geschwinde. Das Buch ist teuer aber gut. Fachausdrücke habe ich beim Schreiben dieses Buches bewußt so gut es ging vermieden. Mir war es wichtig, gut verständlich zu schreiben. Jeder soll das Buch lesen und benutzen können. Bei Medikamenten haben sich Beipackzettel zur Schadensabwendung bewährt. Dieses Konzept habe ich auf Partydrogen übertragen. Wirkungen, Nebenwirkungen und mögliche Schäden der Drogen werden – ähnlich wie bei einem Beipackzettel – aneinandergereiht.

Ich habe mich darüber hinaus bemüht, in diesem Buch die wesentlichen drogenpolitischen Positionen zu berücksichtigen. Dies ist die Stärke und die Besonderheit des Buches. Der Drogenbeauftragte Eduard Lintner (CSU) kommt zu Wort. Seine Politik ist als konservativ bekannt. Hinter seinem Handeln steht sowohl die Sorge um das Wohl der von Drogenproblemen betroffenen Menschen wie auch das der Allgemeinheit. Stellvertretend für eine sehr offene Haltung steht die Selbsthilfeorganisation Eve & Rave. Ihr Blickwinkel ist von Erfahrungen aus der Szene geprägt, sie schlagen andere Lösungswege vor. Betroffene berichten über ihre Erfahrungen mit Drogen und verleihen dem Buch die nötige Authentizität. Es wird klar, wie unterschiedlich der Umgang mit Drogen aussehen kann und wie Partydrogen in die Sucht führen können. Doch es gibt auch den kontrollierten Konsum – nicht nur bei der Partydroge Alkohol. Wege aus der Sucht werden aufgezeigt. Therapeuten berichten über ihre Arbeit mit der neuen Gruppe von Abhängigen. Im Anhang finden sich Adressen möglicher Ansprechpartner, die helfen und beraten können.

Ziel von »Partydrogen« ist es, den bislang oft einseitigen Büchern ein fachlich kompetentes, ausgewogenes Buch entgegenzusetzen. Es würde mich freuen, wenn das Buch den Dialog über Partydrogen wieder auf eine konstruktive Ebene führen würde.

Berlin, im August 1997 — Bernhard van Treeck

TEIL 1:
ALLGEMEINER TEIL

BESONDERHEITEN DER PARTYDROGENSZENE

VON BERNHARD VAN TREECK

Betrachtet man die Entwicklung der Drogenszene der letzten Jahre, so sind einige Veränderungen unübersehbar. Waren in den 80er Jahren noch überwiegend schlafanstoßende, beruhigende Drogen wie Cannabis, Opiate und Benzodiazepine die Lieblinge der Drogenkonsumenten, so vollzieht sich in den letzten Jahren ein deutlicher Trend hin zu antriebssteigernden Drogen und Halluzinogenen. In Zusammenhang mit der Partykultur der Neunziger Jahre hat sich eine neue Drogenkultur etabliert. So verzeichnet der Rauschgift-Jahresbericht 1994 eine Zunahme der Ecstasy-Sicherstellungen um weit über 100 %, eine Verdreifachung der Sicherstellung des Kokains gegenüber einem Rückgang von sichergestelltem Heroin um 50 %. Auffällig ist in diesem Zusammenhang auch, daß sich das Muster bei erstauffällig Konsumierenden harter Drogen deutlich verschoben hat. So lag 1994 der Anteil Heroinkonsumierender bei den von der Polizei erstmals mit Drogen aufgegriffenen Personen zum ersten Mal in der Geschichte des Rauschgiftes unter 50 %. Gegenläufig dazu ist der Partydrogenanteil bei den Erstauffälligen erstmals 1994 auf über 50 % angestiegen. Zudem muß vermerkt werden, daß jeder zehnte Neueinsteiger Ecstasy konsumiert. Die Zahlen sind alarmierend.

Oder ist das alles nicht so wild? Wir haben gar kein Drogenproblem, behaupten viele Raver. Was haben wir mit Junkies oder mit geistig abgebauten Alkoholikern zu tun? Wir sehen gut aus und sind gut drauf, wo liegt das Problem? Vielen Partygängern gelingt ja auch der kontrollierte Konsum. Die Mehrheit der Raver dürfte nicht in Gefahr sein, mit Drogen abzustürzen. Und es gibt nicht unerhebliche Unterschiede zu den bisher bekannten Gruppen von Drogenkonsumenten. Ging es den Opiatabhängigen, die letztlich ein Produkt der Hippie-Bewegung sind, um das Aussteigen aus der Gesellschaft, so liegt der Fall bei den Raver anders. Sie sind Kinder unserer Konsumgesellschaft. Die gesellschaftlichen Verhältnisse werden nicht abgelehnt. Die Generation der Partygänger versucht sich im Rahmen ihrer Möglichkeiten bestmöglich an die bestehenden Verhältnisse anzupassen. In der Woche wird gearbeitet, am Wochenende will man, auch unter Zuhilfenahme von Drogen, möglichst viel Spaß haben. Die Bedeutung von Leistung wird nicht verneint. Diejenigen, die mit Drogen abstürzen, sind keine Aussteiger, sondern verhinderte Einsteiger. Sie würden gerne Leistung erbringen, doch es fehlt ihnen der Zugang zum System. Das dürfte – zumindest im Moment noch – ein wesentlicher Unterschied zu den Junkies sein.

Und es gibt weitere Unterschiede zu früheren Zeiten. Die Drogen sind entmystifiziert worden. Der Glaube an Bewußtseinserweiterung und an spirituelle Reisen mit Hilfe von Drogen ist nicht prägend für die jetzige Raving-Society. Drogen werden als das genommen, was sie sind, nämlich als chemische Stoffe, mit denen man Bewußtseinszustände manipulieren kann. Die heutige Generation weiß: Drogen können keine Wunder bewirken, und alles hat seinen Preis. Insofern unterscheidet sich der Drogenkonsum in der Partyszene nicht wesentlich vom Umgang mit Alkohol in der übrigen Gesellschaft. Würde das so bleiben, es wäre erfreulich. Ein offener, aufklärender und risikoabwägender Umgang mit Drogen ist mit den pragmatisch denkenden Menschen der Partyszene vielleicht möglich.

Das Hilfesystem allerdings muß sich wandeln, will es den geänderten Anforderungen an eine zeitgemäße Drogenarbeit gerecht werden. Noch ist der Kenntnisstand über die neue Generation bei den Helfern zu gering. Berater und Therapeuten werden nicht umhinkommen, sich die notwendigen Informationen zu besorgen und zu erarbeiten.

TECHNO = DROGEN?

VON CARSTEN CLAUS

Immer wieder ernte ich mißtrauische Blicke, wenn ich Leute auf ihre Frage, ob ich, der ich mich zu großen Teilen meiner Zeit mit Techno beschäftigte, die oftmals mit dieser Musik assoziierten Drogen konsumiere, ein souveränes Nein entgegnen kann. Häufig belächelt werde ich stehengelassen. Der keinesfalls vorurteilsfreie Frager zieht belustigt von dannen (das kann ich ja nicht ernst gemeint haben).

Daß die ewiggestrige Gleichung Techno=Drogen aufgehen muß, wird einem ja in einschlägigen Reportagen permanent auf die Nase gebunden – sei es durch öffentlich-rechtliche oder durch private Medien unter aufreißerisch gestalteten Vierfarb-Aufklärungsreports. Da gehe ich in ruhigen Momenten in mich und frage: Bin ich allein auf weiter Flur, gibt es außer mir nur verpillte Partyjunkies, die mit untertellergroßen Pupillen durch die Nächte wandeln in der großen weiten Technowelt? Den Medien nach wohl schon. Doch da erinnere ich mich stets an eine Vielzahl netter Menschen, mit denen ich mich auf Parties auf das vortrefflichste unterhalten kann, und sie machen keinerlei benommenen Eindruck. Sollten diese Menschen zeitweise ergriffen scheinen, beruht dies nicht auf Chemie, sondern zumeist auf den Künsten des DJs, der Kenner und Genießer in Verzückung versetzt.

Die Medien geben sich oftmals so, als sei wie bei der Frage, ob zuerst das Ei oder die Henne da war, nur noch zu klären, ob Drogen zu Techno führten oder doch Techno zu Drogen? Was soll das? Ich habe noch nie jemanden fragen gehört, ob LSD die Hippie-Ära geschaffen hat. Die Diskussion ist fruchtlos. Es wäre anmaßend, würde ich mir zutrauen zu entscheiden, ob jemand Drogen genommen hat, doch denke ich, Prozentangaben von 85 und mehr Drogenkonsumenten, von denen man liest, sind schlichtweg aus der Luft gegriffen.

Doch ebenso muß zugestanden werden, daß es bezüglich der Drogen auch in dieser Szene unschöne Szenen gegeben hat. Besonders die Parties, die sich dem Kampf der Drogen verschrieben hatten, schienen demonstrativ als Test-Schlachtfeld neuester Pillenderivate herhalten zu müssen. Genauso gibt es aber Veranstaltungen, auf denen sich die meisten Besucher wie angehende Weihepriester ausnehmen. Einige Jahre bin ich, seit jeher drogenfrei, nun schon dabei und meine feststellen zu können, daß man keine konkreten Zahlen über einen Drogenkonsumentenanteil nennen kann. Genauso, wie es gute und schlechte, volle und leere, teure und preiswerte Parties gibt, gibt es welche mit vielen und welche mit wenigen Konsumenten.

Die Medien treiben hier nicht selten Schindluder mit der im Kern absolut uninformierten Masse der Bevölkerung. Eine solche Darstellung schadet nur. Es ist wichtig aufzuzeigen, daß es sich hier um die größte jemals dagewesene Jugendbewegung handelt, daß Techno mehr ist als nur »Bumm Bumm«. Wer weiß schon, daß ohne das Zutun von vier netten radsportbegeisterten und wohlerzogenen Düsseldorfer Herren um die fünfzig (gemeint ist die Gruppe Kraftwerk) Techno nicht das wäre, was es heute ist. Es geht mir darum, zu zeigen, daß man Techno sehr wohl viel besser ohne Drogen »aushalten« kann. Deshalb soll auf den folgenden Seiten der Werdegang dieses Genres samt kommerzieller Ausschlachtung dargestellt werden.

AM ANFANG WAR DIE STECKDOSE...

Wenige Begriffe in der heutigen Zeit werden derart mißverständlich aufgefaßt wie Techno. Eines der facettenreichsten Musik-Genres wird komplett auf einen, wenn auch wichtigen, Bestandteil reduziert, nämlich die Tatsache, daß die Musik elektronisch hergestellt und vom Rhythmus dominiert wird. Für die einen ist es der Inbegriff der wohl größten je dagewesenen Jugendbewegung und der musikalischen Revolution, quasi die Ablösung des Rock durch Elektronik, für die anderen ein rotes Tuch, die Horrorvorstellung einer unpolitischen, zum Egoismus verzogenen Generation.

Dabei hatte alles so beschaulich angefangen. Diejenigen, die man heute als die Urväter des Techno bezeichnet, wollen oder können nicht so recht realisieren, was ihr Tun für Auswirkungen zeigen sollte – wurden sie doch in ihren Anfangstagen nicht selten belächelt. Die Rede ist von Kraftwerk, Yello, Klaus Schulze, Tangerine Dream, Cabarett Voltaire und anderen.

Der mittlerweile fast fünfzigjährige Pionier der elektronischen Musik, Klaus Schulze, der seit mehr als einem Vierteljahrhundert für mehr Produktionen verantwortlich ist, als ein Sumo-Ringer zu tragen vermag, ward denn auch zum Anblick des Ausmaßes gebeten: Zur Love-Parade 1995, die mit gut einer halben Million zugereister Jungzappler die größte »Demonstration für Liebe & Frieden« weltweit war, bat ihn das (inzwischen konkursbedingt dahingeschiedene) Szene-Magazin »Frontpage« als Ehrengast in die heiligen Redaktionshallen am Berliner Tauentziehn, dem Logenplatz über einem Heer von Techno-Ameisen. »Klaus, komm mal ans Fenster und schau Dir an, was Du angerichtet hast!« winkte ihn ein Mitarbeiter herbei, und so recht konnte keiner verstehen, was dort wirklich vor sich ging.

Klaus Schulze bildet zusammen mit Tangerine Dream und Kraftwerk das magische Dreieck der elektronischen Musik. Denn beinahe jeder Künstler aus diesem Bereich beruft sich auf wenigstens ein Mitglied dieses Triumvirats. Während Kraftwerk nach wie vor ihren Einfluß auf die heutige Musik von sich weisen, definierten sie doch schon in den frühen siebziger Jahren, wie Musik ihrer Meinung nach zu klingen habe: »Klack, Zisch, Bumm, Peng, Ratsch« – Geräusche des Alltags als Stilmittel, gar als tragende Gerüste ganzer Stücke. Oder wie Kraftwerk-Mitglied Ralf Hütter konstatierte: »Wir sind keine Rockstars, wir hängen uns keine Gitarre um den Hals und machen pling-pling«. Und ferner: »Die Gitarre ist ein Instrument aus dem Mittelalter«. Auch wenn sie es leugnen, Kraftwerk sind die wahren Ziehväter der heute alles dominierenden Musikrichtung.

Das Lied, der Song, mußte dem Track weichen. Klassische Strukturen verschwanden. Jeder konnte, ohne jemals Unterricht gehabt zu haben, Musik machen. Monotonie, die von vielen Außenstehenden als primitiv im negativen Sinne mißverstanden wird, ist lediglich das musikalische Fundament, auf dem alles aufbaut. Der Preisverfall der Instrumente – bei stetig verbessertem Entwicklungsstand – beschleunigte den Prozeß der Popularisierung – man kann schon von der Demokratisierung der Produktionsmittel sprechen. Für viele ist diese noch immer andauernde Entwicklung durchaus besorgniserregend. In England forderten um ihre Existenz besorgte Orchester gar das Verbot von Samplern und Geräten, die nahezu jedes natürliche Instrument nachahmen können.

Klaus Schulze beschreibt den heutigen Techno derart: »Das ist ja fast genau das gleiche, was wir in den siebziger Jahren gemacht haben, nur daß die Produzenten heute eine durchgehende Bassdrum darunterlegen«. Diese »durchgehende Bassdrum«, ein stampfender Rhythmus im 4/4 Takt, war das revolutionäre Element dieses Genres überhaupt. Sein

Ursprung läßt sich dahin zurückverfolgen, wo auch der Person des Discjockeys, kurz DJ, zuerst eine ganz neue Bedeutung zuteil wurde, in Chicago.

Zwei Protagonisten der frühen Achtziger waren die Amerikaner Grandmaster Flash und Africa Bambaataa. Während sich bis dahin jeder DJ schimpfen konnte, der wußte, daß eine Platte rund ist und zwei Seiten hat, prägten diese beiden ein neues Bild vom DJ, indem sie sich nicht mehr damit begnügten, stur eine Platte nach der anderen abzuspielen. Sie begannen damit, zwei gleichzeitig nebeneinander laufende Platten zu synchronisieren, sprich vom Tempo her anzugleichen, sie zusammenzumischen und so beide gleichzeitig hörbar laufen zu lassen. Hieraus ergaben sich völlig neue Klangmöglichkeiten. Aus zwei völlig unterschiedlichen Schallplatten wurde ein neues Stück, der »Track«. Heutzutage gibt es sogar DJs, welche derer drei übereinanderlegen, um neue Musik daraus zu machen.

DJ-ing ist eine Kunst, die man in keiner Schule der Welt erlernen kann. Es basiert alles auf Übung, Talent und dem richtigen Gespür für Musik. Eine weitaus größere Zahl von DJs scheint hingegen die Historie kalt zu lassen, kommen sie doch oft wieder über den Status des bloßen Auflegers nicht hinaus. Oft genug sind sie mit dieser Art Anspruchslosigkeit noch erfolgreich. Als irgendwann die ersten Schlagzeugcomputer auf den Markt kamen, erwuchs daraus der Gedanke, die Musik mit einem durchgehenden Beat zu versehen.

So wurde die Illusion hergestellt, man höre die ganze Nacht hindurch nur ein einziges Stück, da Übergänge – ein gewisses Talent des DJs vorausgesetzt – unhörbar wurden. Der DJ avancierte zum »Magier der Nacht«, der Stimmungen steuerte, aufsog und weiterverarbeitete. Ähnliches fand nicht selten auch im heimischen Studio statt, welches oft aus einer Schar kleiner Klangerzeuger bestand, die um die Bettstatt geschart wurde (womit auch schon der vielgebrauchte Begriff der Wohn- und Schlafzimmerproduktion erklärt ist).

Immer häufiger waren nun DJ und Produzent in Personalunion anzutreffen. Zwei Städte gehörten nach und nach untrennbar zu House und Techno wie die Taste zum Klavier: Chicago mit seinem eher durch den Disco-Boom der 70er geprägten Sound, dem Chicago-House, sowie die Motor-City Detroit, in der es etwas »härter« brodelte, was für das, was heute als Techno gilt, wohl noch entscheidender war.

Die sehr kalt klingende Musik Kraftwerks (wie gesagt vier adrette, gutsituierte und klassisch ausgebildete Herren aus Düsseldorf), die in Deutschland lange Zeit alles andere als Beifall fand, fiel ausgerechnet in der rezessionsgebeutelten nordamerikanischen Stadt auf fruchtbaren Boden. Die schwarze Bevölkerungsschicht, musikalisch eher durch Jazz und Blues geprägt, griff diese Musik auf, da sie wie keine andere das alltägliche Leben mit seiner unsäglichen Monotonie und Gefühlskälte widerspiegelte. Von den Vorreitern der Detroiter Szene wie Juan Atkins oder Derrick May wird diese Musik gar als Initialzündung bezeichnet, ohne die es Techno in seiner heutigen Form wohl nie gegeben hätte.

Während der Chicago-House eher dem funktionellen Aspekt unterlag, als Club-Werkzeug die Masse zum Tanzen zu bringen, benutzten die Detroiter Produzenten ihre Stücke, um Empfindungen und Gefühle zu vermitteln, und zwar indem sie futuristische Synthesizersounds einsetzten. In Europa wurde diese Form der Musik zuerst von denjenigen DJs verstanden und aufgegriffen, die noch heute zu den führenden Köpfen zählen. In Deutschland sind dieses unter anderem Westbam und Sven Väth, in Frankreich Laurent Garnier sowie Carl Cox oder Colin Favor in England.

Mitte der 80er war wohl für die meisten nicht abzusehen, was diese kleine musikalische Revolution für eine Lawine lostreten würde. Zu den ersten DJs, die sich in Deutschland als Produzenten versuchten, waren die Frankfurter Luca Anzilotti und Michael Münzing, die noch heute das Projekt »Snap« darstellen. Doch damals flogen sie noch im hohen Bogen aus den A&R-Büros. Die Talentscouts der Plattenfirmen verlachten sie. Der Gedanke, daß jemand, der keinerlei Noten lesen kann, geschweige denn ein Instrument beherrscht, charttaugliche Musik produzieren könne, war einfach noch zu abstrakt.

Als Konsequenz gründeten sie ihre eigene Firma, das Plattenlabel Logic Records. Ihre erste Single »The Power« war vom Sound her revolutionär und belegte weltweit die Spitzen der Charts. Der Erfolg machte nachdenklich und führte zum Umdenken. Langsam dämmerte es auch in den Manageretagen der Plattenindustrie, daß der DJ derjenige ist, der permanent mit dem Publikum in Interaktion tritt, der sieht, welche Platte »funktioniert« und welche nicht und daraufhin nur noch die erfolgreichen Elemente in neue Produktionen umsetzen muß. Er ist am Puls der Zeit. Der Kontakt zu DJs wurde vermehrt gesucht.

Einen (vor allem finanziell) vergleichbaren Erfolg mit dem von »Snap«

vermochte bis heute zwar niemand zu wiederholen, doch wurde ein deutliches Zeichen gesetzt. Die Erkenntnis setzte sich durch, daß jeder, insbesondere jeder DJ, der weiß, was die Leute hören wollen, in der Lage ist, erfolgreich Musik zu machen. Mit einem eigenen Label ist der DJ bis zu einem gewissen Grade autark, er entscheidet frei, was veröffentlicht wird und was nicht. »Snap« testeten zunächst jede Produktion in ihrer eigenen Disco, dem »Omen«, in Frankfurt (bis heute eine Art Kultstätte) und unterwarfen sie dem Urteil des wohl wichtigsten Kritikers – dem Publikum. Bestand diese jene Hürde, wurde sie veröffentlicht. Wenn nicht, wurde sie überarbeitet bzw. verworfen.

Andere DJs arbeiteten ähnlich. Derartige kleine Kreativzellen – im Zusammenspiel mit einem kompetenten Vertriebspartner (im Falle Logic's war es die BMG Ariola, die dafür sorgte, daß ein erfolgreicher Titel innerhalb kürzester Zeit in allen europäischen Plattenregalen zu finden war) – waren von nun an Trumpf. Im Laufe der Zeit richteten alle grossen Plattenfirmen sogenannte »Dance Departments« ein, jedoch mehr um von der Entwicklung zu profitieren, als diese zu forcieren.

Obgleich viele die Sorge in sich trugen, eine kommerzielle Ausschlachtung des »Trends Techno« könne dessen vorzeitigen Tod hervorrufen wie wenige Jahre zuvor bei der Neuen Deutschen Welle, erwies sich diese Befürchtung als unbegründet. Techno wurde von Jahr zu Jahr bunter. Techno war ein Chamäleon, NDW dagegen eine graue Maus, zu starr, zu wenig wandelbar. Techno überlebte. Es erlaubt die Einbeziehung aller (und ich meine aller) Musikrichtungen, die es je gegeben hat. Ob Jazz, Funk, Klassik oder bisweilen gar Rock – alles ist schon eine Liaison mit Techno eingegangen, was mitunter zu fürchterlichen Mißverständnissen über Techno geführt hat.

Bei Techno bedeutet Monotonie die Möglichkeit für den DJ, mit einem flexiblem Werkzeug zu arbeiten. Es bedeutet nicht, die Elemente des klassischen Pop-Songs mit Techno-Versatzstücken aufzufüllen, was nämlich dann zum vielgehörten Kirmes-Techno à la DJ Bobo oder Scooter ausartet. Aber Achtung: Das ist kein Techno, sondern nur Pop-Musik mit Techno-Zitaten!

Denn: Das macht ja die ganze Zeit nur »Bumm Bumm«.

Techno klingt beim ersten Mal alles andere als vielseitig, doch irgendwo muß es ja herkommen, daß immer mehr gestandene Musiker Techno als ideales Ausdrucksmedium begreifen. Der Berliner Künstler Cosmic Baby ist klassisch ausgebildeter Konzertpianist und hat sich doch repetitiven Strukturen, sich endlos in die Tiefe schraubende Loops und scheinbar willkürlich gespielten Töne verschrieben.

Auch Ralf Hildenbeutel hatte nicht wenige Jahre Klavierunterricht, spielte in diversen Bands, ohne seine Mutter zu erhören, die entsetzt zur Kenntnis nahm: »Oh je, der Bub will Musik machen!«. Nun produziert Hildenbeutel schon seit geraumer Zeit die Platten des erfolgreichsten deutschen DJs, Sven Väth. Kürzlich wurde ihm vom Musiksender VIVA der COMET, der Preis für den besten Produzenten, verliehen. Überhaupt läßt sich vermehrt feststellen, daß »echte Musiker« gerne, insbesondere wenn es sich um kommerziell ertragreichere Produktionen handelt, mit DJs ein Gespann bilden. Das Duo Jam & Spoon besteht z.B. neben dem DJ Markus Löffel aus dem studierten Musiker Rolf Elmar. Westbam und Marusha werden vom Hausfreund Klaus Jankuhn, einem klassisch ausgebildeten Musiker, produziert. Dieses geschieht jedoch meistens dann, wenn Platten von den Merkmalen klassischer Popsongs leben und deshalb solides Musikerhandwerk gefragt ist.

Im Gegenzug scheinen immer mehr reine Pop-Nummern vom Szene-Wissen einzelner DJs zu profitieren. Schließlich sind Remix-Aufträge an der Tagesordnung, die Standard-Stücke in ein Technokorsett zwängen und oft sogar erfolgreich werden lassen. Die House-Version des New Yorker Underground-Königs Todd Terry des Titels »Missing« von »Everything But The Girl« ist das wohl aktuellste und eindrucksvollste Beispiel. Aus dem ruhigen Song einer Gitarrenband wurde durch den Remix ein Dancestück, daß seinen Siegeszug über alle Kontinente antrat. Die bis dahin nur Insidern bekannte Band »Everything But The Girl« kam über Nacht zu ungeahntem Ruhm.

Die Tatsache, daß dieser Musikstil sich nahezu jedem beliebigen anderen zu öffnen vermag, daß im Umgang mit ihm die unterschiedlichsten Herangehensweisen möglich sind, sollte man zu verstehen versuchen. Schließlich wird es seinen Grund haben, daß allein auf dem Sektor Technohouse allein pro Woche zwischen 200 und 300 Platten erscheinen. Die kann sich zwar kein Mensch alle anhören, aber irgend jemand kauft immer ein Exemplar, so daß Kleinserien von einigen hundert Stück verkauft werden. Sie tragen dazu bei, daß es jedem DJ möglich ist, einen ganz spezifischen Stil zu entwickeln. So entsteht Vielfalt. Oft ist es nur der reine Zufall, eine bestimmte Platte ergattern zu können, denn sind die besten Stücke erst einmal über die Theke gewandert, ist Nachschub nur selten zu ordern – zu gering ist die Auflage vieler Veröffentlichungen. Bestimmte, schon länger vergriffene Platten erzielen gar dreistellige Sammlerpreise. Doch meist liebt ein DJ seine Platten zu sehr, als daß er sie hergeben würde. Oft ernähren sich die sogenannten »Vinyljunkies« die letzten Tage des Monats von Mamas Eintopf und trockenem Toastbrot, nur um sich ihre heißgeliebten Scheiben kaufen zu können. Glücklich ist, wer sein Hobby zum Beruf machen konnte. Nicht nur, daß 2000 Mark im Monat für Schallplatten dann aus der Portokasse zu berappen sind, man kann man sie auch noch beim Finanzamt geltend machen.

Ein anderer Punkt ist noch, wie voreingenommen häufig von offizieller Seite mit Techno umgegangen wird. Besonders hart ist es, wenn bayerische Politiker diese Musik gar gesetzlich verbieten wollen, mit Argumenten, bei denen es einem die Weißwurstpelle abzieht. Da ist davon die Rede, Techno verstärke die Gewaltbereitschaft, fördere den Drogenkonsum und bisweilen sei er gar ein Werk des Teufels. Die Beweise versucht man dadurch zu erbringen, indem regelmäßige Razzien mit noch gründlicheren Leibesvisitationen durchgeführt werden. Die Erfolge solcher Aktionen stehen natürlich meist in keinem Verhältnis zum Einsatz, wurden doch einmal bei einer Großveranstaltung am alten Flughafen Riem, bei der am Eingang über zehntausend Leute durchsucht wurden, ganze drei Ecstasy-Pillen und einige Gramm Haschisch gefunden. Sicherlich wurden einige Drogen durchgeschmuggelt, doch wäre man bestimmt in jedem U-Bahnhof auf eine vergleichbare Menge gestoßen.

AUF IN DIE HÄNDE DER MASSEN

Am Anfang war Techno zwar nicht elitär, schließlich war er als grenzenlose Musik für jedermann gedacht, doch spielte er sich eher an verwegenen Orten ab. Das Berlin nach dem Mauerfall bot den idealen Nährboden für kleine Parties, die mit viel Liebe und wenig Aufwand gestaltet wurden, zum Teil in verfallenen Gebäuden, deren Eigentumsverhältnisse noch nicht geklärt waren. In einem verfallenen alten Bankgebäude fand vor über fünf Jahren der wohl legendärste deutsche Club seine Bleibe. Er ist bis heute Sinnbild für den Beginn dieser Bewegung geblieben – der »Tresor«. Schon einige Male vom Aussterben bedroht, scheint sein Vorhang nun endgültig 1997 zu fallen. Sein Wirken wird aber darüber hinaus in Gedanken unvergeßlich bleiben.

Berlins Clubleben und die Produzentenlandschaft Frankfurts traten, auch durch die Medien geschürt, in der Folgezeit in Konkurrenz zueinander. Es ging um die Frage: Wer würde bedeutender sein? Zwei Plattenlabels der ersten Stunde spiegeln die Atmosphäre wider. In Berlin war dies »Low Spirit« mit seinem damals noch recht geradlinigen Technosound. In Frankfurt, genauer in Offenbach, waren es EYE Q in der Strahlenberger Strasse 125a – eine Adresse, die schon länger bekannt war, residierten hier doch schon Logic Records, die Meinungsmacher. Im weiteren Verlauf sammelten sich auf der EYE Q-Etage die Studios der Leute, die den Sound einer Ära prägten. Die Platten von Produzenten wie Oliver Lieb, Ralf Hildenbeutel oder Steffen Britzke alias Stevie B-Zet, die unter einer Vielzahl von Projektnamen veröffentlicht wurden, avancierten zum Inbegriff des 93er Hardtrance-Soundes.

Sphärische Klänge vermochten Gefühle auszudrücken wie nie zuvor. Auf einmal fühlten sich immer mehr Menschen fasziniert und angesprochen von der sich immer vielfältiger aufsplitternden Musikrichtung. Cosmic Baby, Vernon, Sven Väth oder Paul van Dyk – mit jedem dieser Namen wurden Gefühle verbunden, ein besonderes Erlebnis. Die Musik dieser Leute hat bis heute nichts von ihrer Aktualität verloren, doch der Träger der Ära, EYE Q, ist mittlerweile Geschichte. Anfang '97 zog das Label noch hoffnungsvoll nach Berlin, um der Hauptstadt den Puls zu fühlen, doch reichte die eigene Energie gerade bis Anfang Juni 1997 – Konkurs.

Ein weiteres Phänomen war zu beobachten: Das Plattenlabel wurde zum Imageträger, zum Identifikationspunkt. Während im bisherigen Verlauf der Musikgeschichte der Künstler im Vordergrund gestanden hatte, waren es auf einmal die Firmen, die die Musik herausbrachten. Wohl nicht zuletzt deshalb, weil sich das Geschehen am Anfang mangels Masse auf nur wenige Labels konzentrierte und die Macher im einzelnen nicht bekannt waren (heutzutage scheint es mehr Labels zu geben, als Plattenkäufer). Ein Künstler konnte damals direkt mit einem Label in Verbindung gebracht werden und umgekehrt. Es war eine Art Symbiose, einer profitierte vom anderen.

Schnell klinkten sich sämtliche großen Plattenfirmen in das Geschehen ein, indem sie in zunehmend inflationärer Masse Kooperationen mit den kleinen Plattenlabels eingingen. So versuchen sie zum Teil noch heute, sich mit horrenden Summen in die Szenen regelrecht einzukaufen, um überhaupt ein Bein auf die Erde zu bekommen.

Vorschußzahlungen an Künstler in sechsstelliger Höhe sind bis heute an der Tagesordnung, einige wenige sollen es gar zu siebenstelligen gebracht haben. Angesichts der oft wenig berauschenden Verkaufszahlen scheint dieses wohl nur durch eine gesunde Mischkalkulation möglich zu sein.

Jedenfalls wurde Techno durch die Macht der Industrie omnipräsent. Will man Techno heutzutage aus dem Weg gehen, muß schon festes Schuhwerk geschnürt sein.

Es dauerte nicht lange, bis sich die ersten Techno-Tracks in den Charts festsetzten konnten. Schnell wuchs auch das Interesse an den Raves, den großen Technoparties mit mehreren Tausend Besuchern.

Auf den Flyern, die die Parties ankündigten, war es unerläßlich geworden, hinter den Namen der auftretenden Künstler die Labels, für die sie produzierten, sowie alle weiteren Aktivitäten wie Radio-Shows bis hin zum Plattenladen in dem sie gegebenenfalls arbeiteten, mit anzugeben. Und so entwickelte sich etwas, was eigentlich verhindert werden sollte.

VOM PLATTENDREHER ZUM PLATTENPAPST

Ziel war es gewesen, das Startum des Künstlers, das insbesondere durch die Rock-Ära manifestiert wurde, aufzubrechen. Nur die Musik sollte im Vordergrund stehen. Am Anfang sah auch alles danach aus: eine kleine Gemeinde trat ihren Revolutionszug an, die Platten in kleinen Auflagen von wenigen Hundert Stück, aus Kostengründen meist ohne Beschriftung (die sogenannten Whitelabels), fungierten einfach als »Werkzeug«. Damals steckte Techno eben noch in seinen Kinderschuhen, und die Bandbreite war noch nicht richtig einzuschätzen.

Die Massenbewegung konnte erst einsetzen, als die Voraussetzungen dafür geschaffen waren: Massenkompatibilität. Der monotone Sound Detroits, eine sich wiederholende Klangschleife, die von kleinen Veränderungen lebte, wich einprägsamen bis penetranten Melodien oder individuell programmierten Klängen, die den Platten einen Wiedererkennungswert verliehen, das sogenannte Rave-Signal. Die Auflagen wuchsen allein auf dem Vinylsektor, der guten alten Schallplatte, zum Teil in fünfstellige Bereiche. Immer zahlreicher strömten die Menschen zu den immer häufiger stattfindenden Raves. Vom intimen Großstadtkeller verlagerte sich das Geschehen zusehends in Sport- und Schützenhallen auf dem flachen Land. Namen einzelner Künstler rückten in den Vordergrund, fungierten (und fungieren) als Zugmittel, um die Arena zu füllen. Das Wir-Gefühl der Underground-Bewegung rückte in den Hintergrund, dem finanziellen Aspekt fiel steigende Bedeutung zu. Immer mehr wollten etwas vom immer größer werdenden Kuchen abbekommen.

Getreu dem Motto »Handwerk hat goldenen Boden« kassieren Top-DJs wie Sven Väth oder Westbam zwischen zehn- und fünfzehntausend Mark pro Auftritt. So ist auch nicht verwunderlich, daß schon für relativ unbekannte Namen fast 2000 Mark berappt werden müssen. Hinzu kommen Anreise und Hotel, nicht selten Buchungsgebühr für die Agentur und Mehrwertsteuer, es sei denn ... Ob dies gerechtfertigt ist, mag dahingestellt sein, doch können, vorausgesetzt, ein Veranstalter kennt den DJ nicht privat, schnell 3000 Mark für einen Allerweltsnamen hinfort sein. Bei Großveranstaltungen mit zehn und mehr DJs, entsprechenden räumlichen Kapazitäten, Werbeetat sowie Licht und Sound kommt man da auf Summen, die die Eintrittspreise oft in Dimensionen schrauben, wo sie mit keinem normalen Taschengeldsatz mehr zu vereinbaren sind. In der jüngsten Vergangenheit sind so auch nicht wenige, zum Teil dilettantisch organisierte Veranstaltungen regelrecht baden gegangen und diverse Veranstalter nagen noch heute an den Folgen ihrer sechstelligen Pleite von vor drei Jahren.

Den ursprünglichen Underground kann man auch heute noch antreffen. Er ist größer geworden und bleibt nach wie vor Impulsgeber für neue »Trends«. Vorwiegend läßt sich in den jeweiligen »Entwicklungszentren«, den Tummelplätzen technobegeisterter Aktivisten, vieles frühzeitig als Trend absehen. Jede Stadt und jede Region hat im Laufe der Zeit ihre eigenen Stilmerkmale entwickelt, die sie von den anderen unterscheiden. Techno ist nirgendwo gleich, es ist ein himmelweiter Unterschied, ob man sich gerade in Berlin oder Frankfurt, in Hamburg oder Wien aufhält. Ist ein bestimmter Stil in Stadt A der große Renner, muß er den Leuten in der Stadt B noch nicht einmal ein mildes Lächeln ins Gesicht zaubern. So gibt es Lokalmatadore, die außerhalb ihres Refugiums nicht einmal einen Job als Gläsereinsammler bekommen würden.

EIN BISSCHEN MEHR ALS NÖTIG: PARTYKUNST

Eine Technoparty besteht, so der Grundgedanke, aus mehr als einer Halle, einer Musikanlage und ein paar lärmenden Plattenauflegern.

Die wenigen noch verbliebenen Veranstalter, die einer Party ein liebevoll gestaltetes Gesamtkonzept zugrunde legen, beherzigen hier einen der wichtigsten Aspekte, der Techno eigentlich zu dem gemacht hat, was er heute ist. Von der Flyergestaltung, der Hallendekoration bis hin zur Zusammenstellung des Programmablaufs sollte alles in sich stimmig sein, um den Leuten, die selten nicht wenig Geld bezahlen, auch einen schönen Abend zu bereiten. In der jüngsten Vergangenheit betraten immer wieder regelrechte Abzocker das Feld, die für wenig Aufwand viel Geld verlangten und so den ehrlichen Veranstaltern das Leben schwer machten.

Da Tanzen auf solchen Parties eine schweißtreibende Angelegenheit ist, hatte es sich schon frühzeitig etabliert, sogenannte Chill Out-Zonen zu schaffen, Bereiche, in denen man die Gelegenheit hat, sich bei ruhiger Sphärenmusik auszuruhen, etwas zu trinken oder zu essen. Häufig wird auch frisches Obst angeboten, was zeigt, daß Techno nicht nur aus Drogen besteht, wie es manche Zeitgenossen glauben machen wollen.

Eine auf die Musik abgestimmte Lichtanimation ist ebenso wichtig wie Visuals, Bildprojektionen und der immer wieder gerne gemietete Videobeamer.

Die Mutter aller Parties ist die halbjährlich stattfindende »Mayday«, der Tanz in den Mai. Besonders die in der Dortmunder Westfalenhalle jedes Jahr am 30. April stattfindende Mammutveranstaltung lenkte die Aufmerksamkeit auf diese Musik. Allein der Produktionsaufwand liegt schon im siebenstelligen Bereich und verdeutlicht, was für ein Markt hier an der Angel hängt. Das Besondere ist nicht, daß 25.000 Menschen in einer Halle zusammenkommen, das schafft auch Westernhagen. Vielmehr ist es die Tatsache, daß die Mayday einerseits die wohl massivste Zusammenkunft an Top-DJs ist. Es ist die für diese Halle aufwendigste Produktion überhaupt, bei der das Equipment aus halb Europa herangekarrt wird. Und daß die Menschen von nahezu überall anreisen, spielt sicher auch eine Rolle. Ob Frankreich oder Kroatien, es ist die wohl multikulturellste Veranstaltung überhaupt. Allerdings werden auch hier die Stimmen lauter, die ein abfallendes Niveau zugunsten eines höheren Profites befürchten.

TECHNOIDE MEDIENWELT

Parallel zur musikalischen Entwicklung vollzogen sich auch außerhalb der Produzenten/DJ-Zirkel Wandlungen. Neue Medien spielten eine immer größere Rolle. Den Anfang machten die Gestalter von Flyern, kleinen Handzetteln, auf denen die kommenden Parties angekündigt wurden. Anfangs oft von Hand collagenartig und regelrecht zusammengeschnipselt, wurde ihnen mit jedem Wochenende immer mehr Bedeutung zuteil.

In den ersten Tagen des Technofiebers genügte es oft noch, wenige Tage vor einer Party mit deren Ankündigung aufzuwarten, der Keller war garantiert voll. Denn noch war alles neu und interessant. Sehr bald wandelte sich der Flyer vom bloßen Informationsträger zum Kunstobjekt. Leistungsfähige Computer und Grafikprogramme rückten in finanziell erreichbare Dimensionen, nicht selten ließ sich schon an der grafischen Aufmachung erkennen, ob der musikalische Inhalt der Party dem eigenen Geschmack entsprechen würde. Von minimalistischen, klar angeordneten Fernsehtestbild-Adaptionen bis hin zu psychedelischen Farbschichtungen wurde nichts mehr ausgelassen.

Und sammelte man vor wenigen Jahren noch jeden Flyer, den man in die Finger bekam, kann man heute ob der Flut teils sehr uninspirierter Kreationen schon Anfälle bekommen. Etwas, das sicher bis heute von keinem weiteren Genre erreicht worden ist, ist die große Anzahl an Printmedien, die sich ausschließlich mit Techno auseinandersetzen. Definitiver Pionier auf diesem Sektor ist die Zeitschrift »Frontpage«, erstes deutsches Techno-Magazin überhaupt. Angefangen hat die Zeitung, wie auch die Flyer und nicht zuletzt aus Kostengründen, alles in Schwarzweiß. Dank »Frontpage« gab es auf einmal Interviews mit den Protagonisten der Szene, den DJs und Produzenten, es gab Gesichter zur Musik. Sicher wurde dadurch einiges entmystifiziert, doch gab es endlich ein Forum für eine immer größer werdende Gemeinde, die immer mehr Informationen verlangte.

Plattenlabels wurden vorgestellt, Platten rezensiert, ein Partykalender ins Leben gerufen. Somit war es auch jemandem aus Hamburg möglich, etwas über das Nachtleben in München oder Frankfurt zu erfahren. Denn ein weiteres Phänomen von Techno war und ist die Bereitschaft der Tanzjünger, drei bis vier Stunden im Auto zu sitzen, nur um zu einer bestimmten Party zu gelangen. Regelmäßig wurden Rückblicke auf Parties der vergangenen Wochenenden geworfen. Besonders engagierte Leser schickten sogenannte »Cityreports«, einen Überschweif über das Geschehen in einer gewissen Region, an die Magazine.

Neben der immer umfangreicher und auflagenstärker werdenden »Frontpage« erblickten weitere Magazine das Licht der Welt. Die wichtigsten und noch immer bestehenden im Format A4: »Groove« (Frankfurt/Main), »Ten Dance« (Frankfurt/Oder), »Raveline« (Krefeld), »Beam Me Up« (Köln), »House Attack« (Köln). Im Format A6: »mushroom« (Soltau), »Flyer« (Berlin) und »Partiesan« (insgesamt elf verschiedene Regionalausgaben mit sechstelliger Gesamtauflage).

Eine wichtige Besonderheit ist die Tatsache, daß bis Mitte 1995 alle Magazine gratis erhältlich waren und sich nur durch Anzeigen finanzierten. »Frontpage« und »Raveline« sind dann mit einem Preis von 5,- DM an den Kiosk gegangen. Diese Entwicklung hat Konsquenzen gehabt, »Frontpage« gibt es mittlerweile nicht mehr.

Alle weiteren Magazine sind gratis erhältlich, bei vierfarbigen Hochglanzdrucken mit teilweise über 200 Seiten sicher eine kleine Sensation. Wichtig scheint auch die Tatsache, daß die Mehrzahl der Magazine auf eine gewisse Integrität Wert legt, sich somit nicht von der Industrie kaufen läßt und eben nur die innovativen Aspekte ausführlich beleuchtet. Thematisch setzen die Magazine, dem Umfeld der jeweiligen Macher entsprechend, unterschiedliche Schwerpunkte. So hat jedes Magazin sein Markenzeichen, durch das es sich von den anderen unterscheidet. Kopiert wird selten, lieber läßt man sich etwas Neues einfallen. Der »mushroom« hat seine »Drogerie«-Rubrik, in der beratend auf die Drogenproblematik eingegangen wird, das Frankfurter Groove-Magazin hat sich durch seine einzigartigen Comic-Strips in die vorderste Reihe der Beliebtheitsskala gespielt. Die speziellen Rubriken werden fast immer von Dritten erarbeitet und dann für die jeweiligen Ausgaben zur Verfügung gestellt.

Auffallend ist der stete Zuwachs an Modethemen. Mal werden ganze Firmenkollektionen präsentiert, ein anderes Mal die Werke einzelner Designer. Ebenso gewinnen die Technikrubriken in stärker werdendem Maße an Bedeutung. Die neuesten Entwicklungen aus dem DJ-Bereich werden ebenso vorgestellt, wie Instrumente, die primär für die Produktion von Techno-Musik ausgerichtet sind. Einige bekannte Firmen schließen sich so regelmäßig zusammen und touren mit ihren Geräten durch die wichtigsten Clubs der Republik. Durch das Zusammentreffen von Produzenten, Produktspezialisten und Interessenten existiert nun ein Forum, welches den Bedürfnissen der scheinbar zahlungskräftigen Käuferschar zunehmend gerecht wird. Durch die Kooperation der Firmen mit den Magazinen wird so eine lückenlose Informationsversorgung gewährleistet.

Verglichen mit den englischen Magazinen nehmen sich die Heftchen hierzulande aber noch recht bescheiden aus. Im Mutterland des Techno, den USA, hingegen herrscht definitiver Nachholbedarf, dort ist man noch nicht so weit wie in Deutschland. Fester Bestandteil der Technokultur sind Radiosendungen geworden, die mittlerweile auf dem ganzen Erdball zu finden sind. DJs mixen live und nonstop. Über den Äther ausgestrahlt erreichen sie ein Vielfaches des Publikums, welches sich auch sonst intensiv mit Techno auseinandersetzt. Dem moderierenden DJ verhilft solch eine Sendung zu einem ungeheuren Popularitätsschub. Als Paradebeispiel für Deutschland sei Steve Mason genannt, der lange Zeit auf dem britischen, für in Deutschland stationierte Soldaten eingerichteten Sender BFBS seine Sendung »The Steve Mason Experience« moderierte. Der auf der Insel gänzlich unbekannte DJ wurde hierzulande zu einem der meistgebuchten und teuersten DJs. Wo er auflegte, versammelten sich Horden von Tanzwütigen.

In Deutschland hat mittlerweile jede Stadt oder Region mindestens einen Sender mit einer regelmäßig stattfindenen Show. Somit ist immer die Möglichkeit geboten, sich aus erster Hand über diese Musik zu informieren. Eine Frage der Zeit war es dann nur noch, bis sich das Fernsehen dem Technohouse und seinen Spielarten zu öffnen wagte. Das Fernsehen gibt sich zwar heute noch immer recht reserviert, Berichte erfolgen nur sehr sporadisch und häufig wird auch nur auf den angeblich so hohen Drogenkonsum in der Szene eingegangen. Ferner wird Techno immer nur recht platt als »hämmernder Rhythmus« pauschalisiert, mit Tempoangaben um die 200 Beats pro Minute. Dichtung und Wahrheit liegen hier wohl nicht zuletzt aufgrund mangelnder Recherche weit auseinander. Die Fernsehausgabe eines bekannten Hamburger Nachrichtenmagazins verstand es z.B., in einem Beitrag derart unqualifiziert über Techno zu berichten, daß einem bei dem Gedanken, alle übrigen Themen würden mit ähnlicher Sorgfalt aufbereitet, nur noch angst und bange werden konnte.

Die Medien scheinen oft nicht über das Klischee hinwegzukommen, Techno sei nur in Verbindung mit Drogen zu ertragen. Ich möchte keinesfalls behaupten, daß Drogen keine Rolle spielen, doch sollte das Maß realistisch angesetzt werden. Horror-Meldungen verkaufen sich natürlich immer besser, als die Tatsache, daß Jugendliche einfach nur Spaß haben, sich durch das Zusammenwirken von Musik und Licht in glückselige Zustände tanzen. Die dabei stattfindende Ausschüttung von Glückshormonen schürt lediglich eine Sucht – die nach mehr Musik. Etwas, was die fünfminütigen Beiträge ohnehin sprengen würde, wäre die Notwendigkeit, daß man den Begriff »Techno« ebenso als Überbegriff sehen und erklären sollte wie Rock, Pop oder Klassik. Howard Carpendale zählt ebenso zum Pop-Genre wie z.B. Take That. Dennoch wird im Fernsehen selten in einem Atemzug von beiden berichtet. Bei Techno gibt es ebenso krasse Unterschiede. Ich denke da an die zum Teil peinlichen Erscheinungsformen, die sich einfach nicht in einigen Sätzen abhandeln lassen. Selbst Aktivisten der ersten Stunde fällt es oft genug schwer, den Überblick zu behalten, da sich ständig neue Kombinationen verschiedenster Einflüsse auftun. Lediglich der Musiksender VIVA vermochte bislang mit der Sendung »Housefrau« einmal wöchentlich einen einstündigen Anriß über diese Musikrichtung zu etablieren, der das vorhandene Potential jedoch bei weitem nicht ausschöpfen kann.

Auch das Internet bietet immer mehr Möglichkeiten. Clubs, Labels, Magazine und auch die berühmtberüchtigten Markenartikelfirmen haben eigens gestaltete Seiten, aus denen sich jeder Interessierte Informationen holen kann.

DAS GLEICHNIS VOM RAVER UND DER MELKKUH

Selten wurde eine Jugendbewegung finanziell derart ausgeschlachtet, wie die um Techno. Die abstrusesten Werbeideen treten bisweilen zutage, von der ravetauglichen Damenbinde bis zu knusperknabberknackigfrischen Chips wird alles zum unabdingbaren Partyaccessoire erklärt. Die Loveparade bietet da Jahr für ja einen ebenso guten wie abschreckenden Überblick. Allen voran marschiert die Tabakindustrie als übermächtiger Sponsor diverser Großevents. Die Krönung der immer kostenintensiveren Engagements sind sicherlich die von Camel veranstalteten »Airraves«, wo ein Flugzeug gechartert und der zahlungsfreudige Raver für taschengeldfreundliche tausend Mark zum Tanzen nach Las Vegas geflogen wird.

Nun gibt es aber neben den schon immer dagewesenen Glimmstengeln, die lediglich eine neue Zielgruppe für sich gewinnen wollen, auch Produkte, die erst mit und durch Techno entstanden sind. Da sind zum einen die zahlreichen Energydrinks, die angeblich neue Kräfte mobilisieren sollen (wobei sie erfahrungsgemäß aber selbst von Apfelschorle in den Schatten gestellt werden), und wo man bei drei Mark für den Viertelliter ein oft zweifelhaftes Geschmackserlebnis geboten bekommt (Siehe Kapitel Guarana und Herbal Ecstasy). Auffallend ist, daß nicht wenige dieser Zuckerwässerchen sich in ihrer Namensgebung mit einer Droge in Verbindung bringen, die Techno anhaftet wie nichts anderes – Ecstasy. Wahrscheinlich soll den an sich harmlosen Mixturen ein leicht illegaler, kultiger Touch verliehen werden. Fast täglich gibt es neue Versionen alter Gaumenbeleidiger in immer schrilleren Aufmachungen.

Selbst Kapseln, die lediglich bessere Vitaminpräparate sind, werden in grellbunter »Technoaufmachung« sogar an Tankstellen verkauft, zu einem Preis jedoch, bei dem das vitale Lachen schnell vergehen kann. Obgleich Techno ein Musikstil sein soll, der jeglichen Gruppen gegenüber offen ist, gewinnen auch hier immer mehr gewisse Richtlinien die Oberhand, an denen eine Gruppenzugehörigkeit erkennbar wird. Der Bekleidungssektor fand mit Techno ein völlig neues Betätigungsfeld: Von den klassischen Sportmarken mit eigenen techno-orientierten Kollektionen über reine Merchandising-Firmen, die Einheitsshirts mit den Logos von Plattenlabels oder Clubs versehen, bis hin zu Designern, die der Haute Couture ähnliche Kreationen in die Partyszene aussenden.

Allerdings wird längst nicht mehr alles von den Ravern akzeptiert. Zu durchsichtig scheinen oft die Absichten. Eine Resistenz gegen vermeintliche Rave-Pflicht-Produkte scheint sich einzustellen, was hoffentlich einmal die Grenzen des Erträglichen (sofern nicht schon längst überschritten) aufzeigen wird. In vielen Bereichen, ob rein musikalisch oder bei der Konsumindustrie um Techno, wird sich zwangsläufig ein Gesundschrumpfungsprozeß einstellen. Schließlich ist alles irgendwann ausgereizt.

Einige wenige Marken vermochten sich zu etablieren und sorgten landesweit für einen einheitlichen Look. Es wurden Klischees geschaffen vom blonden Zopfgirlie mit Rucksack, Dreistreifenkleidchen und Babyschnuller bis zum ständig übernächtigten Raver mit ellenlangen Sweatshirts, die vor neonfarbenen, reflektierenden Logos nur so strotzen. Eine Bewegung, die eigentlich dazu beitragen sollte, die Individualität zu fördern, scheint in das Gegenteil umzuschlagen, indem sie alle gleichsam einem Kostümzwang unterwirft – die Revolution frißt ihre Kinder. Wenn man sich auf den Parties umsieht, wird man den Eindruck nicht los, es gebe eine Technouniform. Ganz im Gegensatz dazu sind die DJs und Produzenten oft nicht ohne weiteres als solche auszumachen, ist ihr Auftreten – Ausnahmen bestätigen die Regel – häufig doch sehr unspektakulär.

Jedenfalls scheinen die Nutzerdemographien der Zeitschriften die Zielgruppe »Techno« auch als melkbedürftig zu klassifizieren, wird doch immer wieder angegeben, es handele sich um eine überaus finanzkräftige, konsumfreudige Käuferschicht, von der knapp die Hälfte ihr Geld zu 25-50% für Techno ausgibt. Arbeitslose kommen so gut wie gar nicht vor, bei den Zielsetzungen der Veranstalter und Firmen sicher nicht verwunderlich, obwohl ja immer wieder das »Wir-Gefühl« in der Szene erwähnt wird – nun ja.

MUSIKALISCHER GRUNDKURS

Nichts ist schlimmer, als ein Urteil über etwas zu fällen, von dem man zu wenig oder gar nichts weiß. Auch ist Techno in seiner Verschiedenartigkeit nur schwer zu beschreiben. So möchte ich im folgenden einige CDs nennen, von denen ich denke, sie könnten dem Laien ein wenig helfen, sich über diese Musik zu informieren. So ungewohnt und fürchterlich sie vielleicht im ersten Moment auf das ungeschulte Ohr wirken mag – da muß man durch, will man ein wenig über Techno erfahren.

Da die unten aufgeführten CDs von bekannten Firmen vertrieben werden, sollte es kein Problem sein, sie auch noch zu einem späteren Zeitpunkt zu erwerben. Mit diesen Tonträgern werden die wichtigsten Stilbereiche des Techno angerissen. Alles ausführlich beleuchten zu wollen, würde den Rahmen bei weitem sprengen.

- Mixed Up Series Vol.2 von Jeff Mills (Vertrieb: Sony Music. Stil: harter Detroit-Techno, von einem der weltbesten DJs live im Club gemixt und aufgenommen).
- DJ-Kicks, eine Serie des Berliner Labels K7!, auf der die besten US-DJs einen Überblick über das Techno/House-Spektrum geben. Besonders hervorzuheben sind die Mix-CDs der DJs Carl Craig, sowie Claude Young. (Vertrieb: Rough Trade)

- LTJ Bukem – »Logical Progression« (Vertrieb: Polygram). Hier wird der derzeit angesagt Drum'n'Bass-Sound von einem der Altmeister präsentiert.
- »Nu York -Nu Skool« (Sm:)e) /Edel). Das New Yorker Drum'n'Bass! Eine der zeitlosesten Perlen überhaupt.
- »Five Years Of EyeQ Music« (EyeQ Music im Vertrieb der WEA). Das frankfurter Traditionslabel – mittlerweile nicht mehr existent, dennoch wegbereitend – zieht hier Bilanz. Trance-Sound, der emotional ist.
- In Order To Dance 5 (R&S Records im Vertrieb von Rough Trade). Das belgische Label der ersten Stunde mit allem, was Techno ausmacht.
- Aphex Twin – »Selected Ambient Works Vol.2« (Warp Records im Rough Trade Vertrieb). Schöner kann Ruhe nicht sein. Entspannungsmusik eines gefeierten Genies. Ambient ist elementarer Bestandteil von Techno.
- Strictly Rhythm Allstars (Vertrieb: Motor Music). Das New Yorker Traditionslabel in Sachen House mit einer Zusammenstellung seiner besten Stücke.
- Klaus Schulze – »Are You Sequenced« (Eye Of The Storm/WEA). Der Altmeister feiert ein halbes Jahrhundert und bleibt zeitgemäß forsch.
- Kraftwerk – »Computerwelt« und »Electric Cafe« (EMI Electrola). Ohne diese beiden Platten der Düsseldorfer Combo hätte es Techno wohl nie gegeben.

KONSUMMUSTER BEI PARTYDROGEN

VON ANDREAS GANTNER

Unter der Projektleitung von Andreas Gantner *(siehe Interview in Teil 4)* wurde in Berlin die erste Ecstasy-Hotline Deutschlands eingerichtet. In der Zeit vom 1.11.95 bis zum 29.02.96 konnte im Therapieladen zum Thema Ecstasy angerufen werden. Dieses senatsgeförderte Projekt hatte zum Ziel, mehr Erkenntnisse über das Konsumverhalten jugendlicher Partydrogenkonsumenten zu gewinnen. Zu diesem Zweck wurden am Telefon und in Clubs der Technoszene mittels eines halbstandardisierten Fragebogens Interviews mit Ecstasykonsumenten durchgeführt.

Aufgrund der angestiegenen Nachfrage nach Beratung und ambulanter Therapie in Zusammenhang mit Partydrogenmißbrauch war ein weiteres Ziel des Projekts, im Bedarfsfall über die Hotline ein Beratungsangebot zur Verfügung zu stellen. Die Beratungsgespräche wurden qualitativ-inhaltlich ausgewertet.

ERGEBNISSE DER BEFRAGUNG AM TELEFON UND IN DEN CLUBS

1. Stichprobe:
Im Projektzeitraum wurden insgesamt 246 Konsumenten befragt. Die Teilnehmer an der Telefonbefragung waren durchschnittlich 21,8 Jahre alt, insgesamt waren 77 Frauen (31,3%) und 169 Männer beteiligt. Das durchschnittliche Alter der befragten Frauen lag bei 20,9 Jahren, das der Männer bei 22,2 Jahren. Jede vierte Teilnehmerin war jünger als 18 Jahre, während 22 % der Männer älter als 25 Jahre waren.

Die Mehrzahl der Befragten hatte mittlere Reife (38,9%), Abitur hatten 29,5%, der Anteil an Hauptschulabschlüssen war mit 13,9% vergleichsweise niedrig. Die Mehrzahl der Befragten war berufstätig (30%), in der Ausbildung befanden sich 24%. 38,2% der Befragten wohnten noch im Elternhaus, was auf das durchschnittlich junge Lebensalter der Teilnehmer zurückzuführen ist.

2. Konsumkontexte:
Unter Konsumkontexten wird die zeitliche, räumliche und soziale Einbettung des Konsums verstanden. Bei der Ermittlung der Konsumkontexte wurden die Teilnehmer gefragt, wo und mit wem sie konsumierten. Dabei wurde zwischen dem erstmaligen und letztmaligen Konsum unterschieden, um Veränderungen der Konsumgewohnheiten herausarbeiten zu können. Es wurde deutlich, daß der Konsum stark an Orte der Techno-Musik-Kultur geknüpft ist. Etwa jeder fünfte Teilnehmer gab an, zuhause konsumiert zu haben, während mehr als 60% im Techno-Kontext konsumierten.

Um in Erfahrung zu bringen, in welchem personalen Kontext der Drogenkonsum erfolgt, wurden die Teilnehmer gefragt, mit wem sie beim ersten und letzten Mal Ecstasy konsumiert haben. Freunde haben hier eine besondere Bedeutung: Jeder zweite Befragte hat die Ersterfahrung mit einem Freund oder einer Freundin gemacht, während der fortgesetzte Konsum in einen Gruppenkontext eingebettet ist. Während beim ersten Mal nur 5,7% allein konsumierten, waren es beim letztmaligen Konsum immerhin schon 11,5%. Geht man davon aus, daß der Ecstasy-Konsum vorwiegend in der Gruppe stattfindet und mit dem Besuch von Techno-Einrichtungen verbunden ist, so ergibt sich die Frage, was die Konsumenten nach dem Ecstasy-Konsum machen, welche Aktionen mit dem Drogenkonsum verbunden sind.

Das Ergebnis bestätigt die These, daß der Ecstasy-Konsum in Gruppenbezüge eingepaßt und mit dem Besuch von Technolokalen verknüpft ist: Danach wird das Wirkspektrum von Ecstasy hauptsächlich zum Tanzen (61,7%) und zur Kommunikation mit anderen (46,9%) genutzt. Aktiver Sex (9,4%) spielt eine eher untergeordnete Rolle.

3. Konsummuster (Häufigkeit, Intensität, Mischkonsum):
Um eine Einschätzung über die Risiken des Drogenkonsums zu bekommen, wurden die Teilnehmer gefragt, wie häufig sie Ecstasy und andere Drogen konsumieren und in welcher Menge.

Entsprechend des Zugangskriteriums wiesen alle Teilnehmer Erfahrung mit Ecstasy auf. Außerdem hatten 94,3% Erfahrung mit Cannabis, 69,9% hatten schon mindestens einmal in ihrem Leben Halluzinogene, 85,8% Speed und 59,8% Kokain konsumiert. Es ist eine generell hohe Affinität zu illegalen Drogen festzustellen, wobei Opiate ausgenommen sind und praktisch keine Rolle spielen: 75,6% konsumierten innerhalb des letzten Monats Ecstasy, fast ebensoviele auch Cannabis, jeder zweite konsumierte Speed, 25,4% konsumierten im letzten Monat Halluzinogene und 20,2% Kokain.

Häufigkeit des Konsums:
43,5% haben an 1 – 4 Tagen im letzten Monat Ecstasy konsumiert, 26% an 5 – 14 Tagen, jeder 4. gab keinen Konsum im letzten Monat an. 29,7% gaben täglichen Cannabiskonsum an, viele Gelegenheitskonsum von Amphetaminen (Speed), Halluzinogenen und Kokain, während eine geringe Konsumfrequenz von Alkohol zu verzeichnen ist: 35,9% konsumierten im letzten Monat keinen Alkohol, 31,4% an maximal 4 Tagen des vergangenen Monats. Ein täglicher Ecstasykonsum konnte nicht festgestellt werden, während ein Drittel (!) der Befragten einen täglichen Cannabiskonsum angab.

Drogenkonsum im letzten Monat:

	an keinem Tag	an 1-4 Tagen	an 5-14 Tagen	an 15-24 Tagen	(fast) täglich
Ecstasy	24,4	43,5	26,0	4,9	1,2
Cannabis	24,8	17,5	16,3	11,8	29,7
Speed	53,1	25,5	16,9	2,9	1,6
Halluzin.	74,6	21,3	3,3	0,8	0
Kokain	79,5	16,3	4,2	0	0
Alkohol	35,9	31,4	23,7	5,3	3,7

Konsumintensität in Bezug auf Ecstasy:
40 % gaben an, ½ bis 1 Pille pro Nacht/Tag zu konsumieren.
40% konsumieren bis zu 2 Pillen.
22,3% konsumieren mehr als 2 Pillen pro Tag/Nacht.

4. Komplikationen und Probleme:
Die Teilnehmer wurden danach gefragt, ob und welche Komplikationen sie im Zusammenhang mit dem direkten Drogenkonsum hatten, ob sie nach dem Konsum über mehrere Tage Probleme hatten und wie diese sich äußerten. 46,7% hatten Komplikationen im Zusammenhang mit dem direkten Ecstasy-Konsum, 50% hatten Probleme über mehrere Tage.

Es traten folgende Arten von Problemen auf: 21,2% berichteten über Übelkeit und Erbrechen, 19,5% nannten emotionale Probleme wie Traurigkeit, Weinerlichkeit und Depressionen nach dem Konsum von Ecstasy. 16% gaben an, Angstzustände im Zusammenhang mit dem Ecstasykonsum erlebt zu haben.

Körperliche Symptome wie Zittern, Schwindelgefühle, Kreislaufprobleme, Kiefer-, Nieren-, Kopf- und Rückenschmerzen wurden ebenfalls mit dem Drogenkonsum in Verbindung gebracht.

Es wurde auch gefragt, ob im Freundes- oder Bekanntenkreis Probleme im Zusammenhang mit dem Partydrogenkonsum wahrgenommen wurden. Auffallend hierbei war, daß ein größerer Anteil der Teilnehmer (69,1%) angab, Probleme beim Konsum im Freundeskreis festgestellt zu haben. Dabei wurden überwiegend psychische Probleme beobachtet, während man bei sich selbst eher körperliche Probleme wahrnahm.

5. Risikoeinschätzung der Konsumenten:
80% der Befragten gehen davon aus, daß Ecstasy süchtig machen kann, wobei die meisten wissen, daß es keine körperliche Abhängigkeit gibt und sich somit für sie das Risiko der Sucht zu relativieren scheint. Die überwiegende Mehrheit der Konsumenten (65,2%) gibt an, ihren Konsum fortsetzen zu wollen, 16,4 % sind in ihrer Antwort unschlüssig und etwa jeder fünfte (18,4) bekundet, den Konsum von Ecstasy nicht fortsetzen zu wollen.

ERGEBNISSE DER BERATUNGSGESPRÄCHE:

Alle Teilnehmer an der Hotline wurden nach einem Beratungsbedarf im Zusammenhang mit Partydrogenproblemen befragt. Im Projektzeitraum gab es 46 Anmeldungen zu Beratungsgesprächen, tatsächlich haben 26 Konsumenten das Beratungsangebot genutzt.

a) Konsummuster

Bei allen Beratungsfällen lag Mischkonsum vor. Am häufigsten war die Kombination von Cannabis, Ecstasy und Speed anzutreffen. Die meisten konsumierten auch gelegentlich LSD und /oder Kokain.

Betrachtet man die Konsumentwicklung der Klienten, wird erkennbar, daß der Einstieg in den Ecstasykonsum zeitlich mit dem Speedkonsum zusammenfällt, während je nach Alter ein zum Teil mehrjähriger Konsum von Cannabis vorausging.

Hinsichtlich des aktuellen Konsummusters kann man grob zwei Gruppen unterscheiden. Die einen konsumieren Ecstasy, Speed, sporadisch LSD/Kokain ausschließlich am Wochenende zu Party-events, während im Wochenalltag regelmäßig Cannabis konsumiert wird. Die anderen konsumieren auch im Wochenalltag Speed (weniger Ecstasy) bzw. haben Mischkonsum unterschiedlicher Substanzen.

b) Konsummotivation

Das Bedürfnis nach Spaß, Ekstase und friedlicher Harmonie im Zusammenhang mit der Technopartykultur und in Entsprechung der dort vorhandenen Werte kann als Haupt- bzw. auch Einstiegsmotivation des Drogenkonsums betrachtet werden.

Einem Teil der Klienten gelang es zunächst, ihre Rauscherlebnisse auf das Partywochenende zu beschränken, doch die Folgen des regelmäßigen Wochenendrausches wurden bald spürbar. Die depressiven Verstimmungen beim Ausklang des Rausches (»Abtörn«) verstärkten sich und dauerten auch im Wochenalltag an. Einige Konsumenten verstärkten darauf ihren Cannabiskonsum im Alltag mit der Motivation, den Übergang nicht so kraß zu empfinden, während andere den Amphetaminkonsum im Alltag fortsetzten. Mit diesem Konsummuster zeichnet sich eine Veränderung in der Motivation zum Drogenkonsum ab, der auch in der Einschätzung bezüglich Mißbrauchs- und Abhängigkeitsentwicklung eine entscheidende Rolle spielt. Nicht mehr das Herstellen beziehungsweise Verstärken positiver Gefühle, sondern das Vermeiden und Entschärfen negativer Befindlichkeiten war das Motiv des Drogenkonsums.

c) Problembeschreibungen

Bei allen Klienten waren psychische und psychosoziale Probleme der Anlaß für den Beratungskontakt. Jeder zweite hatte im Zusammenhang mit dem Partydrogenkonsum Ängste entwickelt, die durch psychotisches Erleben in Folge des Drogenkonsums ausgelöst wurden. Eine zweite Gruppe klagte über massive Befindlichkeitsstörungen mit zum Teil länger anhaltenden depressiven Symptomen. Bei einer dritten Gruppe waren soziale Konflikte und Beziehungsprobleme die zuerst genannten Probleme.

Bei den Beratungsgesprächen wurde deutlich, daß der Drogenkonsum als Bewältigungsfunktion intrapsychischer und zwischenmenschlicher Probleme fungierte. Insbesondere bei den psychisch labileren Personen kam es durch den praktizierten Drogenmischkonsum zu schweren psychischen Krisen, die bei einigen eine (ambulante) psychiatrische Behandlung erforderten. Circa ein Drittel der Klienten bewarb sich in Anschluß an die Beratungsgespräche für eine ambulante Therapie.

GRUNDSÄTZLICHES ZU DROGEN UND SUCHT

VON BERNHARD VAN TREECK

WAS IST SUCHT?

Die Frage, was Sucht eigentlich ist, ist schwer zu beantworten. Jeder redet davon und jeder hat ein anderes Verständnis. Durch den inflationären Gebrauch des Begriffes ist es zu einer starken Ausweitung gekommen. Man spricht von Spielsucht, Arbeitssucht, Schokoladensucht und Partiesucht, ohne daß klar ist, wo die Grenze zwischen normal und krankhaft verläuft. Bei der drogenpolitischen Diskussion ist Unschärfe eines der Hauptprobleme. Mein Eindruck ist, daß weder Legalisierungsbefürworter von Drogen noch deren Gegner ein Bedürfnis haben, diese Grenze zu definieren. Man kann aber z.B. einen kontrolliert konsumierenden Ecstasy-User, der sich einmal im halben Jahr eine Tablette genehmigt, nicht mit einem Dauerkonsumenten in einen Topf tun, der bereits seine Ausbildung abgebrochen hat und dessen soziale Beziehungen gerade den Bach runtergehen. Obwohl beide Ecstasy nehmen, haben sie ansonsten kaum etwas miteinander zu tun.

Konsument Eins braucht keine Hilfe. Er kommt mit seinem Leben zurecht und kennt in der Regel die Risiken seines Konsums. Hier besteht allenfalls ein begrenzter Beratungsbedarf. Ansonsten schädigt dieser Konsument allenfalls sich selbst, aber nicht die Allgemeinheit. Anders verhält es sich bei Konsument Zwei. Hier besteht nicht nur Beratungsbedarf, der Patient braucht dringend auch therapeutische Hilfe. Vielleicht muß er vor der Therapie eine Entgiftung machen, vielleicht hat er bereits Phasen psychotischen Erlebens durchlebt, die den Rat eines Psychiaters erfordern. Vielleicht ist er bereits kriminell geworden und braucht eine Rechtsberatung. Auf jeden Fall wird er nur in seltenen Fällen den Ausweg aus seinem Drogenproblem allein finden. »Just say no« (»Sag einfach nein« – zu Drogen) hilft ihm nicht, denn er ist bereits so in seine Probleme verstrickt, daß er nicht kann. »Just say know« (»Mach

Dich kundig«) läßt den Patienten ebenfalls allein. Er erlebt ja am eigenen Leibe, welche Schwierigkeiten Drogen machen, welche Schäden sie verursachen, aber er weiß nicht, wie er ohne die positiven Wirkungen der Droge im Leben zurechtkommen soll. Er ist süchtig.

Ein differenziertes Vorgehen ist gefragt. Natürlich ist es so, daß es eine ganze Reihe von Leuten gibt, die Drogen konsumieren und nicht abhängig sind. Dies gilt für alle Drogen, wobei mit dem Vorliegen eines körperlichen oder psychischen Abhängigkeitspotentials das Risiko steigt, daß ein kontrollierter Gebrauch nicht mehr möglich ist. Eine Suchterkrankung beginnt da, wo ursprüngliche Lebensperspektiven aufgegeben werden, wo die Bedeutung der Droge zunimmt und in unkontrollierbarer Weise Raum im Erleben des Menschen und in dessen Tagesgestaltung einnimmt. Wenn soziale Beziehungen zu nicht Drogenabhängigen abgebrochen werden, schulische oder berufliche Laufbahnen unterbrochen werden und kriminelles Verhalten zur Finanzierung der Sucht Teil des täglichen Lebens wird, spätestens dann liegt Sucht vor. Aber wo genau verläuft die Grenze, die es erst erlaubt, individuell richtig mit Drogenkonsumenten umzugehen? Wer ist abhängig und wer nicht? Wo ist Hilfe gefragt und wo nicht?

Die Antwort ist einfach. Eigentlich braucht man nur in die Fachbücher zu schauen. Erstaunlich, daß das kaum jemand in der derzeitigen drogenpolitischen Debatte zu tun scheint. Diagnoseschlüssel, mit denen Ärzte und Psychologen arbeiten, können z.B. sehr wohl als Orientierungshilfe dienen. In der vierten Version des Diagnostischen und statistischen Manual Psychischer Störungen (kurz DSM IV), dem Standardwerk der Psychiater und Psychologen findet man unter dem Stichwort »Substanzabhängigkeit« – der Ausdruck Sucht wurde wegen der Vieldeutigkeit vermieden – eine klare Definition, an welcher Stelle die Einnahme von Suchtstoffen krankhaft wird. Beobachtbare Kriterien einer Suchterkrankung sind nach DSM IV ein »unangepaßtes Muster des Substanzgebrauches«, das »in klinisch bedeutsamer Weise zu Beeinträchtigungen oder Leiden« führt. Neben der nicht notwendigerweise vorliegenden körperlichen Abhängigkeit sind laut DSM IV kennzeichnend:

- Die Substanz wird häufig in größeren Mengen oder länger als beabsichtigt eingenommen.
- Es gibt den anhaltenden, aber erfolglosen Wunsch oder erfolglose Versuche, den Substanzgebrauch zu verringern oder zu kontrollieren.

- Der Patient verbringt viel Zeit mit Aktivitäten, um sich die Substanz zu beschaffen.
- Wichtige soziale und berufliche oder Freizeitaktivitäten werden aufgrund des Substanzgebrauches aufgegeben oder eingeschränkt.
- Der Substanzmißbrauch wird fortgesetzt trotz Kenntnis der dadurch verursachten Probleme.

So banal die Kriterien vielleicht klingen, sie können eine große Hilfe im Umgang mit Menschen sein, die Suchtstoffe konsumieren. Drei Gruppen von Personen, die sich bezüglich ihres Konsumverhaltens relativ gut voneinander abgrenzen lassen, würde ich vorschlagen. Jede der Gruppen erfordert auf medizinischer und ordnungspolitischer Ebene im Grunde ein unterschiedliches Vorgehen:

1. **Die Süchtigen:** Wer die Kriterien für »Substanzabhängigkeit« erfüllt, ist süchtig. Er braucht Hilfe, die über Aufklärung und Beratung hinausgehen muß. »Just say know«- und »Just say no«- Kampagnen gehen in aller Regel an diesen Drogenkonsumenten, den eigentlichen Süchtigen vorbei. Strafandrohung nützt an dieser Stelle kaum etwas. Das Denken ist auf die Droge eingeengt, unangenehme Sachverhalte wie mögliche Inhaftierung werden ausgeblendet. Die Kriminalisierung der Konsumenten treibt sie nur weiter in die Ecke und erschwert den offenen Umgang mit dem Problem.
2. **Die Gelegenheitskonsumenten:** Die Mehrzahl der Partydrogen-Konsumenten benutzt die Drogen nur sporadisch. Diese Gruppe legt Wert darauf, daß andere Aktivitäten und die berufliche und soziale Einbindung durch die Drogen keinen Schaden nehmen. Sie erfüllen die Kriterien der Abhängigkeit nicht. Eine Beratung im Sinne eines »Just say know« ist hier sinnvoll, weil sie diesen Personen dabei hilft, das Risiko ihres Lebenswandels zu minimieren. Viele verlieren im Laufe der Zeit das Interesse an Drogen wieder. Strafandrohung kann diesen Prozeß in Richtung Abstinenz unterstützen, weil er die Kosten-Nutzen-Rechnung der Drogen weiter verschlechtert.
3. **Die ablehnende Mehrheit:** Viel zu wenig beachtet wird die Tatsache, daß die Mehrheit der Deutschen Drogen und Alkohol kritisch gegenübersteht. Diese Gruppe weiß um die Schädlichkeit, kann aber unter Umständen von Aufklärung im Sinne des »Just say know« profitieren. Für sie ist »Just say know« identisch mit »Just say no«. Personen dieser

Gruppe können eine wichtige Mediatorenfunktion übernehmen, indem sie die Informationen an Freunde mit Drogenproblemen weitergeben und sie zum Ausstieg ermuntern. Die aktuelle Drogenpolitik berücksichtigt das meines Erachtens viel zu wenig. Strafandrohungen in Zusammenhang mit Drogen sind für diese Gruppe ohne direkte Bedeutung, da Drogen für sie nicht attraktiv sind.

Jede Gruppe muß unterschiedlich betrachtet werden und verlangt ein anderes Vorgehen. Bleibt das Resümee zu ziehen, daß angesichts der Vielschichtigkeit der Drogenkonsummuster ein differenziertes Vorgehen gefragt ist. Aufklärung und Beratung, ambulante Therapie, teilstationäre und stationäre Therapie sollten gleichwertig nebeneinanderstehen und sich gegenseitig ergänzen. Jeder findet so den Rat und die Hilfe, die er braucht.

WIE ENTSTEHT SUCHT?

Die im vorangehenden Kapitel genannten Kriterien für Sucht sind nur beschreibend. Sie sagen nichts über die Ursachen. Wie letztlich Sucht entsteht, was eigentlich dahinter steht, darüber gibt es viele Hypothesen. Mal ist ein haltloser Charakter des Betroffenen der vermutete Grund, mal sind es gesellschaftliche Mißstände, mal eine schwierige Kindheit, die das Opfer in die Sucht gezwungen haben sollen. Im Moment sind die Gene der Buhmann. Sie sollen bei einigen Unglücklichen schicksalhaft das Hirn auf Sucht stellen, und schon muß der Patient Drogen nehmen. Sicher ist veranlagungsbedingt die Empfänglichkeit für Drogen unterschiedlich. Doch auch Gene zwingen zu nichts. Jeder kann sein Verhalten bewußt in andere Richtungen lenken, niemand muß zum Partydrogen-Junkie werden. Was bleibt, ist die Erkenntnis, daß eindimensionale Sichtweisen nicht weiterführen. Dem komplexen Phänomen Sucht werden sie nicht gerecht. In Wahrheit weiß niemand genau, warum der eine süchtig wird und der andere nicht. Wahrscheinlich spielen alle genannten Ursachen eine gewisse Rolle.

Gemeinsames Kennzeichen jeder Sucht ist der Selbstbelohnungsmechanismus. Die meisten Süchtigen benutzen Drogen, um Gefühlszustände zu manipulieren. Meist geht es darum, unangenehme Gefühle zu unterdrücken oder angenehme Gefühlszustände hervorzurufen. Manchmal dienen sie dazu, mehr Spaß zu haben. Mit Alkohol und Heroin werden Ängste und Ärger betäubt, Cannabis bringt Gelassenheit, Kokain macht selbstbewußt, LSD führt in traumähnliche Welten und Ecstasy öffnet das Herz. Zumindest kurzfristig und am Anfang dominieren bei Drogen in der Regel die positiven Effekte. Die Nachschwankungen, z.B. der Kater beim Alkohol, das depressive Loch nach Ecstasy oder Kokain und die Konzentrationsstörungen nach Cannabis- oder LSD-Konsum werden von den Konsumenten zwar wahrgenommen, führen aber manchmal nicht zu den naheliegenden Verhaltensänderungen. Wer abhängig ist, klammert sich an den Selbstbelohnungsmechanismus.

Natürlich kann man solche Gefühle wie Glück, Freundschaft, Angstfreiheit auch ohne Drogen erreichen. Das aber will gelernt sein. Im Zusammenspiel mit anderen ist es schwierig, geliebt zu werden, Anerkennung zu finden und seine Interessen angemessen durchzusetzen. Wer zufrieden mit anderen leben will, muß lernen, manchmal zu verzichten, Kompromisse zu finden, unvermeidliche Unannehmlichkeiten zu ertragen, Verantwortung zu übernehmen und sich für die Gemeinschaft einzusetzen. Wer Drogen nimmt, geht den bequemen Weg. Er verschafft sich über chemische Irritation seines Gehirns positive Erlebnisse, ohne dafür etwas getan haben zu müssen. Kurzfristig lohnt sich der Weg offensichtlich für nicht wenige Konsumenten. Sonst würde ja niemand zu Drogen greifen. Langfristig verliert die Droge an Wirksamkeit, der Betreffende bekommt nicht selten zusätzliche Probleme. Je mehr die Droge Raum in seinem Leben einnimmt, umso größer wird die Gefahr, daß er in seiner Entwicklung zurückbleibt.

Der Süchtige ist kein schlechterer Mensch als andere. Er hat in der Regel nur nicht gelernt, sein Leben anders als mit Drogen lebenswert zu gestalten. Den meisten Süchtigen fällt es schwer, sich mit anderen angemessen auseinanderzusetzen, Kritik anzunehmen und zu äußern und sich in eine Gemeinschaft zu integrieren. Viele sind kaum in der Lage, ihre Freizeit sinnvoll zu gestalten. Dahinter stehen meist massive Sozialisationsdefizite. Lange bekannt ist, wie schädlich eine inkonsequente Erziehung wirkt. Was andere von ihren Eltern gelernt haben, fehlt dieser Gruppe. Nicht selten wurden sie vernachlässigt, mißhandelt und geschlagen. Auch unangemessene Verwöhnung – meist durch die Mütter – spielt eine Rolle. Oft sind die Eltern von Drogenabhängigen selbst Alkoholiker oder medikamentensüchtig. Ein Großteil des pathologischen Verhaltens wurde ungeprüft von den Eltern einfach übernommen.

Wenn Eltern einem Jugendlichen, der gerade vor der Ablösung aus dem Elternhaus steht, auf der einen Seite vermitteln: »Werde endlich selbständig!«, auf der anderen Seite aber fordern: »Wehe, Du verläßt uns!«, dann kann der Jugendliche diese Forderungen nicht umsetzen. Er steht unter einer unerträglichen Spannung. Es gibt für ihn keine Möglichkeit, sich richtig zu entscheiden, ohne eine elterliche Weisung massiv zu mißachten. Ein weiteres Beispiel: Wenn in einem anderen Fall ein überstrenger Vater dem Sohn vieles verbietet und auf der anderen Seite eine überfürsorgliche Mutter dem Sohn hinter dem Rücken des Vaters alles erlaubt, so kann das betreffende Kind daraus ebenfalls kein stabiles Selbstbild entwickeln. Einerseits wird seine Auseinandersetzung mit dem Vater, die auch ein notwendiger Bestandteil der Loslösung ist, nicht geführt, weil das Kind ja über die Mutter alles erhält, was es möchte. Der Vater kann in diesem Zusammenhang nicht als positives Vorbild erlebt werden, weil er durch das Verhalten der Mutter ständig entmachtet wird. So fehlt dem Betreffenden letztlich nicht nur das Vorbild, er kann auch nur schwer ein positives Selbstbild als Mann aufbauen. Auf der anderen Seite wird es ihm schwerfallen, ein positives Verhältnis zu Frauen zu entwickeln. Zwar hat er einerseits seine Mutter als beschützend erlebt und hat erfahren, daß er durch sie viele angenehme Dinge bekommt. Aber er hat auch erlebt, wie die Mutter den Vater ständig seinetwegen hintergangen hat. Es wird also gegenüber Frauen ein ständiges Mißtrauen vorherrschen. Gleichzeitig wird er dazu neigen, sie auszunutzen, wie er es von zuhause kennt. Ein junger Mensch, der unter diesen oder vergleichbar schwierigen Bedingungen aufgewachsen ist, ist durch seine Erziehung handlungsunfähig in vielen Situationen. Er kann weder eine vernünftige Beziehung zu Frauen aufbauen, noch ist er in der Lage, in eine fruchtbare Konkurrenz zu anderen Männern zu treten. Im Verhältnis zu Vorgesetzten wird er z.B. versuchen, deren Autorität zu untergraben, was dann nicht selten zum Arbeitsplatzwechsel führen kann. Auf der anderen Seite wird er keine stabilen Beziehungen aufbauen können, weil sein Verhältnis zu Frauen ständig durch Mißtrauen getönt ist. Die einzige Möglichkeit, die daraus resultierenden emotionalen Spannungszustände zu ertragen, ist dann die Flucht in eine Scheinwelt. Hier bietet sich dann die Sucht an.

Dennoch darf nicht übersehen werden: Verallgemeinerungen zur Entstehung von Sucht sind nur begrenzt und mit großer Vorsicht zu treffen. Das Schicksal jedes Süchtigen sieht anders aus, bedarf eines anderen Zugangs und erfordert eigene Lösungsansätze. Die oben aufgeführten

Beispiele sind eben nur Beispiele – mehr nicht. Nur wer die Einzigartigkeit eines jeden Hilfesuchenden akzeptiert und daraus – gemeinsam mit ihm – eine Lösungsmodell entwickelt, hat eine Chance, sinnvolle Drogenarbeit zu leisten. Die starren Raster früherer Therapien haben sich überlebt. Eine neue Form akzeptierender Drogenarbeit ist auch in Deutschland im Begriff, überkommene Ansätze zu verdrängen.

DIE EINSTIEGSDROGE

In den 70er Jahren wurde behauptet, daß Haschisch eine Einstiegsdroge sei. Man ging davon aus, daß jeder, der zunächst mit Cannabis in Berührung gekommen ist, zwangsläufig später auch zu harten Drogen wie z.B. Heroin greifen werde. Beweise für die These gab es nie. Die große Zahl der Kiffer im Verhältnis zu relativ wenigen Opiatabhängigen machte die These auch ohne wissenschaftliche Beweise von Anfang an unwahrscheinlich. Trotzdem geisterte die Legende von der Einstiegsdroge Haschisch lange Zeit ungeprüft durch die Medien und verunsicherte die Bevölkerung.

Hinter der Hypothese stand die Überzeugung, daß Drogenkonsumenten ihr Verhalten nicht steuern können; daß sie – wenn sie einmal mit Drogen in Berührung gekommen sind – dazu verdammt sind, einem stofflich vorgezeichneten Weg von weichen zu härteren Drogen zu folgen. Wäre dem so, dann wäre jede aufklärende Arbeit, jede Therapie sinnlos. Jeder Kiffer würde früher oder später zum Junkie werden. Wäre Haschisch eine Einstiegsdroge in diesem Sinne, wäre außerdem nur durch massivere Repression eine Bekämpfung der Drogenprobleme möglich.

Inzwischen ist die These von der Einstiegsdroge Cannabis widerlegt. Es gilt als sicher, daß der Konsum von Cannabis ein vom Gebrauch harter Drogen weitgehend unabhängiges Phänomen ist. Weitere Untersuchungen zeigten, daß das Gleiche für Ecstasy gilt. Ecstasy ist ebenfalls keine Einstiegsdroge im klassischen Sinne. Die meisten Hasch-Raucher und Ecstasy-User greifen dauerhaft nicht zu Heroin oder Kokain, sondern bleiben bei »ihrer Droge«. Das ist zunächst einmal erfreulich.

Grund zur Entwarnung besteht bei sogenannten »weichen Drogen« dennoch nicht. Fast jeder Abhängige, der harte Drogen konsumiert, hat einmal mit Alkohol, Cannabis, Ecstasy oder Nikotin begonnen. Jede Droge (auch Cannabis und Ecstasy) birgt ein nicht ausschaltbares Risiko, daß der, der sie nimmt, süchtig wird. Wer Ecstasy, Cannabis oder Alkohol konsumiert, zeigt zumindest eine gewisse Bereitschaft, Gefühlszustände mit Hilfe von Suchtstoffen zu manipulieren. Das Risiko möglicher gesundheitlicher Schäden wird in Kauf genommen vor dem Hintergrund, die Befindlichkeit verbessern zu können, mehr Spaß zu haben, besser abschalten zu können. Insofern sind auch die früher zu Unrecht als Einstiegsdroge bezeichneten Rauschgifte nicht unbedingt harmlos. Bedenklich ist der unübersehbare Trend junger Leute zum Mischkonsum. Hier stehen bei nicht wenigen Konsumenten die weichen Drogen am Beginn einer problematischen Entwicklung, sind also bei einem Teil der User durchaus eine Einstiegsdroge im weiteren Sinne.

Das bisher Gesagte bezieht sich zudem ausschließlich auf psychosoziale Aspekte, nicht aber auf medizinisch-pharmakologische. Medizinische Untersuchungen belegen, daß die stofflichen Veränderungen, die durch die sogenannten weichen Drogen im Hirn bewirkt werden, sich qualitativ nicht von denen der harten Drogen unterscheiden.

GESELLSCHAFTSPOLITISCHE ASPEKTE IM UMGANG MIT PARTYDROGEN

VON BERNHARD VAN TREECK

MODEDROGEN – DROGENMODE

Auch Drogen unterliegen modischen Strömungen. Welche Droge gerade »in« ist, wird in wesentlichen Punkten von der herrschenden Mode und Musikform bestimmt. Blues beispielsweise ist eine Musikform, die mit Alkohol in Zusammenhang steht, mit Jazz wurde Haschisch groß. Durch die Rockmusik der 60er und 70er Jahre wurden dann Halluzinogene wie LSD und Pilzdrogen salonfähig gemacht. Sie verschwanden mit der Hippie-Kultur für längere Zeit fast vollständig von der Bildfläche, um jetzt in Zusammenhang mit Acid- (man beachte den Namen) und House-Musik Wiederauferstehung zu feiern. Dies sind nur ein paar Beispiele. Drogen kommen und gehen. Sie sind Ausdruck bestimmter Zeitströmungen, und im Grunde ist das eher beruhigend. Bisher hat sich keine Mode ewig halten können, und auch die Partydrogenwelle wird wieder abebben; irgendwann.

Ein besonderer Aspekt bei den Partydrogen ist, daß jetzt auch die Drogen selbst Teil eines modischen Geschehens werden. Offensichtlich lassen sie sich so besser vermarkten. In schier unermeßlichem Erfindungsreichtum werden die Tabletten mit ständig neuen Logos versehen. Dinosaurier tummeln sich da ebenso wie Symbole untergegangener sozialistischer Kulturen oder Phantasietiere. Auch in Form und Farbe wird variiert. Es gibt gesprenkelte Tabletten, monochrome, abgerundete und flache. Zwar waren auch schon LSD-Trips in den Anfängen mit den unterschiedlichsten Motiven geschmückt, doch in Menge und Vielfalt lassen sich diese Ansätze nicht mit der jetzigen Drogenmode vergleichen. Problematisch dabei ist, daß die Motive auf den Tabletten verniedlichend wirken. Gedanken an mögliche Risiken können so vom Benutzer leichter verdrängt werden. Wer denkt bei Herzen, Friedenstauben und Comicfiguren schon an Übelkeit, Muskelkrämpfe, Depressionen und Kreislaufzusammenbrüche?

VERTRIEBSTRUKTUREN DES DROGENHANDELS

Der Produktionsort und Vertriebsweg einer Ware hat ganz wesentlichen Einfluß auf die Qualität und den Preis. Bei Drogen ist das nicht anders. Wird im Ausland produziert, so kann die Produktion zwar billiger sein, aber es fallen Transportkosten an. Auch die Qualität kann schlechter sein. Wenn eine Droge illegal ist, so erhöhen sich die Transportkosten enorm. Es müssen dann weitaus größere Anstrengungen unternommen werden, um den Kunden – an der Staatsmacht vorbei – zu beliefern. Die Ware kann dann nicht einfach auf den üblichen Transportwegen nach Deutschland geschafft werden. Es werden von den Händlern Schmuggler bezahlt, unter Umständen auch Informanten, die mitteilen, wo und wann Kontrollen von polizeilicher Seite geplant werden. Das hohe Risiko einer möglichen Strafverfolgung lassen sich alle beteiligten Personen natürlich entsprechend vergüten.

Die zusätzlichen Kosten werden an den Konsumenten weitergegeben. Unter Umständen wird er dann kriminell, um seine Drogen zu finanzieren. Natürlich zwingt die Sucht niemanden in die Kriminalität. Es gibt meiner Meinung nach keinen Grund, die sogenannte Beschaffungskriminalität in irgendeiner Weise anders zu behandeln als die Kriminalität von Nichtsüchtigen. Jeder Süchtige kann sich zu jedem Zeitpunkt für oder gegen kriminelles Handeln entscheiden. Die Hemmschwelle, kriminell zu werden, sinkt aber bei den meist in ihrem Sozialverhalten gestörten Süchtigen bei steigendem Preis der Droge und gleichzeitig ineffizienter Strafverfolgung.

Illegalität hat auch Einfluß auf die Qualität der Ware. Um Risiken möglicher Verhaftung zu minimieren, wird von den Drogenproduzenten und Händlern viel Wert darauf gelegt, daß die am Handel Beteiligten so wenig wie möglich übereinander wissen. So kann keiner den anderen belasten. Nachteil des fehlenden Kontaktes ist, daß Zwischenhändler weniger Hemmungen haben, die Ware durch billige Zusatzstoffe gewinnbringend zu strecken. Unbekannten verkauft man eher schlechte Ware als Freunden. Die Qualität der Ware sollte also – so eine oft geäußerte Vermutung – mit zunehmender Strafbewehrung sinken. Je nach Streckmittel – Heroin wird z.B. mit Strychnin gestreckt – entstehen zusätzliche gesundheitliche Risiken. Parallel dazu steigt die Gefahr von Überdosierungen. So führt Illegalisierung von Drogen zu zusätzlichen Gefahren für die Konsumenten.

All das gilt bislang vorwiegend für Drogen wie Heroin und Kokain, die in Deutschland schon lange und in größeren Mengen auf dem Markt sind. Die Partydrogen-User waren bisher von solchen Problemen weitgehend verschont. Noch sind die Szenen vielerorts getrennt, werden die sogenannte Opiatszene und Partydrogenszene meist über unterschiedliche Vertriebsnetze versorgt. Da die Rohstoffe z.B. von Ecstasy und Speed legal in Deutschland erworben werden können und ein großer Teil dieser Drogen in Deutschland oder den Anliegerstaaten produziert wird, entfallen kostenintensive, riskante Transporte. Bei Partydrogen kennt der Dealer oft sowohl seine Kunden wie auch die Produzenten. Der Kontakt ist persönlicher, Reinheit und Qualität der angebotenen Ware sollen daher – laut Angaben von Usern – höher sein als bei den »Junkies«. Strafverfolgung von Partydrogen-Konsumenten ist noch eher die Ausnahme. Ein Unrechtsbewußtsein besteht kaum, obwohl z.B. auch Ecstasy-Konsumenten Haftstrafen von mehreren Jahren drohen. Noch ist eine Vergleichbarkeit nur bedingt gegeben. Das alles könnte sich aber bald ändern.

Die Vertriebssyteme sind im Wandel begriffen. Der lukrative Markt der Partydrogenszene wird zunehmend von Dealern übernommen, die vorher ihr Geld mit Heroin und Kokain gemacht haben. Sie verfügen über das nötige Know how und auch über die finanziellen Mittel, die neue finanzkräftige Zielgruppe im harten Verdrängungswettbewerb für sich zu erschließen. Und natürlich haben sie die alten, bewährten Produkte auch im Koffer und bieten sie der neuen Zielgruppe an. Einige Raver nehmen nun Heroin zum »Downen«. Folierauchen mache nicht süchtig, glauben sie. Es ist wahrscheinlich nur noch eine Frage der Zeit, bis sich beide Szenen angeglichen haben.

JUST SAY KNOW!?

Ob man nun illegale Suchtstoffe wie z.B. Ecstasy oder legale wie Alkohol betrachtet, die Einnahme jeder Droge birgt gesundheitliche Risiken, kann zu körperlichen, psychischen oder sozialen Schäden führen. Darüber herrscht Einigkeit über alle drogenpolitischen Lager hinweg. Insofern ist die Idee, den Drogenkonsum in der Bevölkerung so gering wie möglich zu halten, nur naheliegend.

Bislang setzt man zur Erreichung dieses Zieles oft auf Abschreckung (siehe auch Kapitel »Partydrogen und Psychosen«). Drogen wurden als unkontrollierbare Macht dargestellt, die den Konsumenten zwangsläufig in den Abgrund reißt. Natürlich ist eine solche Darstellung in ihrer Einseitigkeit falsch. In Zeiten, wo nur wenige Jugendliche eigene Drogenerfahrungen hatten, erfüllte dieses Vorgehen aber sicherlich seinen Zweck. Die Jugendlichen wurden abgeschreckt. Diese Zeiten sind – spätestens seit Beginn der neunziger Jahre – vorbei. Heute hat eine große Zahl von Jugendlichen eigene Drogenerfahrungen oder kennt zumindest Menschen, die Drogenerfahrungen haben. Diese Generation läßt sich nicht unkritisch auf dramatisierende Darstellungen ein.

Alternative Modelle zu Aufklärung und Prävention kamen aus der Szene selbst. Engagierte Raver taten sich zusammen, um dem wachsenden Drogenproblem entgegenzutreten und gründeten 1994 in Berlin Eve & Rave. Andere deutsche Städte schlossen sich an. Eve & Rave versuchen Schadensbegrenzung durch Aufklärung. »Just say know« ist der Slogan, der ihre Drogenpolitik bestimmt. Dahinter steht die Überzeugung: Je mehr die Konsumenten über Drogen wissen, umso weniger werden sie schädliche Konsummuster entwickeln. Positiv erlebbare Drogenwirkungen werden von Eve & Rave nicht unterschlagen, gleichzeitig wird vor den Gefahren von Drogen gewarnt. Ein solches Vorgehen ist für junge Leute glaubwürdiger als das althergebrachte Prinzip der Abschreckung.

Problematisch ist aber, daß einigen öffentlichen Äußerungen von Eve & Rave der nötige Abstand zum Thema fehlt. Persönliche Vorlieben für die eine oder andere Droge scheinen oft eine größere Rolle zu spielen als der Wunsch nach Objektivität. So werden Haschisch oder Ecstasy tendenziell verharmlost, Alkohol und Nikotin aber inadäquat negativ dargestellt.

Ein Beispiel aus der Broschüre »Partydrogen« von Eve & Rave:
»*Wirkungsprisma der Partydrogen*
Ecstasy ist eine Harmoniedroge.
LSD und Zauberpilze sind psychedelische und halluzinogene Drogen.
Kokain ist eine Egodroge.
Speed ist eine lang wirksame Leistungsdroge.
Haschisch und Gras sind Entspannungsdrogen.
Alkohol ist eine (meist dumpfe) Geselligkeitsdroge (ca 40.000 Tote/Jahr).
Nikotin ist eine Abhängigkeitsdroge (ca 111.000 Tote in Deutschland).«

Eine solch einseitige Darstellung verzerrt die Wirklichkeit natürlich ebenso wie die Abschreckungsszenarien früherer Zeit. Noch dominieren offensichtlich persönliche Vorlieben auch bei Eve & Rave oft mehr als Sachzusammenhänge. Offiziellen Stellen fällt es wohl unter anderem deshalb schwer, die Zusammenarbeit zu suchen. Das ist bedauerlich, weil diese Organisation – trotz solcher Ungereimtheiten – über weit mehr Kompetenz zum Thema Partydrogen verfügt als die meisten sogenannten Fachleute. Eine Erweiterung der Kooperation in Sachen Prävention und eine Einbindung von Eve ans Rave in das bestehende Hilfssytem wäre sicherlich eine Bereicherung.

Änderungen müßten aber auch anderenorts vollzogen werden. Mehr als bisher sollte bei Präventionsmaßnahmen Wert darauf gelegt werden, das direkte Umfeld der Süchtigen zu erreichen. Eltern, Lehrer, Freunde und Verwandte sind mögliche Ansprechpartner. Sie haben fast immer eine hohe Motivation zu helfen. Sie zu Mediatoren, zu Helfern der Drogenarbeit zu machen, scheint mir ein wichtiges Ziel, das bisher vernachlässigt wurde.

Meines Erachtens wird außerdem bei Aufklärung derzeit der Fokus noch zu sehr auf die rein stoffliche Ebene gelegt. Nicht die Droge ist das Problem – der kontrollierte Konsum ist bei vielen Drogen sogar häufiger als der süchtige. Die Chemie kann nichts dafür, wenn sie mißbraucht wird. Erst in der Hand des Süchtigen wird die Droge zur Gefahr. Die sozialen und persönlichen Probleme des Einzelnen, die die Entwicklung einer Sucht erst möglich machen, müßten viel mehr als bisher in den Vordergrund gerückt werden. Wer zu sehr auf die Droge schaut, übersieht nur zu leicht die eigentlich dahinterstehenden Probleme und Unzulänglichkeiten des Betroffenen.

Doch Information ist kein Allheilmittel. Selbst eine umfassende, sachlich ausgewogene, differenzierte Aufklärung wird nicht verhindern können, daß Menschen mit Drogen ihr Leben ruinieren. Nicht bei allen Konsumenten führt Aufklärung zu einer Verringerung des Konsums, wie die Erfahrung mit legalen Drogen zeigt. Jeder weiß, daß es sich bei Alkohol und Nikotin um Gifte handelt, die eine Vielzahl von körperlichen und psychischen Schäden hervorrufen können. Trotzdem gibt es Alkoholiker und Menschen, die an den Folgen des Rauchens sterben. Manche Menschen sind offensichtlich zu gestört, um aus den Erfahrungen anderer zu lernen. Die legalen Drogen stellen ein massives Problem für die Bundesrepublik dar. Jedes Jahr verursachen sie Schäden in mehrstelliger

Millardenhöhe durch Krankheit und Arbeitsausfallszeiten. Aufklärung allein wird bei zunehmender Verfügbarkeit von Drogen nicht verhindern können, daß die Zahl der Süchtigen steigt.

DRUGCHECKING

Schadensbegrenzung, heutzutage Harmreduction genannt, ist zu einem wichtigen Stichwort moderner Drogenpolitik geworden. Wenn man schon die Entwicklung von Sucht nicht verhindern kann – so die dahinterstehende Überzeugung – dann soll der Drogenabhängige zumindest so wenig Schaden wie möglich bei seiner Drogeneinnahme erleiden. Bekanntestes Beispiel sind die Substitutionsprogramme. Fixern werden jetzt Spritzen zur Verfügung gestellt, damit sie keine Nadeln zu tauschen brauchen. So soll die Gefahr von AIDS und Hepatitis vermindert werden. Begrenzte Erfolge konnten mit solchen Maßnahmen verzeichnet werden. Über Sinn und Unsinn solcher Maßnahmen ließe sich dennoch trefflich streiten.

Auch im Bereich Partydrogen findet man Ansätze von Harmreduction. Eve & Rave und auch die DROBS Hannover boten eine Zeitlang die Möglichkeit, Drogen auf ihren Wirkstoffgehalt prüfen zu lassen. Drugchecking heißt dieser Vorgang auf Neudeutsch. Jeder, der wollte, konnte seine Drogen testen lassen. Er wußte dann, ob in der Tablette, die er gerade erstanden hatte, überhaupt MDMA war, und wußte gleichzeitig, ob sie nun 50 mg enthielt oder 200 mg. Dahinter stand die Überzeugung, daß ein Konsument, der um die Zusammensetzung der Droge weiß, weniger Risiken beim Konsum eingeht. Er könnte zum Beispiel Überdosierungen besser vermeiden.

An Menschen mit härteren Konsummustern, und das sind die eigentlich gefährdeten Personen, geht Drugchecking meiner Meinung nach völlig vorbei. Menschen wie Sebastian und Björn (siehe Interviews) lieben ja gerade das Risiko, das Austesten von Grenzen. Für sie ist ein Drugchecking-Bus so attraktiv wie eine Bausparkasse. Sie würden ihn höchstens dazu nutzen, auszutesten, welche Dosis sie maximal vertragen können nach dem Motto »Ich hab' gerade eine 200er E weggesteckt, was hast Du zu bieten?«

Drugchecking bringt aber selbst Menschen mit weicherem Konsumverhalten kaum zusätzliche Sicherheit. Im Bereich der Partydrogen gibt es viele gleich oder sehr ähnlich aussehende Tabletten, die sich massiv bezüglich des Wirkstoffgehaltes unterscheiden. Aufgrund der Tests wiegt der Konsument sich bei gleichaussehenden Tabletten in falscher Sicherheit, es kann zu gefährlichen Nebenwirkungen und Überdosierungen kommen. Drugchecking ist im Grunde sinnlos. Selbst wenn der Konsument weiß, welchen Wirkstoffgehalt seine Drogen haben, so kann er letztlich bei einer durchschnittlich verkraftbaren Dosis nicht davon ausgehen, daß die Droge ihm persönlich nicht schadet. Wie anfällig jemand zum Beispiel für psychotisches Erleben, für Herzkreislauferkrankungen, für Atemstillstände oder Niereninsuffizienz ist, läßt sich nie im Vorhinein sagen. Man kann sich zwar körperlich gründlich untersuchen lassen, eine 100 %-ige Sicherheit aber gibt selbst das nicht. Hinzu kommt, daß beim Drugchecking lediglich bestimmte Stoffe ausgetestet werden. Eine Vielzahl von Verunreinigungen, Streckmitteln und Nebenprodukten aus unsachgemäßer Herstellung, die zum Teil hochtoxisch sind, wird nicht erfaßt. Zusammenfassend heißt das, daß auch eine ausgetestete Tablette schaden kann und im schlimmsten Fall tödlich ist.

Drogen dürfen in keinem Fall als selbstverständlicher Teil eines Lebensstil hingenommen werden. Genau dies aber tut Drugchecking. Warum soll man Stoffe als Konsumvorbereitung austesten, deren Einnahme mit geringem Nutzen und nicht unerheblichen Risiken verbunden ist. Drogen sind keine Medikamente. Ziel von Prävention ist es, Mißbrauch von potentiell schädlichen Stoffen wie z.B. Ecstasy einzuschränken und der Entstehung von Suchterkrankungen vorzubeugen. Drugchecking schadet da nur, weil es durch Vermittlung von Scheinsicherheiten zum Konsum eher einlädt.

Natürlich gilt auch hier: Wenn ein erwachsener Mensch Drogen nehmen will, so liegt es sicherlich nicht in der Verantwortung eines Helfers, ihm das ausreden zu wollen. Jeder Mensch soll so leben, wie er will, solange er keinem anderen dadurch schadet. Die Konsequenzen seines Handelns muß er letztlich immer selber verantworten und damit leben.

LEGALISIERUNG: PRO UND KONTRA

Legalisierung von weichen Drogen ist derzeit häufig in der Diskussion. Auf den ersten Blick scheint vieles dafür zu sprechen. Da wäre zum einen das Gleichbehandlungsprinzip. Es ist schwer nachvollziehbar, daß Drogen wie Alkohol, Nikotin oder Koffein legal zu erhalten sind und daß deren Konsumenten nicht verfolgt werden, während auf der anderen Seite Konsumenten illegaler Drogen strafverfolgt werden. Wenn man einem Alkoholtrinker zugesteht, seine Droge ohne die Androhung von Strafverfolgung konsumieren zu können, so muß man dieses Recht auch den Konsumenten anderer Drogen zugestehen. Zumindest dann, wenn die Droge nachweislich nicht schädlicher ist als Alkohol.

Ecstasy oder Cannabis mögen nicht gefährlicher sein als Alkohol, man weiß es nicht. Viele Partydrogen-Konsumenten betreiben einen kontrollierten Gebrauch, und vielleicht ist ein solcher Gebrauch nicht schädlich, aber auch darüber gibt es bisher nur Vermutungen. Was man weiß ist, daß – absolut gesehen – immer mehr junge Menschen Erfahrung mit Partydrogen machen, weil sie so leicht verfügbar sind. Sicher ist auch, daß ein Teil der Konsumenten mit den sogenannten Partydrogen nicht umgehen kann und süchtig wird mit all den bekannten Problemen. Je jünger die Konsumenten werden – auch das ist ein unübersehbarer Trend bei Partydrogen – desto anfälliger sind sie für die Entwicklung einer Drogenkarriere. Ein kontrollierter Konsum mit relativ kalkulierbarem Risiko ist möglich; aber erst bei ausreichend stabilisiertem Selbstbild. Und über dieses verfügen viele 12- oder 15jährige normalerweise noch nicht.

Hinter dem Legalisierungsgedanken stehen meist ordnungspolitische Ziele. Legalisierung von illegalen Drogen würde für Polizei und Gerichte - vorübergehend - wahrscheinlich zu einer erheblichen Arbeitsentlastung führen. Parallel dazu könnte bei sinkenden Preisen die sogenannte Beschaffungskriminalität sinken. Sicher ist das allerdings nicht. Den meisten Süchtigen ist die Gesellschaft recht herzlich egal. Allzu groß dürfte der kriminalitätssenkende Effekt also meines Erachtens bei einer Legalisierung nicht sein. Aussagekräftige Untersuchungen aber gibt es – meines Wissens – zu diesem Thema bislang nicht.

Eine Trennung des Marktes von harten und weichen Drogen ist ein weiteres Argument, daß zur Begründung z.B. der Legalisierung von Haschisch häufig ins Feld geführt wird. Die dahinterstehende Hoffnung ist, daß, wenn man die Konsumenten unbehelligt ihr Hasch konsumieren läßt, sie nicht mehr in Versuchung kommen, auch mal Heroin zu probieren, weil die Vertriebswege entkoppelt wurden. Ich halte das für einen frommen Wunsch ohne Realitätsbezug. Die meisten Drogenabhängigen fangen ihre Suchtkarriere mit Alkohol und Nikotin an. Von einem Umstieg auf Heroin hat sie die Trennung der Alkohol- und Opiatszene nicht abgehalten. Den Süchtigen ist es egal, woher ihr Stoff kommt, ob er legal oder illegal ist. Hauptsache, die Wirkung stimmt. Die Zahl der Abhängigen – auch von harten Drogen – wird mit jeder weiteren Droge, die man freigibt, steigen.

Die Erfahrung der Niederländer können als warnendes Beispiel dienen. Der Verkauf kleiner Mengen weicher Drogen ist zwar auch dort strafbar, wird aber in sogenannten Coffeeshops nicht strafverfolgt, wenn der Dealer sich an bestimmte Grundsätze hält. So dürfen höchstens 5 Gramm Cannabis an über 18jährige verkauft werden. Der Referent für Drogenpolitik im niederländischen Gesundheitsministerium, Hans Roerink, stellte fest, daß es durch diese Shops zu einem deutlich höheren Konsum als in anderen Ländern gekommen sei. Da sich Störungen der öffentlichen Ordnung in der Umgebung solcher Shops häufen, hat die Regierung offiziell beschlossen, die Kontrollen zu verstärken. Letztlich scheint sich ein liberaler Umgang mit Drogen als Irrweg zu erweisen.

Eine Legalisierung weiterer Drogen würde wahrscheinlich Dämme einreißen. Die Probierbereitschaft der Jugendlichen ist jetzt schon zu hoch. Wie sollte man die Jugendlichen ohne Strafbewehrung noch effektiv schützen? Schon jetzt sind die Probleme mit den legalen Drogen kaum lösbar. Die Schäden, die durch Alkohol und Nikotin verursacht werden, können von der Gesellschaft kaum noch getragen werden. Dennoch sind derzeit – wegen der mächtigen Industrie, die hinter den legalen Drogen steht – nicht einmal Werbeverbote für legale Drogen durchsetzbar. Legalisierung ist unbezahlbar. Schon jetzt leidet der Rehabilitationsbereich ebenso unter Kürzungen wie die Krankenversorgung in anderen Bereichen. Und wo kein Geld da ist, würde eine Verelendung die wahrscheinlich unvermeidbare Folge sein.

PARTYDROGEN UND PSYCHOSEN

VON HANS ULRICH GRESCH

1. GRUNDSÄTZLICHES

Reefer Madness. 1936 kam ein Film in die amerikanischen Kinos, der vor den Gefahren des Marihuana-Konsums warnen sollte; sein Titel: »Reefer Madness«. Die Botschaft des Films war, daß Marihuana Gewalt provoziert und die Raucher früher oder später in unheilbaren Wahnsinn treibt. Dieser Film ist ein bemerkenswertes Beispiel, wie Drogenprävention nicht betrieben werden sollte. In der Flower-Power-Zeit Ende der sechziger, Anfang der siebziger Jahre erlebte »Reefer Madness« eine weltweite Renaissance in Studio-Kinos, wo der Film ein meist heftig bekifftes Publikum in überschäumende Heiterkeit versetzte.

»Reefer Madness« ist der Urahn einer Drogenprävention, die mit den Mitteln der politischen Propaganda arbeitet und sich von der Gleichung »Droge = Wahnsinn« eine abschreckende Wirkung verspricht. Auch in Deutschland waren sich Anfang der siebziger Jahre die Anti-Drogen-Kämpfer weitgehend einig, daß drogenbedingte geistige Erkrankungen zu den Hauptgefahren des Drogenkonsums zählen. Begriffe wie »Wahnsinnsdroge LSD« geisterten durch die Medien und wurden zumeist durch ungeprüfte und in vielen Fällen nicht stichhaltige Horrorstories ausgeschmückt. Junge Drogenkonsumenten verglichen diese wohlmeinenden Mythen mit der Realität ihrer eigenen Erfahrungen und schlossen daraus, daß die Warnungen der Eltern-Generation generell übertrieben oder sogar völlig unsinnig seien.

DEFINITIONEN

Heute ist die Drogenprävention zum Glück realistischer, wenngleich zumindest die Medien bei jeder neuen Modedroge dazu neigen, in die alten Sünden zu verfallen. Es dürfte inzwischen weitgehend bekannt sein, daß der Konsum illegaler Drogen keineswegs zwangsläufig in den Wahnsinn führt. Dies bedeutet andererseits jedoch nicht, daß es überhaupt keinen Zusammenhang zwischen Drogen und psychischen Störungen gibt. Hier sind drei Formen des Zusammenhangs zu unterscheiden:

Eine zuvor bestehende psychische Erkrankung verführt zum Drogenkonsum. Der Drogenkonsum kann dabei als Selbstheilungsversuch gedeutet werden.

Der Drogenkonsum ruft Symptome hervor, die für psychische Erkrankungen charakteristisch sind. Diese Symptome verschwinden meist, spätestens nach einigen Monaten, wieder, wenn die auslösende Droge abgesetzt wird.

Drogenabhängigkeit und psychische Krankheit bestehen gleichzeitig, stehen zwar in keinem ursächlichen Verhältnis zueinander, verstärken sich jedoch wechselseitig.

Kleine psychische Auffälligkeiten oder Neurosen plagen die meisten Menschen und gleichermaßen auch Drogenabhängige. Diese alltäglichen Störungen werden im folgenden nicht thematisiert. Es geht hier vielmehr um schwerere psychische Erkrankungen, die in der Regel auch behandlungsbedürftig und oft mit einer Selbst- bzw. Fremdgefährdung verbunden sind.

Die Psychiatrie spricht bei diesen Erkrankungen von Psychosen. Dabei handelt es sich allerdings um keinen exakten, genau definierbaren Begriff. Die Vielfalt schwerer psychischer Störungen erlaubt hier keine begriffliche Schärfe, wie wir sie aus anderen Bereichen der Medizin kennen. Wir sprechen von Psychose, wenn die Fähigkeit, den alltäglichen Anforderungen zu entsprechen, erheblich eingeschränkt ist – und zwar aufgrund gravierender seelisch-geistiger Störungen z. B. des Denkens, der Gefühle und/oder der Wahrnehmung.

Die Psychiatrie unterscheidet zwei Grundformen der Psychose:

Die exogene Psychose. Bei diesen Psychosen ist die körperliche Ursache bekannt. So können zum Beispiel Hirntumore, Infektionen oder Vergiftungen (z. B. Alkohol, Drogen) psychotische Symptome hervorrufen.

Die endogene Psychose. Eine Psychose wird als endogen eingestuft, wenn die exakte körperliche Ursache nicht bekannt ist. Dies bedeutet allerdings nicht, daß es keine körperlichen Ursachen gibt. Man nimmt vielmehr an, daß körperliche und Umweltfaktoren im Ursachenbündel dieser Erkrankungen zusammenwirken. In vielen Fällen dürften diese Störungen auch erblich mitbedingt sein.

Bei den endogenen Psychosen unterscheiden wir wieder zwei Gruppen, nämlich **a) die Schizophrenien** und **b) die Zyklothymien.** Die Schizophrenien sind eine Gruppe von Erkrankungen, die durch Halluzinationen, Wahnvorstellungen und Realitätsverlust gekennzeichnet sind. Bei den Zyklothymien handelt es sich um eine Gruppe von Erkrankungen, für die manische und/oder depressive Symptome charakteristisch sind.

AUSSERGEWÖHNLICHE BEWUSSTSEINSZUSTÄNDE

Wenn wir den Zusammenhang zwischen Drogen und Psychosen verstehen wollen, ist eine weitere Begriffsklärung unbedingt erforderlich. Manche Drogen rufen psychische Wirkungen hervor, die psychotischen Symptomen ähneln, mit diesen aber nicht identisch sind. Sie gehören vielmehr zum spezifischen Wirkspektrum dieser Drogen. Hier ist vor allem an Drogen wie LSD oder Mescalin zu denken, die bei entsprechend hoher Dosierung zu Halluzinationen führen. Halluzinationen sind nun aber auch für die meisten Erkrankungen des schizophrenen Formenkreises kennzeichnend. Dennoch ist der LSD-Trip keine schizophrene Episode. In Experimenten konnten im übrigen Schizophrene LSD-induzierte Halluzinationen eindeutig von denen unterscheiden, die sie ohne den Einfluß eines Halluzinogens erlebt hatten.

Nicht jeder außergewöhnliche Bewußtseinszustand, nicht jede vom »Normalen« abweichende Wahrnehmung ist also ein psychotisches Symptom. Bei den spezifischen, regelhaft eintretenden Wirkungen von Drogen handelt es sich demgemäß nicht um drogeninduzierte psychotische Symptome. Davon können wir erst bei individuellen Reaktionen sprechen, die sich nicht unmittelbar auf die pharmakologischen Eigenschaften der jeweils konsumierten Drogen zurückführen lassen. Es handelt sich in diesen Fällen um Reaktionen, die nach Form, Inhalt und Dauer deutlich von den spezifischen Drogenwirkungen unterschieden sind. Die Abgrenzung ist sicher nicht immer einfach. Wenn ein psychotischer Mensch halluzinogene Drogen nimmt, dann werden sich Drogenwirkungen und psychotische Symptome unter Umständen unentwirrbar miteinander verbinden. Wenn andererseits ein psychisch stabiler Mensch LSD konsumiert, dann wird er bei entsprechender Dosis wahrscheinlich halluzinieren, durch diese Halluzinationen jedoch nicht dauerhaft in seiner Lebensführung beeinträchtigt sein wie ein Schizophrener.

VERLAUFSFORMEN

Exzessiver Drogenkonsum bzw. der Entzug von Drogen kann zu psychotischen Reaktionen führen, die – Abstinenz vorausgesetzt – relativ rasch wieder abklingen. Diese Reaktionen sind einerseits Ausdruck einer drogenbedingten Störung des Nervensystems bzw. des Hirnstoffwechsels. Andererseits dürfte es sich aber auch um ein Streßphänomen handeln. Exzessiver Amphetaminkonsum führt zum Beispiel nach einer gewissen Zeit zu schweren körperlichen und geistigen Erschöpfungszuständen, die unter Umständen auch mit psychischen Funktionsstörungen verbunden sein können.

Andererseits kann Drogenkonsum psychotische Störungen auslösen, die nach dem Absetzen der Droge nicht wieder verschwinden. Dies läßt darauf schließen, daß der Betroffene unter einer vom Drogenkonsum unabhängigen Anlage zur Psychose leidet. Halluzinogene, Kokain und Amphetamine bewirken unter diesen Bedingungen in der Regel eine Verschlimmerung der Erkrankung. Stark beruhigende Drogen wie z. B. Opiate können demgegenüber sogar zu einer Linderung der Symptome führen. Es ist daher nicht auszuschließen, daß einige Menschen mit einer psychotischen Disposition Opiate bewußt oder unbewußt zur Unterdrückung schizophrener Symptome einsetzen.

KENNZEICHEN PSYCHOTISCHER STÖRUNGEN

Psychosen gehören zweifellos nicht zu den bedeutendsten Risiken des Drogenkonsums, obwohl in einigen Studien immerhin 10 bis 15 Prozent der untersuchten Drogenabhängigen psychotische Symptome aufwiesen. Andererseits gehören Drogenkonsumenten mit schweren und lang andauernden psychotischen Symptomen zu den besonders gefährdeten Problemgruppen, zumal auch die Suizidgefahr deutlich erhöht ist.

Es ist mitunter sogar für Fachleute und erst recht für Laien schwierig, psychotische Symptome von abweichenden Verhaltensmustern zu unterscheiden, die ein drogenorientiertes Leben nun einmal mit sich bringt. Es ist jedoch ganz einfach, jemand für verrückt zu erklären, dessen Verhalten nicht unseren Erwartungen entspricht.

Eltern, Lehrer, Vorgesetzte, Freunde und Bekannte, also Laien, werden jedoch als erste mit potentiellen psychotischen Symptomen konfrontiert. Sie wissen in der Regel nur sehr wenig über Drogen und Drogenabhängigkeit, aber so gut wie gar nichts über Psychosen. Zum Glück gibt es einige Kennzeichen psychotischer Störungen, die auch ein Laie ohne psychiatrisches Grundwissen erkennen kann:

Konfuses Denken. Das Denken ist wirr, unzusammenhängend und sprunghaft. Die Gesetze der Logik werden mißachtet. Es fällt den Betroffenen unter Umständen schwer, sich zu konzentrieren und sich an die Inhalte von Gesprächen zu erinnern. Diese Störungen treten auch auf, wenn der Betroffene momentan nicht unter Drogen steht.

Falsche Überzeugungen. Die Betroffenen sind fest von Sachverhalten überzeugt, für die es keinerlei Beweise gibt, die oft sogar der Erfahrung widersprechen. Dabei ist die Fehleinschätzung nicht auf aktuellen Drogeneinfluß zurückzuführen. Die Betroffenen sind rationalen Argumenten nicht zugänglich. Sie lassen sich auch dann nicht überzeugen, wenn andere über die Sachlage offensichtlich genauso gut informiert sind wie sie selbst.

Halluzinationen. Die Betroffene sehen, hören, fühlen, riechen oder schmecken Dinge, die tatsächlich nicht vorhanden sind. Es ist ihnen jedoch nicht bewußt, daß sie halluzinieren. Sie lassen sich davon auch nicht durch rationale Argumente überzeugen. Oftmals werden die Halluzinationen in Wahnvorstellungen eingebaut. Wer ihre Realität bestreitet, beweist damit aus der Sicht des Betroffenen, daß er böse Absichten gegen ihn im Schilde führt.

Veränderte Gefühle. Die Gefühle der Betroffenen verändern sich ohne erkennbaren Grund. Sie fühlen sich plötzlich in einer fremden Welt, in der alles einst Vertraute plötzlich unvertraut geworden ist. Auch dies ist keine Folge eines aktuellen Drogeneinflusses. Gefühlsschwankungen zwischen Euphorie und Depression sind häufig. Hier sind jedoch nicht jene vorübergehenden depressiven Verstimmungen gemeint, die sich regelhaft nach exzessivem Amphetamin- bzw. Ecstasy-Konsum einstellen. Oft wirken die Betroffenen auch dauerhaft emotionslos, ausgebrannt oder ausgepumpt.

Verändertes Verhalten. In psychotischen Zuständen ist das Verhalten gegenüber dem »Normalzustand« extrem verändert. Die Betroffenen können überaktiv sein, aber auch lethargisch. Entweder entwickeln sie eine heftige Geschäftigkeit ohne erkennbaren Nutzeffekt, oder sie hängen den ganzen Tag nur herum. Mitunter werden sie ohne sichtbares Motiv aggressiv, oder sie ziehen sich mit untergründiger Feindseligkeit schmollend von ihren Mitmenschen zurück.

Die genannten Symptome und ihre Ausprägungen variieren von Person zu Person und im Zeitverlauf. In der Regel bilden sie ein System, das bei oberflächlicher Betrachtung rätselhaft erscheint, dem zumeist aber ein psychologischer Sinn zugrunde liegt. Wenn ein Drogenkonsument ein einzelnes dieser Symptome zeigt, zum Beispiel den ganzen Tag herumhängt, bedeutet dies keineswegs, daß er psychotisch ist. Die Diagnose wird um so sicherer, je mehr psychologisch zusammenhängende Symptome vorhanden sind und je weniger sich dieses Symptombündel durch die spezifischen Wirkungen der konsumierten Drogen erklären läßt.

Man mag über den Begriff der »weichen Droge« streiten. Mit Sicherheit sind für die überwiegende Mehrheit der Konsumenten harte Drogen wie Heroin oder Crack gefährlicher als die sogenannten Partydrogen. Für Menschen jedoch, die auf diese Substanzen psychotisch reagieren, gibt es keine weichen Drogen. Für psychisch labile, desorientierte Menschen mit diffusem Selbstbild, die vielleicht sogar unter einer psychotischen Anlage leiden, sind gerade diese weichen Drogen gefährlich, zumal sie in vielen Fällen Halluzinationen hervorrufen, auf jeden Fall aber die Wahrnehmung, das Denken und Fühlen verzerren. Sehr labile Menschen sind diesen psychischen Auswirkungen oftmals nicht gewachsen.

2. BESONDERHEITEN EINZELNER DROGEN IN BEZUG AUF PSYCHOSEN

Im folgenden werden exemplarisch einige Drogen herausgegriffen, die auf Raves häufiger konsumiert werden. Eine vollständige Darstellung habe ich nicht angestrebt. Die verschiedenen Aspekte und Dimensionen des Zusammenhangs zwischen Drogen und Psychosen dürften aber auch durch diese Auswahl deutlich werden.

ECSTASY

Bei Ecstasy (MDMA) bzw. den anderen Substanzen aus der Gruppe der Phenylethylamine handelt es sich um Drogen, die Eigenschaften von Amphetaminen und Halluzinogenen vereinen. Dabei ist zu bedenken, daß die Wirkung der Halluzinogene sich keineswegs in Halluzinationen erschöpft bzw. daß Halluzinationen das Wesentliche des Halluzinogen-Rausches seien. Halluzinogene führen vielmehr zu veränderten Bewußtseinszuständen, die stark von den alltäglichen Formen des Denkens, Fühlens und Wahrnehmens abweichen. Die Grenzen zwischen Innen- und Außenwelt verschieben sich, werden unscharf oder verschwinden völlig. Die Phenylethylamine erzeugen kaum, zumindest keine ausgeprägten Halluzinationen (Trugwahrnehmungen). Charakteristisch vielmehr sind neben den anregenden, antriebssteigernden Amphetaminwirkungen eine milde Euphorie, gelegentlich leichte Wahrnehmungsverzerrungen und ein »inneres Berührtsein«, das Gefühl eines vertieften Bezugs zum eigenen Selbst.

Reine, drogeninduzierte MDMA-Psychosen scheint es nach bisheriger Erfahrung nicht zu geben. Da sich bei MDMA schnell eine Toleranz bezüglich der Effekte auf die Psyche entwickelt, ist ein exzessiver Mißbrauch über einen längeren Zeitraum mit täglicher Einnahme eher unwahrscheinlich. Der Konsument muß nach einem Ecstasy-Rausch ein paar Tage pausieren, bevor sich die volle Wirkung wieder einstellt. Und so sinkt auch die Wahrscheinlichkeit einer drogeninduzierten Psychose, die allein auf den exzessiven Mißbrauch dieser Substanzgruppe zurückgeführt werden kann. Dies unterscheidet MDMA von den chemisch verwandten Amphetaminen.

Ein Sonderfall ist das sogenannte Schwarze Loch, in das manche

Ecstasy-Konsumenten nach einem durchtanzten Wochenende fallen. Man könnte diese innere Leere als Symptom einer Erschöpfungsdepression deuten.

Reg. Frombury erklärt in der Internet-Newsgroup *uk.music.rave* die Depression nach einem Ecstasy-Rave mit seiner Theorie der »Hedonistischen Dissonanz«: Der Ecstasy-Tänzer erlebt die Rave-Party als »sozialpsychologischen Himmel«. Die Menschen seien wunderbar, freundlich, es gäbe keine Aggression, keinen Sexismus, nichts erinnere an die brutale Atmosphäre der »Fleischmarkt-Clubs« mit ihren »grapschenden Bier-Monstern«. Für manche Tänzer würde die Rave-Party zum einzigen Ort in ihrem Leben, an dem sie wirklich sein möchten. Der graue Alltag, in den sie zurückkehren müßten, würde dann als alptraumhafte Gegenwelt zu diesem Tanzboden-Himmel erfahren.

Diese Theorie hat etwas für sich, auch wenn sie die wahrscheinlichen Schädigungen des Hirnstoffwechsels durch Ecstasy außer acht läßt. MDMA senkt den Serotonin-Spiegel im Gehirn, und Serotonin-Mangel gilt als eine Ursache für Depressionen. Serotonin ist ein sogenannter Neurotransmitter. Dies sind Substanzen, die im Nervensystem Erregungen weiterleiten.

Ein Interviewpartner der Psychologin Katrin Krollpfeiffer, die Ecstasy-Erfahrungen in unterschiedlichen sozialen Gruppen untersuchte, bringt das Dilemma der Ecstasy-Konsumenten auf den Punkt: »Oh, wie traurig ist die Welt und wie grau und wie bleich. Wir wußten nicht, wie wir die Ecstasy-Erfahrung verstehen sollten. Sie war mit nichts vergleichbar, was wir bisher erlebt hatten.«

Wer, beschwingt durch Drogen, Musik, Tanz und distanzlose Intimität, beinahe mühelos den »Stairway to Heaven« emporsteigt, dem fällt naturgemäß die Rückkehr in die Realität der Fabriken, Büros, Schulen und des familiären Einerleis schwer. Dort aber müssen die anstehenden Probleme gelöst werden. Und so bringt die Droge das Leben aus dem Gleichgewicht. Dagegen helfen auch keine Hangover-Tabletten.

Ein Leben, das sich um Parties und Partydrogen dreht, ist also ganz schön anstrengend. Der damit verbundene psycho-soziale Streß wird allerdings von manchen Techno-Freunden nicht verkraftet. Symptome wie erhöhte Unruhe, depressive Stimmung, Übermüdung und Appetitlosigkeit sind auch für »ganz normale« Partygänger charakteristisch. Nicht selten ist die Fähigkeit eingeschränkt, geistige und körperliche Aufgaben zu erfüllen.

Bei entsprechender Veranlagung kann dieser Lebensstil bei dem einen oder anderen durchaus über kurz oder lang zu einer psychoseartigen Symptomatik führen. Auch wenn diese dann im strengen Sinne nicht durch Ecstasy verursacht wurde, wäre sie vielleicht mit einer den eigenen Kräften und Möglichkeiten besser angepaßten Lebensweise zu vermeiden gewesen. Generell gilt: Wer an einer psychotischen Erkrankung leidet, oder auch nur eine Anlage dazu besitzt, ist durch jeden Drogenkonsum – einschließlich Alkohol – höchstgradig gefährdet.

Bei Ecstasy-Konsumenten werden nicht selten auch schwere Angstzustände bzw. Panikattacken beobachtet, deren Ursache weitgehend noch ungeklärt ist. Hier spielen die physiologischen Auswirkungen der Droge auf das Gehirn eine sicher nicht zu unterschätzende Rolle. Dabei dürfen aber auch psychologische Faktoren nicht außer acht gelassen werden. Ecstasy kann das Unbewußte öffnen und Abwehrmechanismen aufheben. Der Betroffene wird dann unter Umständen von konfliktgeladenen oder auch traumatischen psychischen Inhalten überschwemmt, mit denen er sich bisher noch nicht auseinandergesetzt hat. Dies kann seine Fähigkeit überfordern, innere Realitäten zu bewältigen. Angst und Panikattacken wären somit als Symptom dieser Überforderungssituation zu deuten.

Manche Ecstasy-User leiden unter Gefühlen der Depersonalisation und Derealisation. Depersonalisation bedeutet, daß man sich selbst, Derealisation meint, daß man die Umwelt nicht mehr als real empfindet. Wenn man sich die Extrem-Situation eines Techno-Events vor Augen führt, sind derartige Symptome leicht nachzuvollziehen. Man könnte sie als Signale auffassen, die auf ein völlig überreiztes Nervensystem und eine überforderte Psyche hinweisen. In selteneren Fällen sind diese Symptome aber auch Ausdruck einer psychotischen Grunderkrankung oder einer Epilepsie.

Flashbacks sind unvermittelt einsetzende, drogenspezifische Rauschzustände, lange Zeit nach dem letzten Drogenkonsum, also ohne direkte Substanzeinwirkung. Obwohl Flashbacks von Ecstasy-Konsumenten berichtet wurden, scheinen sie nicht allzu häufig zu sein. In vielen Fällen können sie vermutlich auf die kombinierte Einnahme von LSD und MDMA (candy-flipping) zurückgeführt werden. Flashbacks sind oft eine Reaktion auf sehr traumatische Drogenerlebnisse (Horror-Trips) und teilen mit dem ursprünglichen Rauscherlebnis meist dessen negative Färbung.

LSD

D-Lysergsäurediethylamidtartrat (LSD 25) hat immer noch das Image der klassischen »Wahnsinnsdroge«. Dieser Ruf begleitet LSD, seitdem es die Labors der pharmazeutischen Industrie verließ und zur Straßendroge wurde. Medienberichte über Morde und Selbstmorde unter dem Einfluß dieser Droge und andere Schreckensmeldungen haben das Bild dieses Halluzinogens in der Öffentlichkeit nachhaltig geprägt. Im scharfen Kontrast dazu stehen die Erfahrungsberichte vieler LSD-User, die von Erlebnissen traumhafter Schönheit, grandiosen Visionen oder sogar religiösen Offenbarungen sprechen. Es werden aber auch Horror-Trips geschildert, die mit unbeschreiblicher Angst, Verzweiflung und existenzieller Not verbunden waren. LSD-Erfahrungen oszillieren offenbar zwischen Himmel und Hölle, Leben und Tod, Tag und Nacht.

LSD kann sämtliche Filter und Abwehrmechanismen außer Kraft setzen, die uns vor der Konfrontation mit den unbewußten Bereichen unserer Psyche schützen. Die Droge erzeugt unter Umständen tiefe Trancezustände, in denen wir uns durch unsere Innenwelt bewegen, als sei es eine herrliche Parklandschaft mit Blumenpracht und glitzernden Wasserfällen. Mitunter wird dieser Traum aber auch zum Alptraum, wenn wir die Türen zu jenen verborgenen Kellern und Verliesen unserer Seele öffnen, wo gesichtslose Monster hausen und körperlose Klauen uns in den unermeßlichen Schlund des kalten, namenlosen Grauens ziehen. Im Grunde gibt es keine Sprache, die Himmel und Hölle des LSD-Rausches angemessen beschreiben könnte.

Bevor LSD zur Straßendroge wurde, benutzte es die Psychiatrie zur Erzeugung »experimenteller Psychosen«. Man bezeichnete diese Droge auch als Psychotomimetikum und vermutete weitgehende Übereinstimmungen zwischen dem LSD-Rausch und einem akuten schizophrenen Schub. Inzwischen spielt LSD in der Schizophrenieforschung keine nennenswerte Rolle mehr. Dieses Halluzinogen erzeugt zwar veränderte Bewußtseinszustände, diese lassen aber keine Rückschlüsse auf die psychischen Prozesse zu, die für die verschiedenen Formen der Schizophrenie charakteristisch sind. In anderem Zusammenhang verdient LSD allerdings durchaus die Bezeichnung »Wahnsinnsdroge«. Sie wurde nämlich im Rahmen der Gehirnwäsche-Experimente (Mind Control) des amerikanischen Geheimdiensts CIA eingesetzt. Sie erwies sich auch für diesen Zweck als, wenn überhaupt, nur sehr bedingt geeignet – und dies im übrigen ausschließlich in Kombination mit anderen Methoden. Die Auswirkungen des LSD auf die Psyche sind – vor allem in höherer Dosierung – so tiefgreifend, daß die vertrauten Welt- und Selbstbilder vollständig ins Wanken geraten können. Emotional instabile Menschen sind oftmals nicht in der Lage, diese neuen, überwältigenden Erfahrungen psychisch zu verarbeiten und zu integrieren. Diese Menschen reagieren nicht selten mit psychotischen Symptomen, auch wenn sie in ihrem bisherigen Leben keine psychotischen Tendenzen erkennen ließen. Diese drogeninduzierten psychotischen Episoden können sich über Monate erstrecken. Sie äußern sich in ängstlicher Verstimmung, Verwirrtheit, Antriebsarmut, Verfolgungserlebnissen und erhöhter Suizidalität.

Drogeninduzierte Psychosen bleiben in der Regel vorübergehende Episoden im Leben der Konsumenten, wenn diese – aus Erfahrung klug geworden – zukünftig auf diese Droge verzichten. Bei Menschen mit Veranlagung zu Psychosen aber kann LSD-Konsum die Chancen einer Heilung oder eines Stillstands der Erkrankung erheblich verschlechtern. Es trifft zwar zu, daß einige Psychiatrie-Außenseiter versucht haben, Schizophrene mit einer LSD-gestützten Psychotherapie zu behandeln; Erfolge konnten jedoch wissenschaftlich nicht nachgewiesen werden. Im übrigen unterscheidet sich der LSD-Gebrauch im Rahmen einer Psychotherapie fundamental vom Mißbrauch der Droge unter unkontrollierten Bedingungen. Hier fehlt nämlich in der Regel die kompetente Begleitung der LSD-Rausches und die angemessene Unterstützung des Konsumenten bei angstvollen oder konfliktreichen Erfahrungen.

Eine Party ist im übrigen wohl einer der am schlechtesten geeigneten Orte, LSD zu nehmen. Die intensiven Reize durch Musik, Lichtmaschinen und das Gewimmel der Tanzenden können das durch LSD übersensibilisierte Nervensystem schnell überfordern. Unter diesen Streßbedingungen verlagert sich der Brennpunkt der Aufmerksamkeit oft nach innen, wobei die überreizten Nerven womöglich die Nachtseiten des Unbewußten hervortreten lassen. Wenn sich dann ein Horror-Trip einstellt, ist unter Umständen niemand da, der den Betroffenen beruhigen und in ein ruhigeres Milieu begleiten kann. »LSD hat eine ganz tiefe Wirkung auf das Bewußtsein«, sagte der Entdecker dieses Halluzinogens, Albert Hofmann.« »Und das Bewußtsein ist der Kern unseres Wesens. Damit kann man nicht spielen.«

Ein wesentliches Charakteristikum des LSD-Rausches ist die Verschmelzung von Subjekt und Objekt, von Innenwelt und Außenwelt. In extremen Fällen hat der Konsument das Gefühl, sich durch sich selbst hindurch zu bewegen, wenn er sich durch die Außenwelt bewegt – und umgekehrt erlebt er seine Streifzüge durch seine Innenwelt wie Wanderungen oder Reisen in der Außenwelt. Diese eigenartige »Fusion der Welten« läßt sich nicht mit dem schizophrenen Zusammenbruch der Ich-Grenzen vergleichen; hier handelt es sich um ein fundamental unterschiedliches Phänomen. Der psychisch gesunde LSD-Nutzer ist sich nämlich bewußt, daß dieses Erleben einer kosmischen Einheit auf die Drogenwirkung zurückzuführen ist. Er hat vielleicht den Eindruck, daß ihm die Droge damit eine tiefe Erkenntnis vermittelt, die Ähnlichkeiten mit der Erleuchtung im buddhistischen Sinne aufweist. Aber er weiß auch, daß er in das Alltagsleben zurückkehren und sich dort wieder mit der Trennung zwischen Innen- und Außenwelt, Subjekt und Objekt arrangieren wird. Der LSD-Berauschte ist sich der Relativität seines Zustandes durchaus bewußt, nicht so jedoch der Schizophrene in einer akuten Phase seiner Erkrankung.

Menschen mit einer psychotischen Disposition haben in der Regel ein diffuses Selbstbild. Ihr Identitätsgefühl ist mehr oder weniger gestört. Ihre Schwierigkeit, Innenwelt und Außenwelt, Phantasie und Wirklichkeit auseinanderzuhalten, liegt in ihrer fundamentalen Identitätsschwäche begründet. Diese Menschen können es sich nicht leisten, unter dem Einfluß halluzinogener Drogen mit der Grenze zwischen innerer und äußerer Realität zu experimentieren. Bei ihnen verwandelt sich die chemisch induzierte »Unio Mystica«, das ozeanische Einheitserleben in ein überaus bedrohliches, angstgeladenes Gefühl des sich Auflösens und Verschmelzens mit der Außenwelt. Dies ist die wohl fürchterlichste Form des Horror-Trips, die sich der Beschreibung weitgehend entzieht. Wir sehen auch hier, daß eine Droge wie LSD, die von reifen, stabilen Menschen ohne größeren Schaden maßvoll gebraucht werden könnte, für psychisch labile Menschen zu einer erheblichen Gefahr mit eventuell tödlichem (suizidalem) Ausgang werden kann.

Was für Ecstasy und ähnliche Drogen gesagt wurde, gilt erst recht für LSD: Diese Droge kann derart beängstigendes psychisches Material aus dem Unbewußten freisetzen, daß die Flucht in die Psychose für den Betroffenen subjektiv die einzige Möglichkeit darstellt, auf den Horror-Trip zu reagieren. In der psychotischen Episode kann dann die als unerträglich erlebte innere Realität verleugnet oder durch Größenphantasien überlagert und verdrängt werden. Diese Menschen schicken sich unbewußt selbst auf einen psychotischen Trip, um sich nicht mit den bitteren »Wahrheiten«, die der Drogentrip enthüllt hat, auseinandersetzen zu müssen. Psychotische Zustände sind ja teilweise mit übersteigertem Kraft-, Macht- und Selbstgefühl verbunden.

Flashbacks nach LSD-Konsum sind offenbar bei psychisch labilen Menschen recht häufig, die einen Horror-Trip hatten. In einer Studie hatten zum Beispiel 50 von 65 LSD-Konsumenten, die sich wegen ihres Drogenkonsums in psychiatrischer Behandlung befanden, Flashbacks erlebt.

Mit Flashbacks ist bevorzugt in Situationen zu rechnen, die durch starken emotionalen Streß gekennzeichnet sind. Andere Auslöser sind Übermüdung, Betrunkenheit, Cannabis-Konsum, unter Umständen auch meditative Zustände. Flashbacks sind keineswegs nur für bestimmte Drogen charakteristisch, sie können auch ohne jeden Drogengenuß auftreten. Jedes emotional aufwühlende Ereignis kann auch nach langer Zeit wieder sehr lebendig und plastisch ins Bewußtsein treten. Vor allem leicht beeinflußbare und zu Trancezuständen neigende Menschen sind von Flashbacks betroffen.

Es trifft zwar zu, daß es keine Haschisch- bzw. Marihuana-Flashbacks gibt, die zu einer ernsthaften Beeinträchtigung der mentalen Leistungsfähigkeit führen. Aber Cannabisprodukte können LSD- bzw. Halluzinogen-Flashbacks auslösen, die mit schwerwiegenden Störungen geistiger Funktionen verbunden sind.

Dies sollte man natürlich auch bei der Beurteilung der Fahrtüchtigkeit eines Drogenkonsumenten berücksichtigen. Ein möglicher Flashback ist sicher kein Argument für die eingeschränkte Fahrtüchtigkeit eines reinen Cannabis-Konsumenten; raucht jedoch ein Halluzinogen-Konsument zusätzlich Haschisch oder Marihuana, so ist die Wahrscheinlichkeit eines Flashbacks erhöht. Dies sollten auch Partygänger bedenken, die nach dem Ausklingen des Ecstasy- oder LSD-Rausches beim Chillout noch ein Pfeifchen durchziehen und dann ins Auto steigen.

AMPHETAMIN, METHAMPHETAMIN UND VERWANDTE DROGEN – SPEED

Amphetamine machen munter, schnell, ausdauernd. Das Ego wird gewaltig aufgepumpt. Das Selbstvertrauen ist erhöht, die Denkvorgänge sind beschleunigt. Auch die körperliche Leistungsfähigkeit ist gesteigert. Man fühlt sich auf dem Gipfel der Kraft, Potenz und Lebensfreude. Müdigkeit und Hungergefühl werden unterdrückt. Tagelang kann man, ohne zu schlafen, ein Highlight nach dem anderen genießen. Doch früher oder später sind die Batterien leer; der Sturz in ein tiefes, schwarzes Loch ist programmiert. Dann nützen auch erneute Gaben des Stoffs nichts mehr. Völlige Erschöpfung lähmt Glieder und Geist. Das Strohfeuer ist abgefackelt. Der User fühlt sich dann oft ängstlich, nervös, ruhelos und irritiert. Der Wunsch, diesen quälenden Zustand durch beruhigende Mittel zu überwinden, ist verständlicherweise sehr groß. Die Folge ist nicht selten die Abhängigkeit von mehreren Suchtmitteln.

Obwohl der Mangel an Selbstkritik unter dem Einfluß von Amphetaminen dies unter Umständen suggeriert, wird die Qualität geistiger Produktionen durch Speed keineswegs gesteigert. Die für den Amphetaminrausch typische Selbstüberschätzung führt auch zu einer Verkennung der eigenen Leistungsgrenzen. Bei Sportlern zum Beispiel, die sich mit Speed dopen, kann dieses Phänomen schlimmstenfalls mit tödlichen Konsequenzen verbunden sein.

Es ist daher nicht weiter erstaunlich, daß chronischer Amphetaminmißbrauch zu paranoid-halluzinatorischen Zuständen führen kann. Diese sind durch starke Unruhe, illusionäre Verkennung der Wirklichkeit, Sinnestäuschungen und vage Gefühle der Entfremdung und des Bedrohtseins (Speed-Paranoia) gekennzeichnet. Nicht selten hört der Betroffene wie ein Schizophrener Stimmen, die außer ihm niemand vernimmt. Manche meinen, Geheimagenten oder Außerirdische würden Botschaften oder Befehle in ihr Gehirn projizieren oder ihre Gedanken überwachen. Das Risiko derartiger psychotischer Episoden ist bei Amphetaminen, die gespritzt werden, besonders groß. Die Symptome sind die unübersehbaren Konsequenzen einer völligen körperlichen Überforderung und geistigen Zerrüttung. Zum Glück verschwinden sie in der Regel nach dauerhaftem Absetzen der Droge, können aber dennoch bis zu einem Monat anhalten. Bei entsprechend disponierten Menschen kann Speed eine längerfristige psychotische Entwicklung anstoßen.

Die Speed-Paranoia kann gewalttätiges Verhalten provozieren, vor allem, wenn zusätzlich Alkohol konsumiert wird. Der Vandalismus mancher Rockerbanden ist mitunter auch so zu erklären. Im Zustand der Paranoia sind das kritische und selbstkritische Denken ausgeschaltet; der Betroffene hat keinerlei Zweifel daran, daß die Annahmen seines Wahnsystems zutreffen. Versuche, ihn vom Gegenteil zu überzeugen, bestärken ihn meist sogar noch in seinem Wahn. Wer den Wahn anzweifelt, wird als Verfolger oder Verschwörer betrachtet. Tritt dann die enthemmende Wirkung des Alkohols hinzu, steigt natürlich die Wahrscheinlichkeit aggressiver Entladungen. Manchmal bilden sich die Betroffenen ein, jemand trachte ihnen nach dem Leben. Die resultierende Todesangst kann bis zum Mord aus vermeintlicher Notwehr führen. Die alte, oft selbst von Drogenfreunden ernstgenommene Warnung »Speed Kills« bekommt so eine schaurige Nebenbedeutung.

In den Vereinigten Staaten gilt die Speed-Paranoia bereits als eine der wesentlichen Ursachen für bestimmte Formen der Gewaltkriminalität, wie zum Beispiel Geiselnahmen. Auch bei häuslicher Gewalt, z. B. bei handfesten Auseinandersetzungen zwischen Ehegatten, ist vielfach Speed im Spiel, und zwar bei beiden Geschlechtern.

Natürlich ist nicht für jeden Speed-Gebraucher der Weg in die Gewaltkriminalität vorgezeichnet. Neben den Wirkungen der Droge spielen hier natürlich auch die Persönlichkeit und das Milieu eine entscheidende Rolle. Es mag durchaus sein, daß die meist friedliche Atmosphäre der Raves den aggressiven Tendenzen entgegenwirkt, die durch Speed ausgelöst werden können.

CANNABIS

Obwohl das Gegenteil gelegentlich behauptet wird, scheint die Wahrscheinlichkeit einer »Cannabis-Psychose« bei psychisch stabilen, nicht vorgeschädigten Menschen außerordentlich gering zu sein. Studien, die angeblich den Nachweis einer Verursachung psychotischer Störungen durch Cannabisprodukte erbringen, erweisen sich bei näherer Betrachtung als methodisch äußerst unzulänglich.

Dies bedeutet aber keineswegs, daß damit das Thema »Cannabis und Psychosen« abgeschlossen sei. Wer unter Störungen seiner Identität, Ich-Schwäche, geringem Selbstwertgefühl leidet, Schwierigkeiten hat, enge persönliche Beziehungen aufzubauen, dessen psychische Gesundheit kann durch den Konsum von Cannabisprodukten erheblich gefährdet sein. Besonders Menschen mit einer diffusen Identität, mit einem schwach entwickelten Selbst können durch diesen Wirkstoff psychisch geschädigt werden. Die Rauschwirkung fördert in diesen Fällen den Zerfall der ohnehin schlecht integrierten Persönlichkeit in zahllose Fragmente. Schwere psychotische Störungen werden durch Cannabis vermutlich nur bei Menschen ausgelöst, die unter einer entsprechenden Disposition leiden. Hier ist Cannabis also nicht die Ursache der psychotischen Symptome, kann aber psychotische Schübe hervorrufen und verstärken. Unglücklicherweise fühlen sich Menschen, die Cannabisprodukte bzw. Halluzinogene sehr schlecht vertragen, besonders von diesen Substanzgruppen angezogen. Die Zahl der psychisch kranken Menschen, die zugleich illegale Drogen konsumieren, liegt zwischen 15 und 30 Prozent. Die überwiegende Mehrheit dieser Menschen mißbraucht Haschisch, Marihuana und LSD. Dabei ist Cannabis der eindeutige »Spitzenreiter«. Es überrascht, daß Heroin bei Psychotikern kaum eine Rolle zu spielen scheint, obwohl die Opiate als starke Beruhigungsmittel zweifellos psychotische Symptome zu dämpfen vermögen. Andererseits erfreuen sich Drogen, die psychotische Symptome verstärken, im Kreis der Betroffenen besonderer Beliebtheit. Dies bestätigt und ergänzt die Hypothese des Psychiaters Erich Wulff, der die Selbstauslösung psychotischer Zustände als »suchtanaloges« Verhalten thematisiert.

Eine eindeutige Klassifizierung von Marihuana und Haschisch ist nicht möglich. Man kann diese Substanzen weder den Beruhigungsmitteln, noch den Stimulanzien zuordnen. Sie bilden vielmehr eine Kategorie für sich. Cannabis hat beruhigende, aber auch anregende Wirkungen – es kann Müdigkeit vertreiben, zugleich aber auch schlafanstoßend wirken. Es hat letztlich, anders als z. B. Alkohol oder Heroin, wenig spezifische Wirkungen, die Effekte sind höchstgradig situationsabhängig.

Die Droge ist ein »Gefühlsverstärker«. Wer üble Laune hat, fühlt sich nach dem Rauchen meist noch schlechter. Wer gutgelaunt ist, wird oft euphorisch. Unangenehme Erfahrungen mit Cannabisprodukten sind daher gar nicht so selten, obwohl die Konsumenten dies gegenüber Haschisch-Gegnern meist nicht zugeben. Recht häufig sind Angstzustände bis hin zu Panikattacken, eventuell mit paranoiden Einfärbungen. Damit ist vor allem bei hohen Dosierungen zu rechnen, und zwar vor allem, wenn die Droge in einer unvertrauten oder gar bedrohlichen

Umgebung konsumiert wird. Diese unangenehmen Erfahrungen erreichen bei psychisch relativ stabilen Menschen in der Regel nicht die Intensität eines Horror-Trips unter LSD; bei Haschisch-Rauchern mit psychotischen Tendenzen kann dies aber – vor allem auch in Form eines LSD-Flashbacks – durchaus der Fall sein.

3. WAS TUN?

Wer psychotische Reaktionen der beschriebenen Art bei sich entdeckt bzw. von Freunden darauf aufmerksam gemacht wird, sollte, wenn er gutem Rat überhaupt noch zugänglich ist, den Konsum von Drogen zumindest für einige Wochen einstellen. In vielen Fällen verschwinden diese Symptome bei Drogenabstinenz nach einiger Zeit von allein. Es ist wenig sinnvoll, z. B. eine Speed-Paranoia durch Beruhigungsmittel zu bekämpfen. Dies führt nur in einen ewigen Teufelskreis. Unter Umständen ist jedoch eine medikamentöse Behandlung durch einen Psychiater sinnvoll. Diesem sollte man die Art und das wahre Ausmaß des Drogenkonsums nicht verschweigen.

Falls die Symptome immer wieder auftreten und sich auch durch vorübergehende Abstinenz nicht lindern oder beseitigen lassen, ist an eine ernsthafte psychotische Erkrankung zu denken. In diesem Fall muß unbedingt professionelle Hilfe gesucht werden. Es kann sein, daß durch Drogenkonsum eine psychotische Entwicklung angestoßen wurde, die möglichst frühzeitig behandelt werden sollte. Dann nämlich hat die Therapie die größten Erfolgsaussichten.

Wenn der Drogengebrauch zu einer echten Drogenabhängigkeit geführt hat, ist in den meisten Fällen eine stationäre Langzeittherapie erforderlich. Die meisten Therapeutischen Gemeinschaften für Drogenabhängige behandeln jedoch keine User in einem akuten psychotischen Schub. Bei milderen drogeninduzierten psychotischen Symptomen werden aber häufig Ausnahmen gemacht. Die Therapeuten vertrauen meist zu recht darauf, daß die Symptomatik in einem drogenfreien Raum schnell wieder verschwindet.

Leider gibt es in Deutschland bisher nur wenige Spezialeinrichtungen, die Menschen mit der Doppeldiagnose »Sucht & Psychose« adäquat behandeln können. Die Anschriften dieser Einrichtungen finden Sie im Adreßteil dieses Buches. Es ist zu hoffen, daß zügig weitere Einrichtungen dieser Art entstehen, denn leider werden immer noch viel zu viele suchtkranke Psychotiker nicht angemessen therapiert.

Das Auftreten psychotischer Symptome beim Konsum von sogenannten weichen Drogen ist immer ein sehr ernstes Warnsignal. Dabei spielt es keine Rolle, ob die Symptome nur leicht und vorübergehend sind. Dieses Warnsignal bedeutet, daß der Konsument zu den Menschen zählt, die diese Drogen sehr schlecht vertragen. Für diese Menschen ist es völlig unerheblich, daß andere mit Haschisch, Ecstasy oder LSD tatsächlich oder auch nur scheinbar keine Probleme haben. Man kann psychotische Phänomene durchaus als Unverträglichkeitsreaktion deuten. Genauso, wie man ein Lebensmittel meiden sollte, von dem man z. B. Ausschlag bekommt, muß man auf eine Droge verzichten, die von der Psyche nicht vertragen wird.

Statistisch gesehen ist die Behauptung sicher eine Legende, Haschisch oder Ecstasy seien Einstiegsdrogen, die zwangsläufig zum Konsum gefährlicherer Substanzen wie Heroin oder Kokain führen. Bei den meisten Konsumenten dieser Drogen ist der Übergang zu härteren Drogen äußerst unwahrscheinlich. Bei einer kleineren Gruppe ist das Risiko jedoch erheblich. Der entscheidende Faktor ist hier der Lebensstil. Wenn sich das Leben nur noch um Ecstasy, Speed, LSD und Haschisch bzw. Techno und Raves dreht, wenn eine Party die nächste jagt, wenn die Nerven blank liegen und die Paranoia um sich greift, dann sind Kokain und Heroin mitunter nicht weit. Besonders gefährdet sind psychisch labile Menschen, die mit ihrer Umwelt im Clinch liegen, z. B. ständig Zoff mit dem Lehrer oder Arbeitgeber oder immer nur Streß mit Eltern oder dem Partner haben. Wer damit zu kämpfen hat, sollte wissen, daß für ihn die sogenannten weichen Drogen gar nicht so harmlos sind, wie viele meinen.

GRUNDREGELN IM UMGANG MIT DROGEN

VON BERNHARD VAN TREECK

Dieses Kapitel ist ein besonders schwieriges. Keinesfalls möchte ich irgend jemanden dazu anleiten, Drogen auszuprobieren. Ich bin mir aber bewußt, daß, wann immer über Drogen geschrieben wird, die Gefahr besteht, daß Unerfahrene neugierig gemacht werden. Andererseits ist die drogenfreie Gesellschaft wohl eine Utopie. Das Experimentieren mit Verbotenem und das Austesten von Grenzen ist in bestimmten Lebensabschnitten normal. Damit die Versuche mit Drogen nicht zur unkalkulierbaren Achterbahnfahrt werden, ist es für den Einzelnen wichtig, Basisinformationen über das komplexe Gefüge der Drogenwirkungen zu besitzen. Nur so kann das Risiko unumkehrbarer körperlicher, psychischer und sozialer Schäden in Maßen gehalten werden. Jede Phase des Lebens geht im Laufe einer normalen Entwicklung vorbei. Nur wenn der Konsum nicht regelmäßig erfolgt, sondern etwas Besonderes bleibt, werden Drogen nicht zwangsläufig irgendwann langweilig. Das gilt im übrigen für jede Art von Konsum. Wer sich dieser Erkenntnis nicht verschließt, wird auch nicht versuchen, durch Mischkonsum oder Dosissteigerung das Unmögliche wahrzumachen. Dieses Kapitel soll dafür sorgen, daß diejenigen, die glauben, ohne eine Experimentierphase mit Drogen etwas zu verpassen, so wenig Schaden wie möglich nehmen.

Wie genau Drogen wirken, hängt von vielen Faktoren ab. Die Höhe der Dosis spielt eine Rolle; ebenso die Erwartungshaltung und Einstellung des Konsumenten (Set genannt). Die Umgebung, in der die Droge genommen wird (Setting genannt), ist als dritter Faktor bestimmend für die Wirkung der Droge. Wer Drogen nimmt, sollte unbedingt die drei Faktoren Dosis, Einstellung und Setting vor der Einnahme berücksichtigen. Dies ist wichtig, um mögliche Risiken zu minimieren. In der Regel wird – als Nebeneffekt – der Rausch dann auch genußvoller erlebt.

DOSIERUNG UND DROGENWIRKUNG

Die Wirkung jeder Droge hängt ganz wesentlich von der Dosis ab, die man zu sich nimmt. Eine Tasse Kaffee wirkt zum Beispiel anregend-belebend, eine Kanne Kaffee aber macht unruhig, nervös und kann unter

Umständen zu Herzrasen, Schweißausbrüchen und Übelkeit führen. Ein Glas Sekt löst die Stimmung, während eine Flasche Sekt bei den meisten Menschen einschläfernd wirken wird.

Auch bei illegalen Drogen ist die Wirkung dosisabhängig. Unterdosiert wirkt z.B. Ecstasy gar nicht; überdosiert kann es zu Muskelkrämpfen, Übelkeit, Überhitzung und Kreislaufproblemen führen. Nur in einem mittleren Dosisbereich von ca. 1,5 Milligramm MDMA pro Kilo Körpergewicht entfaltet sich in der Regel die erwünschte Wirkung. Das entspricht etwa 80 bis 120 Milligramm Wirkstoff.

Bei jedem Menschen wirkt aber die gleiche Dosis etwas anders. Wer wenig wiegt, ist in der Regel schon von einer geringeren Menge des Wirkstoff berauscht. Nicht nur das Körpergewicht spielt eine Rolle. Jeder Mensch hat eine etwas unterschiedliche Fähigkeit, Drogen über Lunge, Darm oder Schleimhäute aufzunehmen. Auch die Verteilung der Drogen im Körper verläuft individuell verschieden. Letztlich heißt das, daß die gleiche Dosis bei jedem Menschen unterschiedlich wirken kann.

ERWARTUNGSHALTUNG UND DROGENWIRKUNG

Der Mensch ist keine Maschine. Sein Erleben wird ganz maßgeblich von Einstellungen, Erwartungshaltungen und Gefühlen bestimmt. Das ist beim Erleben unter Drogen auch nicht anders. Schon Charles Baudelaire wußte: »Im Rausch tritt nur zutage, was in Anlage und Substanz eines Menschen schon vorhanden ist«. Eine Droge löst nicht ganz zwangsläufig einen bestimmten Trip aus. Die drogenbedingten Veränderungen von Wahrnehmung und Erleben werden ganz wesentlich von der Persönlichkeit und Verfassung des Konsumenten bestimmt. Auch läßt sich die Wirkung nach Einnahme noch zum Teil steuern und beeinflußen. Die Kontrollmöglichkeiten sind gegenüber dem drogenfreien Zustand aber eingeschränkt. Schon deshalb müssen Vorsichtsmaßregeln beim Konsum beachtet werden.

Wie eine Droge wirkt, hängt wesentlich von der Gefühlslage ab, in der sie genommen wird. Viele Drogen können tendenziell die vorhandene Grundstimmung verstärken. Zum Teil droht dadurch Gefahr. Wer zum Beispiel vor Einnahme von LSD oder Cannabis ängstlich ist, wird die Erfahrungen unter der Drogeneinwirkung auch eher ängstlich verarbeiten. Ein sogenannter Horrortrip kann die Folge sein.

Wer in guter Laune Alkohol konsumiert, wird wahrscheinlich noch gelöster werden; beim Depressiven wird sich unter Alkohol die Stimmungslage weiter verschlechtern, unter Umständen bis hin zur Suizidalität. Angst und Nervosität werden durch Ecstasy eher verschlechtert, während bei guter Laune eine positive Rauschwirkung wahrscheinlicher ist. Speed und Kokain können bei ausgeglichener Stimmung zu Hochgefühlen führen, bei mißtrauischer Grundstimmung aber zu Paranoia und Verfolgungswahn. Die Konsequenz ist einfach. Drogen sollten – wenn überhaupt – nur im Zustand seelischer Ausgeglichenheit genommen werden. Nur dann sind positive Erfahrungen mit Drogen wahrscheinlich. Wer Angst vor Drogen hat, sollte auf sein Gefühl hören. Negative Erfahrungen mit Drogen sollten ernstgenommen werden. Auch wenn der Freundeskreis Drogen nimmt, sollte sich der Betreffende nicht dem Gruppendruck beugen. Jeder, der psychische Probleme hat oder ein schwaches Selbstwertgefühl, sollte natürlich in jedem Fall die Finger von Drogen lassen. Gerade bei solchen Menschen kann allerdings die emotionale Abhängigkeit von der Clique eine besondere Schwierigkeit darstellen. Persönliche Probleme, welcher Art auch immer, werden durch Drogen allenfalls kurzfristig erträglicher. Bei chronischer Einnahme treten sie nur umso deutlicher zutage und bekommen Gesellschaft durch neue, mit der Droge verbundene Schwierigkeiten.

UMGEBUNG UND DROGENWIRKUNG

Die Umgebung, in der eine Droge genommen wird, bestimmt ebenfalls ganz wesentlich ihre Wirkung. Wer Ecstasy z.B. auf einem Selbsterfahrungswochende zu sich nimmt, um in sein Inneres zu schauen, macht völlig eine andere Erfahrung als der Raver, der auf E die Nacht durchtanzt. Die Drogen verändern die Wahrnehmung der Umgebung. Zum Teil werden Sinneseindrücke intensiver erlebt, zum Teil ist die Trennung zwischen unterschiedlichen Wahrnehmungsqualitäten aufgehoben. Das kann positiv getönte Rauscherlebnisse bewirken, ein Umschlag in Horrortrips ist – je nach Umgebung – auch möglich.

Das Umfeld, in der die Drogeneinnahme geplant ist, sollte vorher gut ausgesucht werden. Jede Umgebung wird die Droge etwas anders wirken lassen. Parties sind tendenziell ein eher schlechter Ort, um Drogen zu nehmen. Zu viele Sinneseindrücke sind vom Besucher zu verarbeiten.

Ist die Wahrnehmung und das Erleben durch Drogen verändert, kann es leicht zu Komplikationen kommen. Schon eine einzige unfreundliche Anmache kann reichen, den Drogentrip zum »üblen Film« werden zu lassen. Wenn man sich in einer Umgebung nicht sicher fühlt, sollte man dort keine Drogen nehmen. Wer nach einer Party z.B. noch einen längeren einsamen Heimweg durch unbewohntes Industriegebiet hat, sollte sich gut überlegen, ob er auf der Party Halluzinogene nimmt. Das heißt, daß Partydrogen am besten nur im Kreise von Freunden genommen werden sollten. Einer muß immer nüchtern bleiben, um mögliche Komplikationen abzufangen. Unpersönliche Großveranstaltungen bergen ein hohes Risiko unangenehmer Rauscherlebnisse mit Komplikationen.

RISIKOFAKTOR MISCHKONSUM

Ein kluger Mann hat einmal gesagt: Es gibt keine harten und weichen Drogen, es gibt nur harte oder weiche Konsummuster. Wesentlich ist demnach weniger die Tatsache, daß jemand Drogen konsumiert, sondern in welchen Maßen er das tut. Die sogenannten harten Drogen wie Heroin oder Kokain führen allerdings mit einer weitaus höheren Wahrscheinlichkeit zur Ausbildung von harten Konsummustern als weiche wie z.B. Cannabis oder Alkohol. Insofern ist die Unterscheidung zwischen harten und weichen Drogen nicht ohne Sinn.

Mischkonsum ist das potentiell gefährlichste Konsummuster. Jede Droge, für sich genommen, birgt schon ein gewisses gesundheitliches Risiko. Selbst die einmalige Einnahme von Ecstasy oder Cannabis kann zu unkontrollierten Wirkungen und Schäden führen, auch wenn dies nicht wahrscheinlich ist. Beim Mischkonsum können sich Wirkungen und Nebenwirkungen der Drogen in unkalkulierbarer Weise beeinflussen. Insbesondere bei der Wirkung auf das Herz-Kreislaufsystem, die Atmung, auch auf die Psyche können sich die Wirkungen potenzieren.

Es ist in der Partydrogenszene leider zunehmend üblich, nicht nur Ecstasy allein zu nehmen, sondern es z.B. mit Speed zu kombinieren. Dies ist schon deshalb unklug, weil die sogenannte entactogene Wirkung (*entactogen* siehe Teil 4: Ecstasy) des Ecstasy durch die Amphetamine weitgehend aufgehoben wird. »Speed killt den E-Film«, nennen erfahrende User das Phänomen. Wer zusätzlich andere Drogen als Ecstasy nimmt, ist aber meist soweit, daß Ecstasy nicht mehr entactogen wirkt.

Problematisch ist weiter, daß die schädlichen Wirkungen auf das Herz-Kreislaufsystem und auf das Atemzentrum bei antriebssteigernden Drogen wie Ecstasy, Amphetaminen und Kokain gleichsinnig sind. Die Gefahr einer Überhitzung des Körpers, die vom Konsumenten – drogenbedingt – nicht bemerkt wird, sowie die einer Überlastung des Herzens steigt. Ebenso das Risiko für psychische Störungen wie paranoides Erleben und unbegründete Aggressivität. Noch gefährlicher ist es, wenn Ecstasy mit Speed und Kokain oder Speed mit Kokain gemischt eingenommen wird. Da all diese antriebssteigernden Drogen auch den Blutdruck steigern, kann es bei entsprechend anfälligen Personen zu Blutdruckspitzen kommen, die in Einzelfällen sogar Schlaganfälle auslösen können.

Nicht weniger gefährlich ist die Kombination von halluzinogen wirkenden Drogen wie LSD mit Cannabis oder LSD mit Ecstasy, da sich hier die halluzinogenen Wirkungen addieren können (siehe Kapitel »Partydrogen und Psychosen«). Unkontrollierbare Horrortrips oder Flashbacks sind die mögliche Folge. Unabhängig davon verlängert sich bei Mischkonsum nicht selten die Zeit, in der die einzelnen Drogen wirksam sind. Es wird zunehmend schwieriger, die Wirkung der Drogen zu steuern.

Die Gefahr, süchtig zu werden, ist bei Mischkonsum besonders hoch. Viele Partygänger benutzen z.B. Cannabis, um die Wirkung der antriebssteigernden Drogen zu neutralisieren, um »runterzukommen«. Da Cannabis bei einem steigenden Konsum von Ecstasy und Co. oft nicht mehr ausreicht, greifen einige folgerichtig zum stärker wirkenden Heroin. Je mehr Drogen genommen werden, umso häufiger werden depressive Nachschwankungen und Entzugserscheinungen, die ihrerseits zum erneuten Konsum einladen. Der Teufelskreis kann beginnen.

Ein weiteres – viel zu wenig beachtetes – Risiko kommt hinzu: die möglichen körperlichen Schäden. Die meisten Drogen werden über die Leber oder die Niere abgebaut. Bei einem erhöhten Konsum kann es zu Schäden kommen, die zum Teil nicht mehr umkehrbar sind. Die Wechselwirkungen der kombiniert aufgenommenen Drogen sind noch gar nicht erforscht. Es ist durchaus möglich, daß in 20 Jahren eine ganze Reihe von Menschen an Leberversagen gestorben sein oder an einer künstlichen Niere hängen werden, nur weil sie in den 90ern Partydrogen-Mischkonsum betrieben haben. Mischkonsum ist das Risiko Nummer eins bei Drogen und sollte in jedem Fall unterlassen werden.

RISIKOFAKTOR QUALITÄTSSCHWANKUNG

Illegale Drogen unterliegen keiner Qualitätskontrolle. Der Wirkstoffgehalt der einzelnen Drogen schwankt stark. So enthielten von Eve & Rave analysierte Tabletten unterschiedliche Dosierungen zwischen 50 und 250 mg MDMA. Der Konsument weiß also nie, welche Menge der Droge er gerade erworben hat. Bei entsprechend an die Droge gewöhnten Patienten können zum Beispiel 50 mg kaum wirksam sein, 250 mg können aber unter Umständen, gerade für Erstkonsumenten, tödlich sein. Wenn nun ein unerfahrener Konsument bereits nach einer halben Stunde, nachdem er die 50 mg Tablette eingeworfen hat, die nächste Tablette einwirft und dabei zufällig die 250 mg Tablette erwischt, so kann es schon zu erheblichen Komplikationen kommen.

Bei den anderen illegalen Drogen sieht es nicht anders aus. Der THC-Gehalt unterschiedlicher Cannabissorten schwankt stark, ebenso der Wirkstoffgehalt bei Kokain, Heroin oder LSD. Letztlich kann der Konsument nie genau wissen, wieviel Wirkstoff er jetzt zu sich nimmt. Dieses Risiko ist vom Konsumenten nicht zu beeinflußen (außer durch Drogenverzicht).

RISIKOFAKTOR VERUNREINIGUNG

Hinzu kommt, daß Drogen nicht selten mit anderen Wirkstoffen oder unwirksamen Stoffen gestreckt wurden. 142 von Eve & Rave Tabletten, die als Ecstasy verkauft worden waren, enthielten nur zu 57 % MDMA. Die anderen enthielten andere Stoffe, z.T. mit Suchtpotential wie MDEA, MDBD, MDA, 2CB, Amphetamine, Methamphetamine, Koffein, Ascorbinsäure oder Paracetamol. Zudem waren die Tabletten zum Teil verunreinigt durch Produkte, die bei unsachgemäßer Herstellung entstanden waren. Diese Verunreinigungen können erhebliche Gesundheitsschäden hervorrufen.

Dramatischer ist das Problem der Verunreinigung derzeit bei Stoffen wie Heroin, wo sich die Zwischenhändler nicht scheuen, die Ware sogar mit hochwirksamen Giften wie Strychnin zu vermengen. Andere beliebte Streckmittel beim Heroin sind Talkum, Milchzucker oder Gips. Wenn Heroin auf Folie geraucht wird, so lösen sich aus der Metallfolie zum Teil hochtoxische Metallverbindungen, die krebserregend und nervenschädigend sind. Das gleiche gilt für bestimmte Anwendungsformen des Kokains wie das Freebasen (d.h. die Inhalation von Kokaindämpfen). Irreversible Lähmungen können die Folge sein.

Wenn es bei der Einnahme von Partydrogen zu Zwischenfällen kommt, so muß dies also nicht unbedingt an der Droge liegen. Verunreinigungen oder Beimischungen können Ursache für die Komplikationen sein. Selbst eher harmlose Beimischungen wie Koffein sind in hoher Dosierung nicht ohne Risiko und können zu Schweißausbrüchen, Erbrechen, Übelkeit und Angstanfällen führen. Bei Komplikationen steht der Notarzt fast immer vor dem Problem, daß er nicht genau weiß, welches Gift die Beschwerden verursacht hat. Selbst wenn der Konsument so genau wie möglich angibt, was er genommen hat, hilft das nicht immer weiter. Dies macht auch die notärztliche Behandlung von Drogenkonsumenten unter Umständen so schwer.

Innerhalb der Szene kursieren Gerüchte, daß man sich an den auf den Tabletten befindlichen Aufdrucken orientieren könne, um sich zu schützen. Doch auch diese Sicherheit trügt. Hat sich eine Tablette als qualitativ hochwertig herausgestellt, so dauert es in der Regel nur wenige Wochen, bis ähnlich oder gleichaussehende Imitate im Umlauf sind, die entweder keinen Wirkstoff oder andere Wirkstoffe enthalten. So waren in Holland beispielsweise innerhalb eines Jahres über 100 unterschiedliche »Tauben« auf dem Schwarzmarkt aufgetaucht, nachdem sich die ersten Taubentabletten durch gute Qualität ausgezeichnet hatten.

TEIL 2:

PRÄVENTION UND THERAPIE

IT´S NOT ABOUT DRUGS, IT´S ABOUT PEOPLE

ANFORDERUNGEN AN EINE SZENENAHE SUCHTPRÄVENTION IM BEREICH ECSTASY

VON REINER DOMES

ZUR VERBREITUNG

Techno ist seit einigen Jahren in Deutschland und einigen anderen europäischen Staaten zu einer eigenständigen Unterhaltungskultur mit einer relativ geschlossenen Szene gewachsen. Inzwischen kann man mit gutem Recht sagen, daß Techno und seine diversen Abkömmlinge (aktuell: Drum'n'Bass) die Jugend nach 1989 ähnlich geprägt hat wie einst der Rock'n'Roll die 50er. Die Tatsache des Konsums vor allem stimulierender Drogen auf Parties und Tanzveranstaltungen, auf denen Techno- oder Housemusik gespielt wird, ist unbestritten und die Verbindung von Drogen und Tanzen ist wohl so alt wie die Menschheit. Einzig eine zwingende Verbindung zwischen dem Besuch von Techno-Veranstaltungen und dem Konsum von Partydrogen[1] ist nicht auszumachen. Techno und Ecstasy, das gehört sicherlich weniger zusammen als Bier und Oktoberfest oder Kiffen und Reggae.

Verläßliche Daten über die tatsächliche Verbreitung von Partydrogen auf entsprechenden Veranstaltungen sind angesichts drohender Strafverfolgung kaum zu gewinnen. Einige Hinweise auf Konsummuster und mit dem Konsum einher gehende Belastungen liefern anonyme Befragungen wie sie in Hamburg (G. Rakete/ U. Flüsmeier) und Berlin (HP. Tossmann) mit den beiden Ecstasy-Hotlines, den beiden darauffolgenden BzgA-finanzierten Szenebefragungen (gleiche Autoren, in Druck) sowie mit der Evaluationserhebung zum EU-Modellprojekt zur Ecstasyprävention im *ecstasy project* in Hamburg (unveröffentlicht) durchgeführt wurden.

Alle Befragungen von Konsumenten bestätigen, daß neben Ecstasy vor allem Cannabis und Speed, in geringerem Maße auch LSD oder Kokain konsumiert wird. Ausschließlicher Konsum einer einzigen Substanz ist eher die Ausnahme. Die Evaluationsstudie zu einem EU-geförderten Präventionsprojekt aus dem Mai 1997 zeigt, daß sich die Konsummuster innerhalb der Szenen Hamburg, Manchester und Amsterdam in Konsumhäufigkeit und Drogenkombinationen unterscheiden. So gaben beispielsweise die in Amsterdam Befragten häufiger Kokain-Beikonsum an während dort deutlich seltener LSD genommen wurde. Die Techno- und Partyszenen unterscheiden sich also innerhalb Europas und offensichtlich auch innerhalb von Deutschland. Von der Techno- oder Partyszene kann also kaum gesprochen werden, inzwischen gibt es zumindest in Berlin etliche Musikstile und Szenen zu denen bzw. in denen Partydrogen konsumiert werden.

Über den Konsum von Ecstasy in anderen Settings, etwa auf Selbsterfahrungs-Workshops, bei Heavy-Metal-Konzerten, zum gemütlichen Beisammensein unter Freunden, zum Sex oder durch Jugendliche nach der Schule liegen bisher keine verwertbaren Beobachtungen vor. Es ist aber anzunehmen, daß der Konsum längst auch außerhalb von Partyveranstaltungen und durch andere Konsumentenkreise stattfindet.

Nicht unerwähnt bleiben sollte die Verbreitung ecstasy-ähnlicher Medikamente (selektive Seretonin-Wiederaufnahme-Hemmer, z.B. Fluctin®), die in den letzten Jahren zeitgleich mit der Ecstasywelle einen wahren Siegeszug durch psychiatrische Praxen und Apotheken angetreten haben und inzwischen mit großem Erfolg und Umsatz gegen Zwangsstörungen, Übergewicht, Depressionen und viele andere Störungen verschrieben werden.

Die Repräsentativerhebung 1995 zum Gebrauch psychoaktiver Substanzen bei Erwachsenen in Deutschland (K. Herbst et al. 1996) beziffert die Lifetime-Prävalenz[2] der 18-20 jährigen für Ecstasy mit 6,9%. Ecstasy wird in seiner Verbreitung nur noch von Cannabis (22,6%) übertroffen. Die 30-Tage-Prävalenz[3] lag immerhin noch bei erstaunlichen 3,3% (Cannabis 11,9%, zum Vergleich: Heroin 0,6%). Ecstasy ist also bei weitem kein Randphänomen mehr, es ist zumindest bei den unter 25-jährigen nach Cannabis die am weitesten verbreitete Droge.

ZU DEN RISIKEN

Das Wissen um Risiken und mögliche negative Konsequenzen, die sich aus dem Konsum und der mit ihm verbundenen Lebensweise ergeben können, war in Konsumentenkreisen wie in Fachkreisen (der größte Teil ihres Wissens stützt sich letztlich auf Erfahrungen von Konsumenten) war lange Zeit erschreckend gering, und entsprechend häufig kam es zu Notfällen, teilweise mit Todesfolge. Dank eingehender Forschung und entsprechenden Informationsmaterialien hat sich diese Situation deutlich gebessert. So sank in England die Zahl der Todesfälle durch Überhitzung in Zusammenhang mit Ecstasy schlagartig, nachdem u.a. das Lifeline Project in Manchester Info-Materialien mit konkreten risikovermindernden Verhaltenstips in den Clubs verteilte. In Deutschland entstanden ähnliche Broschüren z.B. bei Eve & Rave Berlin oder DROBS Hannover, teilweise gegen entschiedene Widerstände von Seiten professioneller Helfer. Inzwischen, so zeigte z.B. auch die Hamburger Evaluationsstudie, ist die Szene über akute Risiken relativ gut informiert (60,7% kannten die wichtigsten Gefahren). Hoher Informationsbedarf besteht allerdings weiterhin zu Langzeiteffekten, zu geschlechtsspezifischen Aspekten, zur Erkennung von Suchtentwicklungen und zu den lebensweisebedingten Risiken durch ausdauerndes Tanzen, Übermüdungsstress, Mischkonsum, hohem Zigarettenkon-sum, unausgewogene Ernährung und möglicherweise HIV-relevante Sexualpraktiken.

Szenebeobachtungen und -Befragungen zeigen, daß sich der Konsum von Ecstasy und anderen Partydrogen sehr unterschiedlich auswirken kann. Was der oder die eine in kurzer Zeit mit dem Verlust der Arbeitsstelle und der Freunde, mit Verelendung, Vereinsamung oder gar psychiatrisch auffälligen Krisen bezahlt wird, ist für die oder den anderen ein Mittel zur Selbsterfahrung und kann als Bereicherung des Lebens empfunden werden. Es ist also nicht die Substanz und ihre Wirkung allein, die direkt zu entsprechenden Auffälligkeiten führt, es hängt vielmehr davon ab, welchen Stellenwert und welche Bedeutung der Rausch für den Konsumenten in seiner aktuellen Lebenssituation bekommt. Für den Bereich Partydrogen gilt das inzwischen geflügelte Wort: es gibt nicht harte oder weiche Drogen, es gibt harte oder weiche Konsummuster.

Über die möglichen negativen Konsequenzen fortgesetzten Ecstasykonsums liegen neben einigen qualitativen Untersuchungen (u.a. Domes

1996) inzwischen auch zwei große quantitative Studien vor (Rakete/Flüsmeier und Tossmann, beide in Druck). Qualitative wie quantitative Untersuchungen belegen, daß sich Konsumierende mit hartem Konsummuster (Tossmann) bzw. Abhängige (Rakete/Flüsmeier) von solchen mit weichem Konsummuster bzw. nicht Angängigen in Selbstbild, Depressivität und in ihrer Fähigkeit, auftretende Probleme aktiv und gestalterisch anzugehen, unterscheiden. Wer über ausreichende Kompetenzen und Ressourcen verfügt, wird in der Regel den Konsum nach einer gewissen Zeit ohne große Probleme reduzieren oder aufgeben, wenn auftretende unerwünschte Effekte die gewünschten positiven Effekte überwiegen. Für wen der Rausch aber Befriedigung von Wünschen und Bedürfnissen bietet, die im normalen Alltag nicht oder nur ungleich schwerer erreicht werden können, besteht leicht die Gefahr, daß das Rauscherleben der Realität vorgezogen wird. Solche Suchtentwicklung kann stofflich – also an eine Rauschsubstanz gebunden – wie nichtstofflich – nur an ein Verhalten gebunden, etwa Sexualität, fernsehen, essen – auftreten. Die Erfahrung, daß einige der regelmäßig Partyfeiernden auch ohne Drogenkonsum ähnlich dramatische Entwicklungen (Verlust des sozialen Umfeldes, Vereinsamung und Depressionen unter der Woche, usw.) durchlaufen wie ihre konsumierenden Bekannten, spricht dafür, daß das Setting Party seine eigene Beteiligung an einem möglichen Suchtgeschehen haben kann. Das Erscheinungsbild einer solchen Party- und Partydrogen-Sucht ist bisher kaum beschrieben worden. Gängige Bilder über Sucht, wie Junkie-Elend und Beschaffungskriminalität, dürften sich allerdings kaum wiederfinden.

KOMPETENZENORIENTIERTE PRÄVENTION

Konsumbegleitende Suchtprävention vermittelt nicht nur das unbestritten notwendige Wissen um Substanzwirkungen und Risiken sondern gibt konkrete Hilfen zur Erkennung eigener Suchtgefährdungen und fördert die zur Vermeidung von Sucht notwendigen Kompetenzen bzw. stützt die notwendigen Ressourcen, soweit dies möglich ist. Einige Kompetenzen können gerade in der Partywelt erworben, eingeübt und praktiziert werden:

Wer Drogen konsumiert, trägt in hohem Maße *Selbstverantwortung.* Allzu fürsorgliche Angebote können leicht als Infantilisierung empfunden werden. Der Konsument sollte vielmehr in die Lage versetzt werden, seine Verantwortung zu erkennen und auch zu übernehmen. Hierzu sollten ihm alle notwendigen Hilfen und Informationen zugänglich gemacht werden. Wer hohe Risiken auf sich nimmt, sollte dafür auch Verantwortung tragen können.

Der Slogan »we are one family« mag Außenstehenden naiv erscheinen, er drückt aber das tiefe Bedürfnis nach Nähe und Geborgenheit aus, das sich viele, wenn auch nicht alle, in der Szene erfüllen. Damit untrennbar verbunden ist die soziale Verantwortung, die der Konsument für seine mitkonsumierenden wie nichtkonsumierenden Bekannten übernimmt. Hilfeverhalten in Notfällen, Beistand beim Abtörn, das Anbieten von Mineralwasser während des Tanzens sollten genauso selbstverständlich sein wie ein klarer Kopf beim Fahrer.

Einer der gravierendsten Unterschiede zwischen Heavy usern und Moderate usern zeichnet sich im positiveren Selbstbild der Moderate user ab. Es sei dahingestellt, was Ursache und Wirkung ist. Der Unterstützung eines schöpferischen Weltbezuges statt depressiven Rückzuges kommt unter suchtpräventiven Gesichtspunkten eine hohe Bedeutung zu. Die Förderung eines *positiven Selbstbildes* ist in der Primärprävention inzwischen anerkanntes Ziel (vgl. die BzgA-Kampagne »Kinder stark machen«). Es gibt keinen Grund, von diesem Ziel abzurücken, wenn die betreffende Person sich durch den Konsum von Drogen größeren gesundheitlichen Risiken aussetzt (also auch »Raver stark machen«).

Zur Erkennung eigener Gefährdungen oder Veränderungen bedarf es einer hinreichenden *Selbstaufmerksamkeit*. Ihr Erreichen ist nicht zuletzt Ziel vieler Therapien und sie kann kaum bei allen Konsumenten (wie Nichtkonsumenten) vorausgesetzt werden. Konsumbegleitende Suchtprävention sollte aber auch für eigene Befindlichkeiten sensibilisieren. Damit eng verknüpft ist ein positives Selbstbild des Users und gerade das zu verhindern ist Ziel restiktiver Drogenpolitik.

Viele haben im Bekanntenkreis Abstürze erlebt. Leider lassen allzu oft herrschende Gruppennormen eine angemessene *Risiko-Kommunikation* nicht zu. Ein entspannterer Umgang mit dem Thema Drogen könnte zu einer Enttabuisierung beitragen, innerhalb der Szene könnten Probleme besser eingestanden und kommuniziert werden. Nur eine den Konsumenten akzeptierende Drogenarbeit hat hier eine Chance auf Einflußnahme.

Rauscherleben dient einigen, vor allem jungen Männern, als Gegengewicht zu einer rational kontrollierten Welt. Hohe Dosierungen (»zuballern«, vergleichbar dem »Kampftrinken« in anderen Kreisen) können weder gänzlich vermieden werden, noch kann der/die Betreffende in diesem Rauschmotiv argumentativ erreicht werden. Appelle an die Vernunft erscheinen weniger erfolgversprechend als das Anbieten von Verhaltensweisen, die bestimmte zusätzliche Risiken ausschließen und deren Nutzen offensichtlich sind: wenn schon »zuballern«, dann wenigstens kein Auto mehr fahren und nur dann, wenn einer der Begleiter weitgehend nüchtern bleibt. Viele solcher Minimalregeln sind seit Jahren mehr oder weniger weit verbreitet und in der Szene verankert. Die Tradierung solcher Verhaltenskodizes von einer Partygeneration auf die nächste kann einige schlechte Erfahrungen ersparen.

Der Wechsel zwischen Alltag und Wochenende wird oft als ein Wandeln zwischen separierten Welten erlebt. Wenn eine Integration beider Seiten mißlingt, sollte die Person über ausreichende *Ambiguitätstoleranz* verfügen, um Widersprüche auszuhalten. Eng damit verknüpft ist eine entsprechendes Maß *Frustrationstoleranz.*

Der Zusammenhang zwischen dem Verlust konkreter persönlicher Ziele und Suchtgefährdung braucht nicht weiter erläutert werden. Die Bedeutung von Massenarbeitslosigkeit, sozialem Kahlschlag und den weitreichenden soziokulturellen Veränderungen des zukünftigen Regierungssitzes Berlin kann nicht überschätzt werden. Trotz teilweise exzellenter Ausbildung können sich nur wenige der partyfeiernden SchülerInnen und StudentInnen für die nächsten Jahre Hoffnungen auf befriedigende Arbeit machen. Wir sollten nicht so tun, als habe die Rotstiftpolitik keine Auswirkungen auf die Suchtproblematik (vor allem Alkohol).

LEBENSWELTNAHE PRÄVENTION

Konsumbegleitende Suchtprävention muß lebensweltnah sein. Dazu gehört mehr als ein bunter Flyer. Die *Zielgruppe* sind überwiegend mündige Bürger im Vollbesitz ihrer geistigen Kräfte. Sie sind willens und in der Lage, ihre Belange selbst zu vertreten. Sie sind in einem Lebensalter, in dem gerade dieses Eintreten für eigene Ansichten und Überzeugungen auch gegen die Werthaltungen einer Elterngeneration täglich praktiziert werden muß, und gerade hierin liegt eine der Hauptfunktion von sog. »Jugendkulturen«.

Sicher sind mit der Lebensweise zwischen Wochenend-Exzess und Erschöpfung von Montag bis Mittwoch erhebliche Risiken und Beeinträchtigungen verbunden. Die Erkennung von bestimmten Risikofaktoren und der Versuch, sie aus ihrem Bedingungsgefüge heraus zu eliminieren, ohne dabei die offenen oder latenten Motivationen (»no risk no fun«) zu berücksichtigen, geht am Kern der Sache vorbei. Der Konsum kann nicht aus dem Lebenszusammenhang extrahiert und isoliert behandelt werden. Das Risikofaktorenmodell ist in diesem Sinne vielfach kritisiert worden (u.a. K. Horn 1983; A. Trojan / B. Stumm 1992).

Das Anliegen von konsumbegleitender Suchtprävention muß sich also mit den persönlichen Interessen decken, um erfolgreich sein zu können. Suchtvermeidung ist ganz sicher ein Ziel, das von allen Konsumenten geteilt wird, und jeder Konsument praktiziert sie mehr oder weniger erfolgreich. Auch hier fehlen allerdings systematische Beobachtungen, bei wem unter welchen Umständen welche Strategien (Konsumpausen, geringe Dosierungen, unterschiedliche Applikationsformen etc.) erfolgreich sind. Abstinenz ist allerdings für viele im Augenblick entweder nicht erstrebenswert oder nicht realistisch. Das eigene Ziel innerhalb einer Zielhierarchie von *Überleben* bis *Abstinenz* muß jeder für sich selbst bestimmen (dürfen).

ZIELHIERARCHIE FÜR DIE BEHANDLUNG VON PATIENTEN MIT DROGENPROBLEMEN

In Anlehnung an Schwoon/Krausz: Suchtkranke – die ungeliebten Kinder der Psychiatrie, Stuttgart 1990, zit. nach Dr. Martin Reker in: FDR-Berichte 3/4.96, S.5

1. Dauerhafte Abstinenz
2. Kontrollierter Drogenkonsum
3. Reduzierung von Anzahl und Menge der Drogen
Einschränkung von selbstgefährdenden Konsummustern
4. Sicherung eines möglichst gesunden Überlebens
5. Sicherung des Überlebens

Zu lange verstand sich Suchtprävention ausschließlich als die pädagogische Variante der Restriktionspolitik. Glücklicherweise zeichnet sich in den letzten Jahren ein Wandel zur *Prävention als Gestaltung von Lebensräumen* (W. Stark, 1992) ab, verbunden mit der Einsicht, *daß eine lebensweltbezogene Prävention nur mit, jedoch niemals für oder über Menschen gemacht werden kann* (ebenda, S. 20).

PEER-TO-PEER-ANSÄTZE IN DER KONSUMBEGLEITENDEN SUCHTPRÄVENTION

In der pädagogischen Arbeit hat sich die Einsicht durchgesetzt, daß soziales Lernen am effektivsten am Modell Gleichaltriger/Gleichgesinnter (engl.: Peers) erfolgt. In Peer-to-Peer-Projekten werden meinungsführende Personen aus dem Kreis der Zielgruppe geschult, anschließend geben diese das Erlernte im Kreise der Bekannten und Freunde weiter. Besonders in Bereich der Gesundheitserziehung, z.B. der AIDS- oder Suchtprävention sind solche Methoden inzwischen weit verbreitet und haben sich gut bewährt.

Die relativ geschlossenen Welt der Parties und die umrissenen sozialen Netzwerke der Konsumenten bieten hierfür günstige Voraussetzungen und einige Projekte in England, den Niederlanden und in Deutschland arbeiten bereits erfolgreich innerhalb der Szene. Der Handlungsspielraum, der dabei den (Arbeits-)Gruppen eingeräumt wird, entscheidet mit über das persönliche Engagement der beteiligten Peers. So zielt die Peer-to-Peer-Education in erster Linie auf die Vermittlung von Wissen über Risiken. In Hamburg wurden im Rahmen des ecstasy projectes der Hamburgischen Landesstelle gegen die Suchtgefahren und des Büros für Suchtprävention im vergangenen Jahr Info-Materialien nach diesem Ansatz entwickelt und durch geschulte Peers in der Szene verteilt. Peer-to-Peer-Support unterstützt dagegen die Selbstorganisation von Jugendlichen und jungen Erwachsenen, befähigt sie zur eigenverantwortlichen Gestaltung von Lebensräumen. Eine inhaltliche Einflußnahme wird dabei weitgehend vermieden, die Verantwortlichkeit obliegt den im Projekt tätigen Peers. Der Übergang zu Selbsthilfegruppen ist dabei fließend.

SELBSTORGANISATION IST SUCHTPRÄVENTION

Im Bereich der AIDS-Hilfen hat sich die Form der Betroffenen-Selbstorganisation bewährt. Im internationalen Vergleich steht Deutschland in Bezug auf Neuinfektionen sehr gut da. Es hat sich gezeigt, daß sogenannte Risikogruppen mit abweichenden Lebensentwürfen (Junkies, Schwule) durchaus und vielleicht am besten in der Lage sind, Problembewußtsein und mögliche lebensweltnahe, funktional äquivalente Handlungsalternativen zu entwickeln.

Im Bereich Drogen und insbesondere in der Arbeit mit Konsumenten ist solches Handeln leider nur eingeschränkt möglich. Allzu schnell kann die Arbeit als Verschaffung der Gelegenheit zum Konsum und damit als BtmG-relevant betrachtet werden.

Die Selbstorganisation Eve & Rave e.V. hat diesbezüglich reichlich Erfahrungen sammeln können. So ist sie seit einiger Zeit wegen ihres Drug-checking-Angebotes im Visier der Fahnder, obwohl sie in Berlin seit Jahren die einzige in der Party- und Clubszene tätige Gruppe ist, die über Risiken des Partydrogenkonsums und Möglichkeiten zu deren Verringerung informiert. In Workshops werden die Mitarbeiter über pharmakologische, psychologische, medizinische und juristische Aspekte informiert und das Wissen wird an Ständen oder in eigens gestalteten Ruhezonen auf den Parties und in den Clubs an Interessierte weitergegeben. Der Stand der wissenschaftlichen Diskussion wird aufmerksam verfolgt, relevante neue Erkenntnisse können schnellstmöglich an die Konsumenten weitergegeben werden. Die o.a. suchtpräventiven Kompetenzen wie Eigenverantwortung und soziale Verantwortung werden so innerhalb der Szene unmittelbar geübt und umgesetzt.

ÖKOLOGISCH VALIDE PRÄVENTION

Aus präventiver Sicht ist die große Mehrheit der Konsumenten interessant, die nach einer Zeit des Partyfeierns mit Ecstasy den Konsum ohne weitere Schwierigkeiten aufgeben konnten. Wenig ist bisher über deren relativ erfolgreichen subjektiven Strategien zur Vermeidung von Sucht, über deren notwendige Bedingungen wie über die dafür erforderlichen Kompetenzen und Ressourcen bekannt.

Ecstasy und andere Partydrogen sind in den vergangenen Jahren von einigen Tausend Menschen in Berlin konsumiert worden, ohne daß in den klassischen Drogenberatungen oder in den Einrichtungen der Jugendhilfe ein dringender Handlungsbedarf erkannt wurde. Erst in den letzten zwei bis drei Jahren hat sich hier eine Trendwende vollzogen. Offensichtlich werden einerseits Ecstasykonsumenten inzwischen eher als Problemfälle identifiziert, es hat sich also ein Problembewußtsein entwickelt. Zum anderen scheint innerhalb der Szene die Bereitschaft gewachsen zu sein, professionelle Hilfe in Anspruch zu nehmen. Dennoch ist es bisher nur wenigen Einrichtungen gelungen, sich in der Szene als vertrauenswürdig und kompetent für die Problemlagen der Ecstasy- und Partydrogenuser darzustellen. Ihre Ausrichtung auf Lebensweisen und Bedürfnisse von Junkies bzw. Ex-Junkies scheint für viele Berater eine unüberwindliche Hürde.

Der Konsum von Partydrogen ist in seiner Funktionalität eng mit dem Erreichen von Unabhängigkeit (von den Zwängen des Alltags) und dem Wunsch nach menschlicher Begegnung (in der Partyfamily) verknüpft. Szenenahe Suchtprävention versteht sich eher als Unterstützung in der individuellen Vermeidung von Abstürzen, Depressionen und Krisen. Als solche deckt sie sich mit den persönlichen Motiven der Konsumenten und wird kaum Akzeptanzprobleme haben. Solche Konzepte der Harm reduction sind mittlerweile vielfach erprobt und haben sich bewährt. Prävention, die unhinterfragt Abstinenz als Wert an sich postuliert, wird kaum ernstgenommen.

Innerhalb der Szene fehlt es bislang an Wissen über geeignete Einrichtungen und Gruppen, die die Zeit nach intensiverem Drogenkonsum begleiten können.

Anmerkungen

1 *unter Partydrogen werden hier nach dem Konsumanlaß die Substanzen Ecstasy (vorwiegend MDMA, MDEA oder MDA), Speed (Amphetamine oder Methamphetamine), LSD und andere Halluzinogene, Cannabisprodukte und in geringerem Maße auch Kokain zusammengefaßt. Im Vordergrund steht zumeist Ecstasy.*

2 *Lifetime-Prävalenz: Prozentsatz der mindestens einmalig Konsumerfahrenen von allen*

3 *30-Tage-Prävalenz: Prozentsatz derer, die in den letzten 30 Tagen konsumiert haben von allen*

HILFSSYSTEME FÜR ABHÄNGIGE

VON BERNHARD VAN TREECK

Deutschland verfügt über ein gut ausgebautes System von Hilfsangeboten für Süchtige. Ein Netz aus Drogenberatungsstellen, Selbsthilfegruppen, ambulant arbeitenden Psychotherapeuten sowie Einrichtungen mit der Möglichkeit einer stationären Entwöhnungstherapie hilft Drogenabhängigen beim Ausstieg. Zusätzlich gibt es psychiatrische Stationen, die bei drogeninduzierten Psychosen und akuter Selbstmordgefahr helfen können. Ich möchte im Folgenden die einzelnen Gruppen kurz vorstellen.

SELBSTHILFEGRUPPEN

Selbsthilfegruppen haben eine lange Tradition und sind der vielleicht wichtigste Baustein des Hilfesystems. Beispiele sind die anonymen Alkoholiker und die Narcotics anonymus. Hier finden sich Abhängige zusammen und versuchen, gemeinsam mit ihren Problemen besser zurechtzukommen. Anonymität ist ein wichtiges Kriterium. Die Teilnehmer der Selbsthilfegruppen kennen meist voneinander nur den Vornamen. So soll vermieden werden, daß Informationen aus den Gruppengesprächen, die dem Süchtigen im Berufsleben schaden könnten, nach außen getragen werden. Auch Lebensgemeinschaften wie Synanon basieren auf dem Prinzip der Selbsthilfe.

Ähnliche Gruppen gibt es für Angehörige. Für sie ist die Auseinandersetzung mit der Suchterkrankung des Partners oder Kindes oft genauso wichtig wie für den Betroffenen selbst. Viele Angehörige stützen durch ihr Verhalten - ohne es zu wollen - die Sucht. In allen größeren deutschen Städten treffen sich deshalb Angehörige und arbeiten an den Problemen, die das Zusammenleben mit einem Süchtigen bringt. Die Anschrift des Bundesverbandes des Elternkreises / Berlin findet sich im Anhang; ansonsten sind die Adressen über jede Drogenberatungsstelle zu erfahren.

DROGENBERATUNGSSTELLEN

Die Arbeit der Drogenberater ist auf die Bedürfnisse der Abhängigen zugeschnitten. Sie gehen offen und akzeptierend mit den Problemen derjenigen um, die sich hilfesuchend an sie wenden. Sie stehen beratend bei Problemen zur Seite, helfen bei der Vermittlung von Therapieplätzen. Wer als Süchtiger Schwierigkeiten mit Ämtergängen hat, wer Hilfe bei drohender Verhaftung braucht oder wer gerade seine Wohnung verloren hat, der kann auf die Hilfe der Drogenberatungsstellen zählen. In vielen Fällen begleiten Mitarbeiter den Therapiesuchenden auch auf seinem Weg in die Klinik.

Alles, was in einer solchen Drogenberatungsstelle geschieht, geschieht nur mit dem Willen desjenigen, der sich an sie wendet. Die Drogenberatungsstellen geben z.B. keine Informationen an Dritte weiter wie Eltern, Lehrer oder Polizei. Wenn jemand nach einer Beratung keine weitere Hilfe möchte, so steht ihm dies natürlich frei. Einige Städte haben inzwischen Drogenberatungsstellen, die 24 Stunden geöffnet sind. In Berlin gibt es zum Beispiel den Drogennotdienst, an den man sich rund um die Uhr wenden kann. Drogenberatungsstellen gibt es in jeder größeren Stadt (siehe Anhang). Einige Drogenberatungsstellen sind überaus kompetent zum Thema Partydrogen wie die BOA in Berlin, die DROBS Hannover oder das Beratungszentrum Tal 19 in München.

AMBULANTE THERAPIE

Kommt der Drogenkonsument zu dem Entschluß, daß er seine Probleme nicht mehr ohne fremde Hilfe bewältigen kann, so hat er die Möglichkeit, z.B. eine ambulante Therapie zu machen. Angeboten wird diese von Ärzten oder Psychologen, die eine spezielle psychotherapeutische Ausbildung haben müssen. Diese Therapie muß nicht selbst bezahlt werden, Krankenkassen, Rentenversicherungsträger oder Sozialämter übernehmen die Kosten. Hier gilt es, sich im vorhinein zu informieren, ob die vom Therapeuten angebotene Therapieform vom Kostenträger akzeptiert wird. Krankenkassen z.B. akzeptieren meist nur Psychotherapeuten, die eine tiefenpsychologisch orientierte Psychotherapie, eine Psychoanalyse oder eine Verhaltenstherapie anbieten. Alle anderen Verfahren werden von der Kasse in der Regel nicht bezahlt.

Wie häufig eine ambulante Psychotherapie stattfindet, hängt unter anderem davon ab, wie stabil der Patient ist. Man kann davon ausgehen, daß in der Regel eine Sitzung von je 1 Stunde pro Woche stattfindet. Viele Therapeuten bieten aber in der Anfangszeit der Therapie 2 bis 3 Stunden pro Woche an, später finden dann die einzelnen Sitzungen in größeren Abständen statt. Es ist möglich, eine Einzeltherapie zu machen oder eine Gruppentherapie. Nicht wenige Therapeuten arbeiten so, daß sie zunächst mit einer Einzeltherapie beginnen. Wenn zwischen Therapeut und Patient ein ausreichend vertrauensvolles Verhältnis hergestellt ist und der Patient sich zutraut, seine Probleme im Rahmen einer Gruppentherapie zu besprechen, kommt diese ergänzend dazu. In der Gruppe zu sprechen ist schwieriger, so daß auch dies unter Umständen zunächst in der Einzeltherapie geübt werden muß.

Eine Grundregel der Krankenbehandlung lautet: Ambulant vor stationär. Diese Regel hat zum einen ökonomische Gründe. Ambulante Therapie ist billiger. Doch es gibt auch inhaltliche Gründe, die für eine ambulante Therapie sprechen. Unschätzbarer Vorteil dieser Therapieform ist, daß der Patient weiter einer geregelten Arbeit nachgehen kann (sofern er noch eine hat). Alltägliche Schwierigkeiten können bei einer ambulanten Therapie oft besser in den therapeutischen Prozeß eingebunden werden als bei einer stationären.

Anderseits erfordert ambulante Therapie vom Süchtigen ein hohes Maß an Stabilität. Er muß – weitgehend ohne Fremdkontrolle – auf Drogen verzichten. Der Grund dafür ist einfach: Eine intensive Auseinandersetzung mit sich selbst, wie sie Therapie darstellt, erfordert einen klaren Kopf. Therapie im Rauschzustand ist nicht möglich. Vielen Abhängigen fällt der Verzicht auf Drogen verständlicherweise schwer. Die Probleme, die die Drogeneinnahme ständig so verlockend machen, sind durch die Aufnahme der Therapie ja nicht plötzlich verschwunden. Überall gerät der Patient in Situationen, in denen er früher Drogen genommen hat. Es kann z.B. eine harte Probe für ihn sein, auf einen Rave zu gehen, ohne Ecstasy einzunehmen oder eine »Line« zu ziehen.

Insbesondere, wenn im Rahmen einer ambulanten Therapie nur einmal pro Woche eine Sitzung stattfindet, kann es für den Süchtigen extrem schwer sein, die übrige Zeit der Woche drogenfrei zu überbrücken. Erfordert das Einhalten der Abstinenz zuviel Kraft, ist an die Möglichkeit einer stationären Therapie zu denken. Für viele Süchtigen ist die stationäre Therapie nach wie vor das Mittel der Wahl.

STATIONÄRE THERAPIE

Für viele Drogenabhängige ist es leichter, ihr Problem mit Hilfe einer stationären Entwöhnungsbehandlung in den Griff zu bekommen. Eine stationäre Therapie dauert in der Regel zwischen 3 und 12 Monaten. Der große Vorteil gegenüber einer ambulanten Therapie ist, daß die Patienten zunächst aus ihrem alten Umfeld herausgenommen werden. Die Patienten kommen viel seltener in die Versuchung, z.B. von Freunden Drogen angeboten zu bekommen oder in Situationen zu geraten, wo sie früher Drogen konsumiert haben.

Für viele Menschen ist es kaum vorstellbar, mehrere Monate freiwillig in einer Klinik zu verbringen. Der Kontrast zwischen dem Leben im Untergrund und einer sterilen Klinik scheint zu groß. Therapieeinrichtungen, wie z.B. die Grunewald-Villa in Berlin, haben wenig ähnlich Ähnlichkeit mit herkömmlichen Kliniken. Es sind therapeutische Wohngemeinschaften, in denen unter lebensnahen Bedingungen – mit therapeutischer Anleitung – die für ein drogenfreies Leben notwendigen Veränderungen erreicht werden. Die Patienten leben in der Villa fast wie im richtigen Leben. Sie übernehmen einen großen Teil der Verwaltung und der Arbeiten im Haus in Eigenregie. Sie organisieren Einkäufe, kochen, räumen auf und putzen. Und sie gestalten selber ihre Freizeit, machen Ausflüge.

Die Umstellung des Alltages wird durch das Leben in der therapeutischen Gemeinschaft ganz automatisch vollzogen. Der Patient muß nicht jeden Morgen entscheiden, stehe ich nun auf oder nicht, spare ich mir vielleicht das lästige Einkaufen oder sollte ich vielleicht mal aufräumen. Das Zusammenleben mit anderen Menschen gibt den Tagesablauf in Teilen bereits vor, z.B. durch gemeinsame Mahlzeiten (siehe Kapitel »Die Therapeutische Gemeinschaft«). Das Zusammenleben wird eher als familiär empfunden.

Im Anschluß an eine solche Entwöhnungsbehandlung gibt es die Möglichkeit, in eine Nachsorgeeinrichtung zu gehen. Wer in der Grunewaldvilla Therapie gemacht hat, kann dann z.B. zur Nachsorgeeinrichtung Nodrax nach Berlin-Adlershof gehen.

NACHSORGEEINRICHTUNGEN

Nachsorgeeinrichtungen dienen dazu, die in der Therapie erfolgten Veränderungen zu stabilisieren. Hier ist die Strukturierung des Tagesablaufes den Bewohnern selbst überlassen. Man lebt in einer Art Wohngemeinschaft zusammen. Es besteht die Möglichkeit, ein- oder zweimal pro Woche an einer Gruppe teilzunehmen. Zudem werden gemeinsame Freizeitaktivitäten organisiert, an denen die Teilnahme aber nicht verpflichtend ist. Sozialarbeiter helfen zudem bei den Schwierigkeiten, die es vielleicht bei der Arbeitsbeschaffung, Ämtergängen oder auch in Strafangelegenheiten gibt. Von hier aus kann der Patient sich nach der Therapie z.B. in Ruhe eine neue Wohnung oder eine neue Arbeit suchen und sein Leben weiter aufbauen.

THERAPIE

VON BERNHARD VAN TREECK

Es ist nicht zu leugnen: Einige Konsumenten haben mit ihrem Konsum von Partydrogen zunehmend Probleme. Für die meisten Dauerkonsumenten scheint es zunächst undenkbar, ohne Drogen zu leben. Sie brauchen Hilfe. Diese kann von Freunden oder Verwandten kommen, manche finden auch Halt in der Religion. Wege aus der Krise gibt es viele. Schließlich kann auch eine Therapie neue Möglichkeiten eröffnen. Da hinter der Abhängigkeit fast immer tiefergehende psychische Probleme stehen, sind Psychotherapeuten mögliche Ansprechpartner.

Sie werden aber – was Partydrogensucht betrifft – bislang selten in Anspruch genommen. Die User stehen ihnen skeptisch gegenüber, und zum Teil zu recht. Den Therapeuten fehlt oft das notwendige Wissen über Sucht. Speziell beim Thema Partydrogen sind sie nicht selten überfordert. Immer noch gibt es in Deutschland keinen Lehrstuhl zum Thema Sucht, der hier Abhilfe schaffen könnte. In anderen Ländern Europas sieht das anders aus. Wir brauchen dringend Therapeuten, die die Szene kennen, die Ahnung von der Behandlung dieser Suchtkranker und die ausreichende psychiatrische Vorkenntnisse haben, um mit Phänomenen wie drogeninduzierten Psychosen, Entzugsymptomen und Depressionen umgehen können. Trotzdem gibt es auch jetzt schon eine ganze Reihe von Therapeuten, die abgestürzten Partydrogen-Usern recht gut könnten.

GRUNDSÄTZLICHE ÜBERLEGUNGEN ZU PSYCHOTHERAPIE & PARTYDROGEN

Vielen Menschen ist nicht geheuer bei dem Gedanken, eine Psychotherapie zu machen. Sie können sich nicht vorstellen, wie ihre Probleme durch Gespräche gelöst werden können. Nicht wenige haben schon mit Freunden über das gesprochen, was sie belastet, doch geändert hat sich nichts. Wie also soll dann Psychotherapie helfen? Wenn man in der Therapie nur redet, muß es sich um Quacksalberei handeln, denken nicht wenige, die noch keine konkrete Erfahrung damit hatten. Oder aber der Psychotherapeut muß magische Kräfte haben, wird alternativ dazu im Stillen vermutet. Doch wer liefert sich schon gerne einem Magier aus. Die Angst, in der Psychotherapie manipuliert zu werden, ist weit verbreitet. Reißerische Berichte in den Medien über Mißbrauch von Patienten und Patientinnen schüren diese Phantasien noch. Es kursieren Gerüchte, daß die Therapeuten genauso krank seien wie ihre Patienten. Die Unsicherheit ist groß. Oft kommen die Patienten erst in die Psychotherapie, wenn sie nicht mehr ein noch aus wissen. Das ist schon deshalb schade, weil vieles desto schneller zu lösen ist, je eher die Hilfe von Therapeuten in Anspruch genommen wird.

Was aber genau ist eigentlich Therapie? Mit Magie und Quacksalberei hat sie nichts zu tun, aber die Frage ist dennoch nicht leicht zu beantworten. Es gibt unterschiedliche Schulen, die mit unterschiedlichen Ansätzen arbeiten. Psychoanalyse, Verhaltenstherapie, Gesprächstherapie, Gestalttherapie und Psychodrama sind die gängigsten Richtungen. Im Bereich der Sucht hat sich in den letzten Jahren die Verhaltenstherapie zunehmend durchgesetzt. Sie gilt als die effektivste und am besten vermittelbare Therapie.

Ich darf deshalb zunächst einiges zu dieser Therapieform voranschicken. Die Verhaltenstherapie geht davon aus, daß unser Erleben und Verhalten in weiten Teilen durch Erfahrungen und Lernprozesse bestimmt wird. Sie basiert also auf den Lerntheorien. Folgende Annahmen liegen zugrunde: Verhaltensweisen, mit denen wir gute Erfahrungen machen, werden wir in der Regel öfter zeigen. Solche Erfahrungen werden in der Verhaltenstherapie positive Verstärker genannt. Natürlich neigt der Mensch dazu, sich so oft wie möglich etwas Gutes zu tun. Wer Erfolg in der Schule hat, wird diesen Erfolg auch im Beruf suchen, um sich weiterhin auf bekannte Weise selbst zu belohnen. Ein Jugendlicher, der sich in der Clique wohl fühlt und dort Anerkennung genießt, wird viel für seine Gruppe tun. Insbesondere dann, wenn ihm das Leben ansonsten wenig bietet. Und auch Prävention bei Drogen arbeitet mit positiver Verstärkung, indem sie suchtmittelfreie Lebensentwürfe in der Vordergrund stellt und lobt.

Doch das Leben hat nicht nur Sonnenseiten. Negative Verstärker nennt die Verhaltenstherapie die Unannehmlichkeiten, die der Alltag bereit hält. Hierzu zählen Bestrafungen im weiteren Sinne auch ausbleibende Erfolge und Belohnungen. Sie haben einen ebenso großen Einfluß auf das Verhalten wie die positiven Verstärker. Unangenehmes wird, so weit es geht, vermieden. Wo immer Bestrafung und Peinlichkeit winken, machen die meisten Menschen einen Bogen. Auf diesem Wege funktioniert unter anderem unsere Gesetzgebung mit entsprechenden Strafandrohungen. Wo Strafe droht, überlegen sich viele Menschen zweimal, ob sie dieses Risiko eingehen wollen. Im Umgang mit Drogen soll durch Unterstrafestellung von Drogen erreicht werden, daß möglichst wenige Menschen sich und anderen durch Rauschgift schaden.

Die Grundannahmen der Lerntheorie gelten natürlich nicht nur für kranke Menschen, sondern für alle. Psychische Erkrankungen sind nur ein Sonderfall des Spektrums menschlichen Erlebens. Sie entstehen dann, wenn Menschen unter ungünstigen Bedingungen entweder bestimmte Verhaltensmuster nicht oder wenn sie etwas Falsches lernen. Manchmal kann jemand durch unglückliche Zufälle oder ungünstige Lebensumstände etwas lernen, von dem er glaubt, er nütze sich damit, obwohl das Gelernte langfristig genau das Gegenteil bewirkt. Ein Kind, daß von seinem Vater regelmäßig verprügelt wird, sobald es den Mund aufmacht, lernt, daß es besser ist, mit seiner Meinung anderen (hier dem Vater gegenüber) hinter dem Berg zu halten. Das Kind ist der übermächtigen Person des Vaters nicht gewachsen. Später, z.B. in Beziehungen, wird es sich wahrscheinlich unbewußt wieder genauso verhalten, d.h. sich dem Partner unterordnen, seine Bedürfnisse nicht durchsetzen und so vielleicht depressiv werden. Eigentlich könnte das Kind (das nun keins mehr ist) sich jetzt anders verhalten und selbstbestimmt leben, denn der ehemals ohnmächtig machende Alters- und Kräfteunterschied zum Gegenüber besteht nicht mehr. Automatisch aber läuft das alte Verhaltensrepertoire ab und macht dann – unter Umständen – den Betreffenden krank.

GRUNDLAGEN DER THERAPIE VON SÜCHTIGEN

Bei der Entstehung von Suchterkrankungen spielen Lernerfahrungen eine große Rolle. Wenn zum Beispiel jemand Ärger mit seiner Freundin hat, und er macht die Erfahrung, daß Wut und Enttäuschung verschwinden, wenn er Alkohol trinkt oder Ecstasy einwirft, wird er das vielleicht öfter machen. Es geht ihm ja dadurch besser, die unangenehme Situation scheint gelöst. Oder jemand ist unsicher und ständig depressiv, nimmt dann Kokain und spürt plötzlich ein ungeahntes Selbstvertrauen. Derjenige wird dann wahrscheinlich öfter zu Kokain greifen. Die Erfahrung mit der Droge war in beiden Fällen gut, der Reiz, sie weiter zu nehmen, ist groß.

Die Entwicklung einer Suchterkrankung droht insbesondere in den Fällen, wo der Konsument ansonsten über wenig Möglichkeiten verfügt, sich mit anderen auseinanderzusetzen, Konflikte zu lösen und Spannungen auszuhalten. Meist sind es Menschen mit angeschlagenem Selbstwertgefühl, die zu viele Drogen nehmen. Ohne Therapie ist für diese Menschen die Droge manchmal die einzige Möglichkeit, mit einem einigermaßen erträglichen Gefühl zu leben. Schleichend werden sie im Verlaufe von Monaten oder Jahren zu Dauerkonsumenten. Daß die Konsequenzen eines längerfristigen Drogengebrauchs fast immer eine Verschlechterung der Lebensituation bedeuten, kristallisiert sich meist erst nach einigen Jahren heraus. Es entsteht ein für den User allmählich immer problematischeres Verhalten. Der Drogenkonsum verdrängt alles andere, die ursprünglichen Probleme wie mangelndes Selbstbewußtsein, Niedergeschlagenheit treten noch massiver als vor der Drogenkarriere in den Vordergrund.

In der Therapie wird zunächst gemeinsam mit dem Patienten geschaut, welchen Zweck die Droge für ihn erfüllt, in welchen Situationen er dazu greift. Dient sie dazu, Spaß zu haben oder Ärger runterzuspülen? Oft ist es hilfreich zu prüfen, aus welcher Lebenssituation heraus sich die Abhängigkeit entwickelt hat. Es sind fast immer Situationen, in denen der Patient ein überflutendes Gefühl der Ohnmacht und des Scheiterns durchlebt hat. Sei es, daß die Eltern sich scheiden ließen und das Kind (das der Patient damals war) sich zerrissen und alleingelassen fühlte. Es kann sich herausstellen, daß beide Eltern des Patienten berufstätig waren und niemand da war, wenn ein Gespräch oder einfach nur Nähe notwendig gewesen wäre.

Manchmal stellen auch nichtbestandene Schulabschlüsse oder plötzliche Arbeitslosigkeit den Beginn einer Drogenkarriere dar.

Die individuell von Mensch zu Mensch verschiedenen Zusammenhänge müssen zunächst vom Patienten erkannt werden. So bekommt er ein Verständnis seiner Sucht, gewinnt Einsicht in die Zusammenhänge und wird sich in der Folge zunehmend weniger als hilfloses Opfer der Drogen fühlen.

Wichtig ist dann, daß es in der Therapie nicht beim Suchen und Aufarbeiten von Fehlern und Schwächen des Patienten bleibt, sonst verstärkt sich lediglich das Gefühl der Unzulänglichkeit. Die Ressourcen, zum Teil vergessen geglaubten Fähigkeiten des Drogenabhängigen müssen mindestens ebensoviel Raum in der Therapie einnehmen. Auf ihnen baut der Patient sein Leben neu auf. Von besonderem Interesse ist die Frage, welche Möglichkeiten der Patient hat, um auf anderen Wegen das gleiche wie mit der Droge zu erreichen.

Wem gegenüber konnte sich der Patient zum Beispiel in der Vergangenheit gut durchsetzen, obwohl er jetzt von sich glaubt, er habe so etwas noch nie gekonnt. Bei entsprechend geduldigem Fragen finden sich immer beispielhafte Erfolgserlebnisse, die zum Ausgangspunkt von Veränderungen werden können. Fast alle Patienten haben in der Regel bereits Situationen erlebt, in denen sie ohne Drogen erfolgreich waren. Diese Verhaltensweisen werden in der Therapie systematisch gesucht und ausgebaut. Oft reicht es, daß der Therapeut an der richtigen Stelle lobt und tadelt.

Der Therapeut ist eine Art Lebenstrainer. Die Hauptarbeit – nämlich das Training – leistet der Patient. Er muß in seinen Erinnerungen wühlen, sich neu orientieren und das Erlernte in mühsamen kleinen Schritten umsetzen. Raum für Manipulation ist da kaum. Der Patient erlebt konkret in der Praxis, ob das in der Therapie Besprochene ihm hilft oder nicht. Wird der gewünschte Effekt nicht erreicht, muß gemeinsam mit dem Therapeuten neu überlegt werden. Therapie ist ein Prozeß der Bewußtmachung und des Lernens. Der Therapeut hat eine Ausbildung und einen besonders geschulten Blick für die Probleme seiner Patienten. Er ist Außenstehender und Freund zugleich. Er bringt seinen Patienten Sympathie entgegen wie ein Freund, ist gleichzeitig aber unabhängig in seinem Urteil, da es keine Verbindungen zwischen dem Privatleben des Therapeuten und des Patienten gibt.

BERATUNG UND THERAPIE VON PATIENTEN MIT PARTYDROGEN-PROBLEMEN

Partydrogen sind nicht der Untergang des Abendlandes. Über die Hälfte in der Partyszene nimmt keine illegalen Drogen, und die Mehrzahl der Konsumenten sind Gelegenheitskonsumenten und haben ihren Konsum im Griff. Bleibt eine Gruppe von Personen, die mit Drogen aus individuell sehr verschiedenen Gründen nicht umgehen können und die süchtig werden. Für diese Gruppe ist es wichtig, daß Hilfe angeboten wird.

Die Frage, ob für »Partydrogen«-Konsumenten neue spezifische Angebote geschaffen werden müssen oder ob die bisherigen Strukturen ausreichen, wird kontrovers diskutiert. Die meisten Therapieeinrichtungen und Drogenberatungsstellen glauben, eine Änderung ihres Angebotes sei nicht nötig. Sie könnten die Partydrogen-User gut gemeinsam mit den altbekannten Opiatabhängigen behandeln.

Einige Argumente scheinen für diese Ansicht zu sprechen. Ob nun jemand Partydrogen nimmt oder Heroin, die dahinterstehenden Probleme sind oft vergleichbar. Außerdem ist seit einigen Jahren über alle Szenen hinweg der Trend zur Polytoxikomanie unübersehbar. Fast alle Süchtigen nehmen mehrere Drogen einschließlich Alkohol zu sich. Ob nun ein Heroinabhängiger zusätzlich Kokain oder Speed für sich entdeckt oder ob ein Raver sich mit Heroin von den Wirkungen von Ecstasy und Koks »downt«, die Unterschiede scheinen spätestens hier marginal.

Die Tatsache, daß die vielen Partydrogen-User eine klare Abgrenzung zu Junkies und Alkoholikern sehen, entspricht wahrscheinlich oft eher deren Wunschdenken als den tatsächlichen Gegebenheiten. Es wäre außerdem ein Fehler, die Leistungsfähigkeit der bestehenden Einrichtungen nicht ausreichend zu würdigen. Vielerorts wird hervorragende Arbeit geleistet. Auch Partydrogenkonsumenten können davon profitieren. Es gibt viele Gemeinsamkeiten zwischen den Süchtigen unterschiedlicher Szenen.

Wer aber glaubt, die Konzepte aus der Behandlung von Opiatabhängigen oder Alkoholikern auf Partydrogen-Abhängige ungeprüft übertragen zu können, der irrt dennoch. Es gibt Einschränkungen der Übertragbarkeit. Deutliche kulturelle Unterschiede zwischen den Partydrogen-Konsumenten einerseits und den Drogenberatern und Therapeuten andererseits bilden eine weitere Hürde. Letztere haben von der im Gefolge von Techno, House, Gabber, Jungle und Ambient entstandenen neuen Subkultur oft nicht die nötige Ahnung. Die Musik der Helfer heißt Rock oder Jazz, manchmal auch Pop und Klassik; ihre Ideale entstammen den späten Sechzigern. Mit Techno und Co. können sie ebenso wenig anfangen wie die Eltern der Kids. Auch wenn Vorurteile kaum offen ausgesprochen werden, ein vertrauensvolles Beratungsgespräch läßt sich zwischen zwei Menschen mit so unterschiedlichen Lebenswelten oft nur schwer realisieren.

Bislang werden vielleicht auch deshalb die klassischen Drogenberatungsstellen kaum in Anspruch genommen. Der Beratungsbedarf zum Thema Partydrogen ist indes hoch. Die DROBS Hannover zum Beispiel, die sich schon früh mit den Besonderheiten der neuen Generation vertraut gemacht hat, wird von Hilfesuchenden aus ganz Deutschland in Anspruch genommen. Auch der Therapieladen, der als erster im Bundesgebiet mit Hilfe des Berliner Senats eine Ecstasy-Hotline in Leben rief, bekam zu spüren, welch enormer Beratungsbedarf besteht. Die Leitungen stehen seitdem nicht mehr still. Massenweise verweisen andere Beratungsstellen hilfesuchende Partydrogen-User an den Therapieladen, der personell dem Andrang nicht gewachsen ist. An dieser Situation hat sich bis heute nichts geändert. Und in anderen deutschen Städten sieht es tendenziell eher noch schlechter aus.

Die Situation in den Therapieeinrichtungen ist vergleichbar. Nur wenige Einrichtungen, wie z.B. die Grunewald Villa (Daytop Berlin), waren bisher flexibel genug, sich auf die neue Klientel einzustellen. Das wird sich ändern müssen. Wichtig ist, daß die Therapieeinrichtungen endlich alte Zöpfe abschneiden. Vieles, was dort aus den Siebzigern an Therapie überlebt hat, ist nicht mehr zeitgemäß. Ein akzeptierendes Umgehen mit den Süchtigen ist leider immer noch nicht allerorten selbstverständlich. Jeder, der eine Therapie für Partydrogen-Abhängige anbieten möchte, muß zunächst eine relativ konkrete Vorstellung von der Techno-Szene haben, am besten natürlich aus eigener Erfahrung. Er muß sich zumindest so gut auskennen, daß er die besonderen Gewichtungen der Szene richtig einschätzt.

Sonst sind Mißverständnisse unausweichlich. Wenn Therapeuten die Besonderheiten und Qualitäten der Musik, die für den Patienten oft enorm wichtig ist, nicht erkennen und wertschätzen können, übersehen sie fast regelhaft, im Laufe der Therapie nach Alternativen zu Raves zu suchen. Kaum ein Partygänger kann sich vor der Therapie vorstellen, ein Leben ohne die Parties zu führen. Andererseits ist es enorm schwer für ihn, in der altbekannten Partyszene mit all den auf ihn einprasselnden Sinneseindrücke nicht erneut und automatisch auf Drogen zurückzugreifen. All das muß in der Therapie thematisiert werden. Der Konsum von Partydrogen bringt Süchtige hervor, die häufig mit psychosenahen Erlebnissen oder psychotischen Episoden zu kämpfen haben. Mit Drogenpsychosen können die meisten Einrichtungen – sei es stationär oder ambulant – aber noch nicht umgehen. Ihre Mitarbeiter sind nicht geschult, psychotische Restzustände von Faulheit, wahnhafte Größenideen von narzißtischen Störungen und paranoide Ideen von den »Stories« der Junkies zu unterscheiden.

Hinzu kommt, daß viele Suchttherapeuten unangemessen große Vorbehalte gegenüber der Vergabe von Medikamenten haben, die Psychotiker unter Umständen aber genauso dringend brauchen wie Psychotherapie. Das gleiche gilt für Partydrogenkonsumenten, die mit depressiven Störungen zu kämpfen haben. Sie können unter Umständen – begleitend zur Psychotherapie – von einer Antidepressiva-Medikation profitieren. Unser jetziges Drogenhilfesystem ist vielerorts unflexibel, lustlos und verknöchert.

DIE THERAPEUTISCHE GEMEINSCHAFT ALS PRINZIP DER STATIONÄREN BEHANDLUNG

VON HELMUT BLÄSNER

Bei den mehr als 25 Jahren Erfahrung in der stationären Drogenarbeit hat sich die therapeutische Gemeinschaft als das bestmögliche Behandlungskonzept herausgestellt.

Die Abhängigkeit – unabhängig von der Art des konsumierten Suchtmittels – erfaßt nicht nur die ganze Person, indem sie Denken, Fühlen, Erleben und Handeln bestimmt, sondern strukturiert das gesamte alltägliche Leben: Der Charakter der familiären, partnerschaftlichen und freundschaftlichen Beziehungen, der beruflichen Entfaltung und des Freizeitverhaltens verändert sich radikal.

Neugierig zu sein, zu lernen, Interessen in sich zu spüren und ihnen nachzugehen, aber auch Belastungen zu ertragen, Auseinandersetzungen mit sich und anderen zu führen, geduldig zu sein – alles Haltungen, die wir alle mehr oder weniger ausgeprägt haben und die uns in das Erwachsensein führen, werden von dem einzigen Ziel verdrängt, das Suchtmittel zu erlangen und in dem Genuß Entlastung zu erfahren. Der Abhängige verlernt bzw. lernt von Beginn an nicht, sich um seine Angelegenheiten zu kümmern und sie zu regeln, findet andere, die ihm vieles abnehmen, gibt seine Verantwortung in andere Hände, wird somit passiv und gleichgültig. Dem muß die stationäre Behandlung Rechnung tragen.

Drei Grundsätze sind es, die die therapeutische Gemeinschaft kennzeichnen:

- Selbstverwaltung
- Selbstverantwortung
- Selbsthilfe

1. DIE SELBSTVERWALTUNG

Im Gegensatz zu anderen therapeutischen Einrichtungen haben wir kein Versorgungspersonal, d. h. es gibt keine Krankenschwestern, kein Putz- und Küchenpersonal, keinen Hausmeister.

Alle Arbeiten des täglichen Leben werden von den Bewohnern selbst organisiert und ausgeführt.

Selbstverständlich ist das erst einmal eine gewaltige Umstellung für den einzelnen, der in der Regel mit der Erwartung eines klinischen Versorgungsapparates zu uns kommt. Gilt es nun doch, gemeinsam mit anderen die Regelung der alltäglichen Verrichtungen selbst in die Hand zu nehmen. Die erste große Umstellung ist ein streng strukturierter Tagesablauf: Der Tag beginnt mit gemeinsamem Frühsport, Frühstück und Putzen der Zimmer und Gemeinschaftsräume. Der weitere Tag ist gegliedert in Arbeiten, die im alltäglichen Ablauf anfallen, wie Essenkochen, Renovierungen, Gartenarbeiten oder Arbeitsprojekte mit bestimmter Zielsetzung, und in therapeutische Aktivitäten – Gruppen- und Einzeltherapie, Paar- und Familiengespräche und Kreativprojekte mit freiem Gestalten. Die Freizeit wird entweder gemeinsam gestaltet oder steht zur freien Verfügung.

Dieser geregelte Tagesablauf ist für den einzelnen eine wichtige therapeutische Maßnahme: Viele, die zu uns kommen, haben ein geregeltes Gestalten des Alltags verlernt oder – wenn die Suchtentwicklung in der frühen Jugend einsetzte – noch gar nicht begonnen, es zu erlernen. Jeder Mensch jedoch – und erst recht ein Abhängiger – benötigt einen festen Rahmen, in dem er sich orientieren, lernen, Ziele verwirklichen und wachsen kann. Süchtiges Verhalten verführt zur Strukturlosigkeit, im Ernstfall zur Verwahrlosung.

Wie schon oben erwähnt, werden alle Arbeiten, die zur Gestaltung des Routinelebens erforderlich sind, von den Bewohnern selbst vorgenommen. Diese Selbstverwaltung hat folgende Überlegungen zum Hintergrund:

a) Viele Abhängige sind mit diesen Arbeiten wenig vertraut. Häufig kommen sie aus Familien, in denen Eltern oder Geschwister sich um die alltäglichen Belange kümmerten und sie dadurch Leistungen in Anspruch nehmen konnten, für die sie selbst keinen Beitrag erbringen mußten. Wir wissen alle, daß süchtiges Verhalten stabilisiert wird, wenn es nicht gelingt, seine eigenen Angelegenheiten selbst in die Hand zu nehmen, so daß letztendlich Erwachsenwerden erschwert oder verunmöglicht wird.

b) Ziele – gleich welcher Art – anzustreben und zu erreichen, ist erfahrungsgemäß mit Anstrengung, Ausdauer und Geduld verbunden. Frühes süchtiges Verhalten verhindert die Entwicklung dieser Eigenschaften, weil die unmittelbare und schnelle Befriedigung durch das Suchtmittel Anstrengungen auf den nächsten Tag verschieben läßt. So kann der Abhängige voller Pläne und Zielvorstellungen sein, ist aber zu einer Realisierung nicht in der Lage.

Daher sind die Arbeiten, die der einzelne zu verrichten hat, eine Chance, diese für das Erwachsensein unvermeidlichen Eigenschaften zu trainieren. So wird er beim Renovieren seines eigenen Zimmers nicht nur Fertigkeiten erlangen, die für sein späteres Leben von Belang sein können, sondern ist gehalten, ein bestimmtes Ziel zu planen und zu realisieren. Ist ein anderer für die Küche verantwortlich, kann er nicht dabei stehenbleiben, sich bestimmte Rezepte auszudenken, sondern er muß ein Gericht zu festgelegter Zeit auf den Tisch bringen, ansonsten bekommt er Schwierigkeiten mit den anderen usw. Zielorientiertes Handeln, mit Anstrengungen, Widerständen und Geduld verbunden, wird somit wichtiges Lernfeld in der Suchttherapie.

c) Die Selbstverwaltung dient aber nicht nur dazu, Defizite in der psychischen Entwicklung wettzumachen, sondern soll anregen, bisher nicht erkannte und nicht gelebte Stärken und Potenzen zu erfahren. So kann manch einer seine handwerkliche oder kreative Begabung, seine organisatorischen Fähigkeiten oder seine soziale Kompetenz entdecken und entwickeln.

Süchtige Entwicklung mit ihrer Tendenz zur Ausschließlichkeit unterdrückt häufig die Entfaltung der Persönlichkeit. Der drogenfreie Raum in der therapeutischen Gemeinschaft gibt somit Gelegenheit, sich besser kennenzulernen.

d) Damit die Selbstverwaltung so eigenständig wie möglich funktionieren kann, wird von der Bewohnerschaft aus ihrer Mitte für jeweils vier bis sechs Wochen eine Leitung gewählt. Diese drei bis vier Verantwortlichen planen und organisieren den Tagesablauf und legen in Absprache mit dem Team die Arbeits- und Freizeitprojekte fest. Sie haben gegenüber der restlichen Gruppe Weisungsbefugnis. Dadurch wird ein funktionierender Ablauf im Zusammenleben gesichert.

Aber nicht nur dafür ist diese Verantwortlichengruppe sinnvoll: Ein Großteil der Bewohner ist noch wenig geübt, sich angemessen in einem sozialen Raum zu bewegen. Manche haben große Schwierigkeiten, Weisungen entgegenzunehmen, andere aber auch, welche zu erteilen. Diese Fähigkeiten müssen wir aber alle erlernen, wenn wir mit unserer Umwelt erfolgreich leben wollen. Entsprechend sind bei diesem Lernprozeß häufig konflikthafte Auseinandersetzungen unvermeidlich. Machtmißbrauch, aber auch gewährendes Verhalten in der Leiterposition führt genauso zu Konflikten wie offener oder versteckter Widerstand gegen die Leitung.

Das Erlernen einer sozialen Kompetenz führt zu mehr Sicherheit und Selbstbewußtsein und wirkt damit der Gefahr späterer Rückfälligkeit entgegen.

2. DIE SELBSTVERANTWORTUNG

Oben deutete ich schon an, daß der Abhängige gelernt hat, andere für sich zu nutzen: Familienanghörige müssen sich um seine Versorgung kümmern, mitunter so weitgehend, daß Eltern sich gezwungen sehen, die Sucht mitzufinanzieren, um Schlimmeres zu verhüten. Später gelangen mitunter Partner in diese Rolle. Berufsbezogene, behördliche oder juristische Angelegenheiten werden zu ihrer Regelung ebenfalls anderen überlassen. Die unvermeidliche Folge ist der Verlust der eigenen Zuständigkeit und die damit verbundene Unfähigkeit der Selbstregulierung. Der Abhängige wird somit nicht nur vom Suchtmittel abhängig, sondern auch in seiner noch vorhandenen Lebensgestaltung von anderen Menschen. Findet sich niemand mehr, der eine schützende Hand über ihn hält, bricht alles zusammen.

Aber nicht nur in der Lebensgestaltung findet die Ausdünnung der eigenen Verantwortlichkeit statt, auch die Sucht selbst wird zum Gegenstand der Verantwortungsdelegation:

Häufig werden von Abhängigen lebensgeschichtliche Schwierigkeiten oder Probleme angegeben, die ursächlich die Sucht erklären sollen. So verständlich dieses Anliegen sein mag, wird übersehen, daß damit eine grundlegende Schwierigkeit für die Suchttherapie eröffnet wird: Sind bestimmte lebensgeschichtliche Krisen in der Vergangenheit für die Sucht ursächlich verantwortlich, wird sich der Betroffene als passiv Erleidender erleben und damit größere Schwierigkeiten haben, sich für sein süchtiges Verhalten zuständig zu erklären. Selbstverständlich sollen die Entwicklungsdefizite in der Therapie nicht vernachlässigt werden. Immer wieder wird deutlich, welch eine große Rolle die Lebensgeschichte für die Persönlichkeitsentwicklung spielt. Gleichwohl bleibt sie aber nur ein Bedingungszusammenhang, der die Sucht letztendlich nicht zu erklären vermag.

In der therapeutischen Gemeinschaft gilt dagegen, daß jeder Einzelne in vollem Umfang für sein süchtiges Verhalten unabhängig von seiner Vorgeschichte und seinen aktuellen Schwierigkeiten verantwortlich ist. Nur so vermag er, seine Geschicke gänzlich in seine Hand zu nehmen. Zugegeben, der Weg dahin ist schwer und dornenreich. Wie leicht ist der einzelne versucht, zu resignieren oder gar aufzugeben, wenn er z. B. bei der Arbeits- oder Wohnungssuche zahllose Absagen erhält, indem er wieder im süchtigen Sinne die Verantwortung für sein Mißlingen dem unwilligen Arbeitgeber oder Vermieter überträgt.

Die Mitglieder der therapeutischen Gemeinschaft sind bei diesen Hürden eine große Hilfe, indem sie ermutigen, kritisch hinterfragen und auf zu überwindendes süchtiges Verhalten verweisen.

Jeder Bewohner lernt also, Entschuldigungen, Rechtfertigungen und Entlastungen als Mechanismen der Verantwortungsdelegation zu verstehen. Und je besser der einzelne dieses begreift, um so hilfreicher und kompetenter kann er sich auch für den anderen einsetzen.

Diese gegenseitige Hilfe ist häufig wertvoller als die professioneller Therapeuten.

3. DIE SELBSTHILFE

Der Gedanke der Selbsthilfe wurde für den ambulanten Bereich schon in den vierziger Jahren entwickelt. Er ist in der heutigen Suchttherapie sowohl im stationären als auch im ambulanten Bereich nicht mehr wegzudenken.

Obwohl süchtiges Verhalten in seinen sichtbaren Auswirkungen recht gleichförmig abläuft, ist es hinsichtlich der individuellen Dynamik außerordentlich vielfältig und häufig verdeckt. Individuelle Lebensgeschichte, Persönlichkeitsstruktur, familiärer Kontext und Art und Weise der Sozialisation machen die Sucht in ihren Entstehungsbedingungen, ihrer Stabilisierung und Rückfallstrategie zu einem hochspezifischen Ereignis. Will der therapiewillige Abhängige erfolgreich sein, muß er seine eigene Suchtdynamik verstehen lernen, um bei Rückfallgefahr gegenregulieren zu können. Die therapeutische Gemeinschaft entspricht in vollem Umfang diesem Bedürfnis: Bei dem engen Zusammenleben der Betroffenen werden Aspekte süchtigen Verhaltens unentwegt sichtbar. Häufig genug merkt es der Betroffene zunächst nicht und wird durch andere aufmerksam gemacht. Diese ständige gegenseitige Erziehung zur Aufmerksamkeit gelingt anfangs leichter, wenn süchtige Verhaltensweisen beim anderen bemerkt werden.

Je eher der einzelne Zugang zu seinen Suchtmechanismen findet, also verstehen lernt, wie er in der Vergangenheit sein süchtiges Verhalten stabilisiert hat, um so erfolgreicher wird er im Aufdecken mitunter verdeckter Rückfallstrategien sein. Es ist nahezu selbstverständlich, daß diese Anstöße zu einsichtvollem Verhalten von Betroffenen weitaus effektiver sind als von Therapeuten, die nur zeitweise anwesend sind und nicht die entsprechende Detailkenntnis im alltäglichen Leben haben.

Der Selbsthilfecharakter der Suchttherapie soll aber nicht nur auf die Zeit der stationären Behandlung beschränkt sein. Schon während der Behandlungszeit nehmen die Bewohner Kontakt zu ambulanten Selbsthilfegruppen auf, nehmen eine gewisse Zeit daran teil und bereiten damit die Zeit nach der Entlassung vor. Es hat sich als außerordentlich wichtig erwiesen, daß entlassene Abhängige weiterhin für unbegrenzte Zeit an einer Selbsthilfegruppe teilnehmen, um ihren Erfolg in der stationären Therapie zu sichern.

Mit diesen drei Grundpfeilern – Selbstverwaltung, Selbstverantwortung und Selbsthilfe – ist die therapeutische Gemeinschaft das bislang beste Instrument in der Suchttherapie, weil sie die alltägliche Lebensgestaltung als therapeutischen Rahmen versteht, in dem am ehesten das Verständnis für süchtiges Verhalten gefunden wird und Bewältigungsstrategien entwickelt werden können.

DAS THERAPEUTISCHE TEAM

Im Wesentlichen hat es zwei Aufgaben:

1. Der Rahmen der therapeutischen Gemeinschaft muß – soll er effektiv sein – so stabil wie möglich gehalten werden. Entsprechend haben die Teammitglieder die Aufgabe, die Bewohner, insbesondere die Verantwortlichengruppe, bei der Selbstverwaltung anzuleiten und zu unterstützen. Das Team muß aufmerksam gegenüber gruppendynamischen Prozessen sein, die der Suchttherapie zuwiderlaufen. Es darf nicht übersehen werden, daß immer wieder Gefährdungen – Untergruppenbildung, ausgeprägtes Konsumverhalten etc. – aufkommen können und das gemeinsame Ziel in Frage stellen. Auch muß der Schutz der Gruppe gegen Rückfall und körperliche Gewalt sichergestellt werden.

2. Zum besseren Suchtverständnis und zur Entwicklung gesunder Bewältigungsstrategien dient die Psychotherapie im engeren Sinne. Sie kann in Form von Gruppen- und Einzeltherapien oder Familien- und Paargesprächen je nach Erfordernissen erfolgen.

Hier ist der Rahmen, um lebensgeschichtliche Defizite zu bearbeiten und neue Perspektiven zu entwickeln. Somit ist die Psychotherapie das Instrument, um Entwicklungsprozesse einzuleiten und zu beschleunigen und, eingebettet in den Rahmen der therapeutischen Gemeinschaft, diese zu stabilisieren und therapeutische Prozesse abzukürzen, wodurch eine unnötig lange Verweildauer vermieden wird.

TEIL 3:

INTERVIEWS

LOVEPARADE 1997 – STATEMENTS

Die Interviews wurden am 12.7.97 nachmittags von Bernhard van Treeck auf der Love-Parade in Berlin geführt. Sie sollen einen Überblick über die unterschiedlichen Standpunkte der Teilnehmer zum Thema Drogen geben.

»Drogen sind doch heute etwas ganz Normales. Ich kiffe seit dem 12. Lebensjahr und hatte noch nie Probleme damit. Ich nehme Drogen, um Spaß zu haben.« *Mark, 25 Jahre, Student*

»Ich hasse diese ewige Gleichsetzung von Techno und Drogen. Schauen Sie sich doch mal um. Wenn hier was ›genommen‹ wird, dann noch am ehesten Bier. Und auf jedem Oktoberfest wird mehr gesoffen. Die meisten sind – wie ich – hier, um Party zu machen. Da stören Drogen und Alkohol doch nur.« *Katja, 16 Jahre, Auszubildende*

»Was soll so schlimm an Partydrogen sein? Otto Normalverbraucher besäuft sich im Bierzelt und wir werfen halt E's ein. Das mit den Ecstasy-Toten ist doch nur Panikmache. Die Bundesregierung sollte sich erst einmal um ihre Alkohol-Toten kümmern. Jugendheime und Schwimmbäder werden geschlossen, da sollen die doch froh sein, daß wir auf den Parties unseren Spaß haben.« *Mo, 19 Jahre, Abiturientin*

»Was gerade in der Techno-Szene mit Drogen passiert, kommt mir alles sehr bekannt vor. Das lief bei uns in den 70er Jahren nicht anders ab. Wir haben damals eine ganze Reihe von Drogen probiert. Eine Zeitlang habe ich LSD genommen. Das war schon deshalb gut, weil sich meine Eltern furchtbar aufgeregt haben. Irgendwann ist es aber dann langweilig geworden. Heute würde ich sagen, daß wir viel zu leichtsinnig mit Drogen umgegangen sind. Ich habe schon eine Reihe von Freunden verloren, die sind regelrecht mit Drogen abgestürzt. Ich hoffe sehr, daß die jetzige Generation nicht die gleichen Fehler macht wie wir.«
Beate, 42 Jahre, Sozialarbeiterin mit Schwerpunkt Gesundheitsmanagement

»Ich weiß gar nicht was ich glauben soll. Man hört total widersprüchliche Informationen. In der Presse heißt es immer, Ecstasy sei eine Killerdroge. Ich kenne aber eine ganze Reihe von Leuten, die Ecstasy nehmen und die noch nie Probleme hatten. Ich würde mir wirklich von offizieller Seite bessere Informationen wünschen.«

Vanessa, 17 Jahre, Schülerin

»Mir geht die ewige Diskussion um Techno und Drogen auf die Nerven. Ich will auf den Parties einfach nur meinen Spaß haben. Drogen interessieren mich nicht. Wenn ich morgens von einer Party nach Hause komme, muß ich mir jetzt von meinen Eltern dumme Fragen gefallen lassen. Ich glaube, die denken wirklich, daß sich alle auf Parties den Kopf zudröhnen.« *Carlo, 18 Jahre, Schüler*

»Seit etwa 3 Jahren habe ich mir hardcore so ziemlich alles an Drogen eingeschmissen, was ich in die Finger kriegen konnte. Ich habe mir da lange Zeit nichts dabei gedacht. Alle in meiner Clique haben das getan. Aufhören kannst du ja jederzeit, habe ich immer gedacht. Doch so leicht ist es nicht. Irgendwie kriege ich inzwischen kaum noch etwas auf die Reihe. Die Schule habe ich vor einem Jahr geschmissen, eine Lehrstelle zu bekommen, ist auch nicht so leicht. Ich habe kaum Freunde, die keine Drogen nehmen.« *Peter, 19 Jahre, arbeitslos*

»Am Wochenende nicht mehr auf Parties zu gehen, kann ich mir nicht vorstellen. Und Drogen gehören für mich einfach dazu. Außer Pillen und Trips nehme ich aber nichts. Gut, manchmal ziehe ich auch eine Line, aber das ist die Ausnahme. Einziges Problem ist, daß es manchmal finanziell ein bißchen eng wird. Die sollten das Zeug endlich legalisieren, damit die Preise sinken. Außerdem wüßte man dann endlich, was in den Pillen drin ist, die man sich einwirft.« *Nicolai, 28 Jahre, Werbefotograf*

»Diese ganze Drogengeschichte macht Techno kaputt. Früher ging es noch um Spaß, da waren wir wirklich so eine Art Familie. Heute ist das alles nur noch Kommerz. Und bei den ganzen verpeilten Typen kommt keine rechte Stimmung mehr auf. Es wird höchste Zeit, daß die Szene von sich aus was dagegen tut. Ich würde mir auch wünschen, daß die Clubbesitzer härter gegen Dealer vorgehen würden. Manchmal glaube ich, die machen mit denen gemeinsame Sache.«

Julia, 23 Jahre, Studentin

KEINE LEGALISIERUNG!

INTERVIEW MIT EDUARD LINTNER (CSU), DROGENBEAUFTRAGTER DER BUNDESREGIERUNG

*Eduard Lintner (*1944) trat 1962 der CSU bei und wurde 1976 Mitglied des Bundestages. Der gelernte Jurist ist seit 1992 Beauftragter der Bundesregierung für Drogenfragen. Das Interview wurde im Juli 1997 geführt.*

Bernhard van Treeck: Welche Veränderungen sehen Sie in der Entwicklung der Drogenszene in den letzten Jahren? Wie bedrohlich schätzen Sie die Entwicklungen in der Technoszene ein?

Eduard Lintner: Bei der Drogenszene muß man stets mit Überraschungen rechnen. So nimmt seit einiger Zeit der Konsum von synthetischen Drogen, insbesondere dem Amphetaminderivat »Ecstasy«, alarmierend zu. Im Jahre 1995 wurden 2.371 Personen erstmals als Ecstasy-Konsumenten polizeilich registriert, im Jahre 1996 waren es schon 3.609 Personen. Dies entspricht einem Zuwachs von 52,2 %. Die Erstkonsumenten synthetischer Drogen haben bereits einen Anteil von 43,5 % an der Gesamtzahl der Erstkonsumenten harter Drogen. Dem entsprechen auch die polizeilichen Sicherstellungsmengen. Binnen Jahresfrist steigerten sie sich bei Amphetaminderivaten um über 80 %, nämlich von 380.858 Konsumeinheiten (KE) im Jahre 1995 auf 692.397 KE im Jahre 1996. Der Mißbrauch von Amphetaminen und Amphetaminderivaten hat im Jahre 1996 auch zu 20 Todesfällen geführt. Angesichts dieser besorgniserregenden Entwicklung muß weiterhin alles unternommen werden, um vor allem junge Leute umfassend über die erheblichen Gefahren und Risiken dieser Suchtstoffe aufzuklären.

Hat sich die Öffnung der Grenzen auf den Partydrogen-Markt ausgewirkt?

Nach den Sicherstellungsbilanzen von Polizei und Zoll konnten bei ca. der Hälfte der 1996 sichergestellten Ecstasy-Menge eine Herkunftszuordnung getroffen werden. Danach kamen 98,2 % der entprechenden Menge aus den Niederlanden bzw. wurden durch die Niederlande nach Deutschland eingeführt. Ähnliches gilt auch bei der synthetischen Droge LSD, wo 97,7 % der zuordnungsfähigen Menge im Jahre 1996 aus den

Niederlanden eingeschmuggelt wurde. Auch die Statistik der Sicherstellungsfälle weist für 1996 eindeutig die Niederlande als ganz überwiegendes Herkunftsland der nach Deutschland verbrachten synthetischen Drogen aus. Diese Art von regem Drogentourismus bestand aber auch schon vor dem Wegfall der Grenzkontrollen im Rahmen des Schengener Durchführungsübereinkommens.

Gibt es eine einheitliche europäische Strategie für die Bekämpfung von Partydrogen? In welchem Rahmen werden auf europäischer Ebene die Aktivitäten koordiniert?

In der EU herrscht die Einsicht, daß es einer engen Zusammenarbeit der Mitgliedsstaaten bedarf, um den Drogenmißbrauch wirksam einzudämmen. Deshalb wurde von der Europäischen Union ein Gesamtaktionsplan zur Drogenbekämpfung (1995-1999) erstellt und durch ein Tätigkeitsprogramm mit konkreten Umsetzungsmaßnahmen aus den Bereichen Gesundheit, Internationale Zusammenarbeit sowie Inneres und Justiz ausgefüllt. Schwerpunktmäßig geht es dabei um die Intensivierung der Zusammenarbeit der Strafverfolgungsbehörden durch operative, normative und politische Maßnahmen, die effizientere Bekämpfung der synthetischen Drogen und der Geldwäsche sowie um Präventionsprogramme für Jugendliche.

Viele Jugendliche und junge Erwachsene sehen Ecstasy als harmlos an – wie ist Ihre Haltung?

Ecstasy ist ganz und gar nicht harmlos, was inzwischen mehrere Untersuchungen und Gutachten belegt haben. Die Folgen des Ecstasy-Mißbrauchs reichen vom unvermittelten Kreislaufkollaps, weil körperliche Warnsignale ausgeblendet werden, bis hin zu irreparablen Hirnschädigungen und Psychosen, manchmal bereits beim ersten Konsum. Gerade in der Unterschätzung und Verharmlosung dieser Gefahren liegt ein erheblicher Risikofaktor, dem schnellstmöglich durch zielgruppengerechte Aufklärungsmaßnahmen, z.B. durch Diskotheken-Kampagnen oder die Schaltung von »Hot-Lines«, begegnet werden muß. Besonders unverantwortlich ist, wenn trotz der bekannten Fakten Freigabeforderungen erhoben werden, wie kürzlich von der Fraktion BÜNDNIS '90/ DIE GRÜNEN.

Denken Sie, daß es Möglichkeiten des selbstverantwortlichen, kontrollierten Konsums z.B. bei Ecstasy und Cannabis gibt? Wo sehen Sie die Risiken, wenn die Drogeneinnahme der Eigenverantwortung der Konsumenten unterstellt würde?

Natürlich gibt es immer wieder Menschen, die nicht abhängig, also nicht süchtig werden. Nur, ob man zu diesen seltenen Ausnahmen zählt, stellt sich erst heraus, wenn es für viele bereits zu spät ist. Nach unseren Erfahrungen neigen junge Leute in diesem Zusammenhang auch leicht zur Selbstüberschätzung, so nach der Devise: »Ich kenne die Gefahren und passe auf, dann kann mir nichts passieren!« Sie unterschätzen auf diese Weise gewaltig das Suchtpotential solcher Substanzen. Die Tatsache, daß in 95 % aller Fälle von Heroinsucht im Vorfeld Haschischkonsum zu finden ist, ist ein beredtes Beispiel. Besonders unverantwortlich verhalten sich jene – häufig nennen sie sich auch noch »Experten« – die leichterer Zugänglichkeit oder gar Freigabe von Drogen das Wort reden. Es geht nicht um »Selbstentfaltung« der Konsumenten, sondern um die teuren Folgen der Sucht für die ganze Gemeinschaft.

Was halten Sie von Legalisierungsbestrebungen, z.B. bei Haschisch oder Ecstasy? Würde eine solche Maßnahme nicht die Gefahr mit sich bringen, daß die Zahl der Konsumenten bei steigendem Angebot ebenfalls drastisch steigt? Und wäre durch eine Legalisierung, z.B. von Haschisch, eine Trennung von den Konsumenten »harter« Drogen möglich?

Gar nichts! Es ist unstreitig, daß die leichtere Verfügbarkeit die Zahl der Konsumenten ansteigen läßt. Wieviele letztlich süchtig werden, weiß niemand. Die Lebenserfahrung und Beispiele aus dem Ausland zeigen aber, daß auch in Deutschland mit einer Zunahme der Zahl der Drogensüchtigen gerechnet werden müßte. Die Trennung der Haschischszene von der Dealerszene für »harte« Drogen funktioniert ebenfalls nicht – siehe die Niederlande. Das hängt damit zusammen, daß jene, die »härtere« Sachen als Haschisch verkaufen wollen, der Haschischszene geradezu nachlaufen, weil sie dort die besseren Absatzchancen für ihre »harten« Drogen sehen – eine Schlußfolgerung, die von der Praxis bestätigt wird.

Legalisierungsbefürworter führen oft ins Feld, daß Drogen wie LSD, Ecstasy und Cannabis in Psychiatrie und Psychotherapie bereits verwen-

det wurden und daß zumindest diese Möglichkeit wieder gegeben sein müßte. Wie ist Ihre Haltung?

Wir haben Behauptungen, daß Originaldrogen aus medizinischen Gründen gelegentlich verordnet werden müßten, stets sehr ernst genommen und sorgfältig geprüft. Bis heute sagt uns die ganz überwiegende Zahl von Pharmakologen und Ärzten, daß dies nicht erforderlich sei, sondern Ersatzstoffe in ausreichendem Umfang zur Verfügung stünden.

Früher wurde in seltenen Fällen Cannabis mit der Hoffnung der Bewußtseinserweiterung eingesetzt; heute jedoch müssen gerade in den Bereichen Psychiatrie und Psychotherapie häufig erst die unmittelbaren, schädlichen Auswirkungen des Drogenkonsums behandelt werden, bevor eine Bearbeitung der der Drogeneinnahme vorausgehenden seelischen Probleme erfolgen kann. Wenn überhaupt psychotrop wirkende Substanzen zur Behandlung seelischer Nöte erforderlich sind, stehen zahlreiche, sehr differenziert wirkende Psychopharmaka zur Verfügung. Der gezielte Einsatz von illegalen Drogen am Menschen ist nach medizinischer Einschätzung nicht notwendig und ethisch nicht vertretbar.

Von den Legalisierungsbefürwortern wird häufig ins Spiel gebracht, es müsse eine Gleichbehandlung von legalen Drogen wie Alkohol und illegalen Drogen geben. Wie stehen Sie dazu?

Das ist für mich eine »perverse« Logik. Die schlechten Erfahrungen mit Alkohol und Nikotin lassen nur einen vernünftigen Schluß zu: Das Verbot bei ähnlich gefährlichen Substanzen aufrecht zu erhalten, wenn diese Möglichkeit – wie bei den illegalen Drogen – noch besteht.

Was halten Sie vom sogenannten »Drugchecking«?

Beim »Drugchecking« ist bestenfalls eine höchst oberflächliche Substanzanalyse möglich, die schon keine Gewähr dafür bietet, daß die nächste Pille in derselben oder einer anderen Diskothek die gleiche Zusammensetzung aufweist. Ganz zu schweigen davon, daß für die Schädlichkeit auch subjektive Faktoren, z.B. die Konstitution des Konsumenten oder der Konsum weiterer Substanzen, ganz entscheidend sind. Keine noch so harmlose Arznei würde aufgrund eines derartigen Tests je die Zulassung erhalten, obwohl Arzneien sogar von Fachleuten – Ärzten und Apothekern – verordnet werden. Es wird also eine gefährliche »Scheinsicherheit« erzeugt, die den Konsum begünstigt und die Gefahr verharmlost.

Begrüßen Sie Selbsthilfeorganisationen wie Eve & Rave oder sehen sie in der sehr offenen Haltung gegenüber Drogenkonsum eher die Gefahr der Verharmlosung von Drogen?

Entscheidend ist der Inhalt einer »Botschaft«, nicht ihre Verpackung und auch nicht so sehr, wer sie aussendet. Egal wer die Gefahren des Konsums von Drogen verharmlost, er lädt eine schwere, eigentlich nicht tragbare Verantwortung auf sich. Die praktischen Erfahrungen zeigen immer wieder, daß sich junge Menschen, die schon konsumgeneigt sind, gerne nach denjenigen »Ratgebern« richten, die der momentanen Neigung und Probierwilligen das Wort reden. Daran müssen sich auch »Selbsthilfeorganisationen« messen lassen, egal wie sie sich nennen.

Gibt es einen nachgewiesenen Zusammenhang zwischen steigendem Drogenkonsum und drogenpolitischen Maßnahmen oder hat der steigende Drogenkonsum andere Ursachen?

Bestimmte Faktoren beeinflussen die Zahl der Drogenkonsumenten ganz entscheidend. Dazu gehört unstreitig, wie leicht zugänglich solche Substanzen im Alltag sind. Die Aufhebung von Verboten würde die Erreichbarkeit fördern und somit den Konsum steigen lassen. Selbstverständlich gibt es daneben noch viele andere Ursachen für den Drogenkonsum. Soweit sie mit der Persönlichkeit eines Menschen zusammenhängen, muß man versuchen, die Widerstandsfähigkeit gegen Suchtverhalten ganz allgemein schon vom Kindesalter an durch präventive Pädagogik zu stärken. »Kinder stark machen – zu stark für Drogen« heißt deshalb eine Modellkampagne der Bundeszentrale für gesundheitliche Aufklärung. Einen durch-schlagenden Erfolg wird Prävention aber erst dann haben, wenn sich die wichtigsten Teile der Gesellschaft ein suchtfreies Leben zum Anliegen machen. Politik und staatliche Stellen allein sind zu schwach, um das Verhalten junger Leute nachhaltig zu beeinflussen. Jeder muß den speziell ihm möglichen Beitrag zu einer erfolgreichen Prävention leisten. Dazu rufe ich die Bevölkerung auf.

TECHNO IST NICHT GLEICH DROGEN!

INTERVIEW MIT MIJK VAN DIJK, DJ

Zum Thema Techno und Drogen kommen aus der Szene einige Gesprächspartner in Frage. Insbesondere die treibenden Kräfte der Szene, die DJs und Produzenten, werden während ihres Schaffens immer wieder mit Drogen konfrontiert. Mijk van Dijk begann als Bassist in verschiedenen Funk- und Popbands. Dann entdeckte er seine Leidenschaft für Drumcomputer und Synthesizer. 1988 kaufte er seinen ersten Sampler. Er wurde zu einem der erfolgreichsten Techno-Künstler. Auch Nichttechnojünger werden ihn kennen: Renault unterlegte z.B. seinen Werbespot für den Renault Megane mit van Dijks »Spring in the Wildlife«.

Wie viele seiner Kollegen, die seit Jahren gleichbleibend aktiv sind, hat Mijk van Dijk nie einen Zugang zu Drogen gefunden. Er nimmt keine Drogen, verteufelt den Konsum anderer aber auch nicht. Zu den Drogen an sich und den Möglichkeiten ihrer Handhabe hat er eine differenzierte Einschätzung. So nahm er sich die Zeit, als Nichtkonsument seine Sichtweise zum Thema Partydrogen darzulegen. Im Juni 1997 stand er Carsten Claus Rede und Antwort.

Carsten Claus: Daß in der Partyszene Drogen genommen werden, ist nicht neu. Wie bedrohlich schätzt Du die Situation ein? Du bist viel unterwegs und bekommst sicherlich einiges mit.

Mijk van Dijk: Zunächst einmal muß gesagt werden: In jeder Jugendkultur werden oder wurden Drogen genommen. Jede Subkultur hat ihre eigenen Drogen gehabt. Die Hippies hatten LSD. Reggae, Ganja und andere Szenen hatten auch ihre Drogen und hatten sie zum Kult erhoben. In der Technoszene ist das bei vielen Leuten nicht anders. Im Laufe der Jahre hat sich meiner Meinung nach aber vieles verändert. Was mir auffällt, ist, daß am Anfang Drogen eher als Mittel zum Zweck angesehen wurden: Wenn es aufgrund der Müdigkeit nicht mehr weiterging, dann haben die Leute noch eine Ecstasy genommen, um weitermachen zu können.

Das ist aber meiner Meinung nach seit vielen Jahren nicht mehr der Fall. Dummerweise denken heute alle möglichen Kids, die jetzt neu dazukommen, sie müßten die Rituale, die ihnen die Großen vormachen, nachmachen und vielleicht noch toppen. Das ist nicht anders als zum Beispiel bei der Landjugend, wo die Kleinen immer meinen, sie müßten den Großen imponieren, indem sie besonders viel Bier trinken. Das ist auch eine Art von Drogenmißbrauch, wenn sich jemand so mit Bier abfüllt, daß er danach nicht mehr geradeaus gehen kann. Die Kids meinen wohl, diese Rituale auch auf Chemie übertragen zu können oder zu müssen. Das empfinde ich als bedrohlich für den Gesundheitszustand der Leute.

Ich habe den Eindruck, daß die jungen Leute, die mit Techno in Berührung kommen, auch durch die Medien suggeriert bekommen, daß man die Musik, die Parties ohne Drogen gar nicht überstehen könnte.

Diese ewige Gleichung Techno = Drogen wird durch die Medien ganz klar hervorgehoben und maßlos übertrieben. Obwohl die Medien immer sagen, sie wollen dadurch aufklären, glaube ich, daß sie ihren Teil dazu beitragen, daß sich dieses Bewußtsein bei Leuten, die mit Techo neu in Berührung kommen, festsetzt. Entweder gehen sie die Musik mit dem Vorurteil an, sie sei Drogenmusik, oder sie werden gerade von den Drogen angezogen und sagen sich »Ah, da kann ich richtig ausrasten, da kann ich all die Sachen tun, vor denen mich meine Eltern gewarnt haben.« Von daher finde ich es von den Medien recht verantwortungslos, diese Musik ständig nur auf diesen einen Nenner zu reduzieren.

Du selber nimmst ja keine Drogen. Ich denke aber, daß Dir schon das eine oder andere angeboten wurde. Wie verhältst Du Dich in solchen Fällen?

Ich war niemals neugierig auf Drogen. Als ich nach Berlin kam, bin ich auf Parties mit Joints konfrontiert worden, habe einmal dran gezogen, aber gemerkt, daß mir das überhaupt nichts bringt. Ich habe festgestellt, daß meine, ich nenne es einfach mal Droge, eher Alkohol ist. Ein Glas Sekt auf Eis gibt mir mehr als irgendein Joint. Vor allem, weil ich den Geschmack von Cannabis nicht mag; es schmeckt einfach widerlich. Ich habe nie das Verlangen gehabt, andere Drogen auszuprobieren, zumal für mich immer ein Faktor ganz wichtig gewesen ist, nämlich der, die Kontrolle zu behalten. Die kann ich nur dann behalten, wenn ich eine Droge kenne. Alkohol und Zigaretten sind Drogen, die ich kenne und darum auch kontrollieren kann. Ich meine zumindest, sie soweit kontrollieren zu können, daß ich verantwortungsbewußt mit ihnen umgehen kann. Verantwortungsbewußt mit mir selber, aber auch mit meiner Umwelt. Soll heißen, wenn ich jetzt zwei Bier getrunken habe, fahre ich nicht mehr mit dem Auto, wenn die Promillegrenze theoretisch überschritten ist. Selbst wenn ich mich fit fühle, fahre ich dann trotzdem nicht mehr. Das meine ich mit Verantwortungsbewußtsein mir gegenüber, aber auch anderen gegenüber, denen man Schaden zufügen könnte.

Demzufolge scheint die Überlegung, etwas zu nehmen, um wach zu bleiben – ich denke da an deine Arbeitszeiten – noch nicht dagewesen zu sein. Ich erinnere mich, daß Du einmal in Bremen aufgetreten bist, vorher aber noch in einer stillen Ecke geschlafen hast. Machst Du das immer so?

Ich versuche, meinen Lebensrhythmus unter der Woche sehr entspannt zu halten und versuche auch am Wochenende, mir genug Ruhe zu gönnen. Natürlich kann es einmal vorkommen, daß ich auf ein Wochenende treffe, wo ich aufgrund der ganzen Reiserei mit Auflegen, Soundchecks, Interviews, Leute treffen, daß ich da nur drei Stunden schlafen kann. Schlafen kann ich selbst dann auch eher, wenn es gerade mal paßt und nicht, wenn ich es eigentlich selbst will. Ich versuche aber in solchen Fällen, mir den Schlaf später wieder zurückzuholen. Wenn ich meine, trotz Müdigkeit durchhalten zu müssen, wenn ich auflege, dann hilft manchmal Red Bull, Guarana oder Kaffee weiter. Auch das übertreibe ich aber nicht, weil es nicht so gesund ist, wenn man es in Übermengen trinkt.

Generell versuche ich, mir meine Auftritte so einzurichten, daß ich im Vornherein weiß, daß ich mir nicht zuviel aufbürde. Die Doppelbookings, die viele DJs machen, habe ich bisher nie gemacht. Demnächst habe ich mein erstes. Da spiele ich auf zwei Parties, beide im Nordosten Berlins, das ist dann aber für mich noch zu machen.

Es gibt DJs, die überlasten sich in meinen Augen völlig. Die machen zweimal Party, zweimal volle Gage und haben dann mit vier Auftritten am Wochenende richtig viel Geld geholt. Aber ich glaube, wenn man sich so ein Programm gibt, dann kommt man irgendwann gar nicht mehr daran vorbei, Substanzen zu nehmen, die einen bei Laune halten. Auf diese Pfade möchte ich mich gar nicht erst begeben.

Du sagtest auch mal, die Parties seien »konzentrierter« geworden, und daß damit für viele DJs die Notwendigkeit, Drogen zu nehmen, entfällt. Wie meinst Du das?

Es ist nicht mehr so wie in den Gründerjahren '91/'92, daß man von Freitag bis Montag unterwegs ist. Zumindest mache ich das nicht mehr. Ich habe nicht mehr das Bedürfnis, jetzt noch irgendwo hingehen zu müssen, weil ich sonst etwas verpassen würde. Ich muß nicht überall dabei sein, sondern gehe immer da hin, wozu ich Lust zu habe.

Es kursieren Meldungen mit Prozentangaben von Ravern, die Drogen nehmen – diese reichen von 20 bis 85, 90%. Du reist das ganze Jahr durch die Lande. Wie hoch ist dieser Anteil Deiner Einschätzung nach?

Keine Ahnung! Aber garantiert weniger als früher. Einfach deswegen, weil Leute, die länger dabei sind, es nicht mehr unbedingt brauchen. Das »Rundumangebot« ist auch nicht mehr so gegeben. Wer geht heute denn noch die ganze Zeit raus, um von Freitag bis Dienstag die Nacht zum Tag zu machen. Ich achte aber nicht unbedingt auf solche Dinge, weil ich nicht in einen Club gehe und schaue, wo ich »etwas« kriegen kann.

Wie sieht es zum Beispiel mit Kokain aus, welches ja auch recht weit verbreitet zu sein scheint. Nehmen das Deiner Meinung nach viele Leute in der Szene?

Kokain wird vor allem von Leuten genommen, die aktiv sind, also von Machern und Managern und nicht nur von DJs. In der Wirtschaft, in der Industrie, in der Mode, beim Film, also in Branchen, wo es darum geht, kreativ zu sein, und wo die Leute unter Druck stehen, nehmen viele Leute so etwas. Kokain macht sehr egoistisch, es führt dazu, daß man einen Realitätsverlust erleidet, und die Zähne fallen einem auch davon aus – furchtbar.

Nun nehmen ja DJs teilweise Drogen. Hast Du in Deinem Umfeld über die Jahre Dinge mitbekommen, wo Du sagst, mein Gott, wie gut, daß ich das nicht gemacht habe?

Ich stelle bei manchen Leuten, von denen ich weiß, daß sie etwas nehmen, eine Persönlichkeitsveränderung fest. Das finde ich ziemlich schrecklich. Bei Leuten, mit denen man sich früher gut unterhalten konnte, merkt man nun, daß sie gerne locker sein möchten, aber es klappt nicht mehr. Sie sind durchschaubar geworden.

Merken die das selber?

Wie ich schon sagte, es ist ein Realitätsverlust, den man mit Kokain erleiden kann. Dieser Realitätsverlust sorgt dafür, daß man selber gar nicht mehr richtig mitbekommt, wie man auf seine Umwelt wirkt. Nur die anderen merken es, die dann denken: »Mensch, wie ist der denn jetzt drauf«.

Wie verhältst Du Dich zum Drogenkonsum anderer Leute? Wenn jemand aus Deinem näheren Umfeld etwas nimmt, stehst Du dann eher kopfschüttelnd daneben oder versuchst Du auch, Einfluß auf ihn zu nehmen?

Generell bin ich natürlich der Meinung, daß ich anderen Leuten nicht vorschreiben soll, wie diese zu leben haben. Ich selbst merke aber auch, daß ich als DJ für manche eine gewisse Vorbildfunktion besitze. Die will ich nicht unbedingt darin geäußert sehen, daß ich durch die Gegend laufe und sage »Ihr dürft jetzt aber bitte keine Drogen nehmen!«. Das wäre ungefähr die gleiche Position, die Eltern einnehmen, wenn sie ihrem Kind dieses und jenes verbieten. Es geht mehr darum, daß man den Leuten vorlebt, daß es auch ohne geht. Es stört mich eben auch nicht, daß ich bei Leuten ein Image habe als jemand, der keine Drogen nimmt. Ich finde das positiv, wenn Leute das wissen. Vielleicht werden Leute, die das erfahren, in ihrer eigenen Haltung bestärkt und sagen sich, wenn der das nicht braucht, dann brauche ich das erst recht nicht.

Wie stehst Du denn zu der Debatte um die Legalisierung einiger Drogen wie Cannabis, Haschisch, Ecstasy?

Legalisierung von Drogen ist natürlich ein weites Feld. Erst einmal stellt sich die Frage, was eigentlich eine Droge ist. Ich zähle Alkohol und Zigaretten auch zu den Drogen. Teilweise kann Alkohol eine sehr verheerende Droge sein, gerade für Leute, die damit nicht umgehen können. Generell sind Drogen nur etwas für Leute, die sie für sich benutzen können. Wenn Menschen von Drogendealern benutzt werden, ist das auf jeden Fall schlecht für die Leute.

Wie ich schon sagte, habe ich über das, was ich tue, gerne die Kontrolle. Ich weiß bei Alkohol und Zigaretten, daß sie staatlich legalisiert, aber auch kontrolliert sind. Ich möchte echt nicht wissen, was sich die

Leute an Substanzen reintun, wenn sie eine E schlucken – mal diese, mal jene. Aus dem *Mushroom* weiß man ja, daß in manchen Pillen wirklich der letzte Dreck ist. Nicht der reine Stoff, der vielleicht gar nicht einmal so gefährlich wäre, sondern die ganzen anderen Sachen, womit so etwas gestreckt wird. Eine Drogenlegalisierung wäre natürlich erst mal bei manchen Drogen positiv, weil dann erst eine Kontrolle stattfinden könnte, die das gesundheitliche Risiko geringer hält. Das ist vielleicht gerade bei sogenannten »weichen Drogen« wie Hasch durchaus erstrebenswert. Andere Drogen aber sind nicht weich. Heroin zum Beispiel, da ist nichts Weiches mehr dran. Selbst das pure Heroin ist zu hart, als das es nicht gesundheitliche Schäden der schlimmsten Sorte mit sich führen würde.

Die Drogendiskussion sollte eigentlich weniger darauf hinauslaufen, was man freigeben soll und unter welchen Umständen, sondern man sollte sich bewußt machen, daß auch Sachen, die freigegeben sind, Drogen sind. Für Leute, die nicht darüber Bescheid wissen und die Drogendiskussion eher über die Boulevardpresse mitbekommen, stehen Haschisch und Heroin ja oft auf einer Stufe. Das ist aber nicht der Fall, weil das eine eine Droge ist, die töten kann. Die andere kann vielleicht so abhängig machen, wie Zigaretten das tun, und macht auf Dauer vergeßlich. Darüber müßte man Aufklärung betreiben. Diese ist aber nicht möglich, solange konservative Strukturen in den Medien oder den Parteien dieses verbieten. Ein CDU-Mann wird sich niemals hinstellen und offen darüber diskutieren können, was jetzt an Hasch gut und was schlecht ist, weil er immer durch seine Parteiraison dazu gezwungen sein wird zu sagen, das sei alles Teufelszeug, und daß man so etwas nie, nie, nie auch nur ansatzweise legalisieren dürfe. Da haben die Holländer uns einiges voraus, denke ich.

Was die Drogen für mich vor allem schlimm macht, sind die ganzen illegalen Strukturen, die sich gerade dann prächtig ausbreiten können, wenn Drogen verboten sind. So wie bei der Prohibition, wo Alkohol verboten war und sich Leute eine goldene Nase daran verdient haben, indem sie Alkohol ausgeschenkt haben, den du jetzt in jedem Kiosk kaufen kannst. Drogen sind an verschiedenen Ecken der Welt mal mehr, mal weniger verboten. In Amsterdam gehst du in ein Café und kannst dort dein Hasch bestellen und rauchen; in Singapur wirst du gleich aufgeknüpft, wenn du ein Gramm dabei hast. Das ist die Diskrepanz, mit der wir in unserer Gesellschaft leben, daß eben einige Drogen akzeptiert und erlaubt sind, andere dagegen verteufelt werden. Da muß man ein bißchen mehr Glaubwürdigkeit und vielleicht auch mehr Gerechtigkeit mit hereinbringen. Dann erst würde den Leuten auch klar, worüber sie reden. Dann kann man anfangen, darüber zu sprechen.

Denkst Du denn auch, daß die Leute, die Drogen nehmen, zuwenig Informationen erhalten, zuwenig wissen, was sie nehmen? Viele Ecstasykonsumenten wissen ja oft gar nicht um die Gefahr dieser Streckstoffe.

Mittlerweile kannst du dir die Information darüber, was da drin ist, holen. Nur tun es die Leute? Tatsächlich mache ich mir Gedanken über das zweierlei Maß, mit denen Drogen beurteilt werden. Wie unterschiedlich man über Alkohol, über Zigaretten, über harte Drogen spricht.

Andererseits halte ich auch nicht viel davon, herumzulaufen und die Leute mit Informationen vollzuschmeißen, wie schlimm Drogen sind.

Meine Meinung ist einfach: Über das, was ich esse und trinke, möchte ich Kontrolle haben. Ich gehe auch in den Supermarkt oder in den Ökoladen und kaufe Dinge, die nach Möglichkeit nicht mit Chemikalien belastet sind. Da wäre ich doch schön blöd, wenn ich einerseits bei meiner Ernährung auf so etwas achte – vielleicht noch nicht einmal genug – und mir aber nachts irgendwelche Ecstasys reinwerfe, wo nicht auf der Packung steht, was darin enthalten ist. Ich nehme auch ungern Tabletten, wenn ich krank bin. Ich versuche, Chemie möglichst von mir fernzuhalten. Warum soll ich das dann als Partydroge nehmen?

Was mich nervt ist, wenn Leute sagen: »Wir möchten Informationen über dieses und jenes, damit wir dann wissen, daß es doch nicht so schlimm ist«. Es gab einmal einen Tempo-Artikel »Ecstasy – so schlimm ist es wirklich, jetzt können Sie entscheiden, ob Sie es nehmen wollen...«

Diese Form der Aufklärung, die zur Verharmlosung dient?

Ja, wenn die Leute durch das Lesen animiert werden, daß es doch nicht so wild sei, daß man es ja mal probieren kann, weil die Kirschen aus Nachbars Garten am besten schmecken. Den anderen muß erst gesagt werden, daß die Kirschen nicht mit Pestiziden behandelt sind. Das finde ich immer so traurig, wenn Leute meinen, sie könnten so etwas plötzlich nehmen, wenn ihnen von Leuten oder Medien, denen sie vertrauen, gesagt wird, daß sie es einfach mal nehmen können. Ich hingegen frage mich: Verpasse ich etwas, wenn ich es nicht nehme?

Es gibt Leute, die sagen, sie hätten durch Drogen Erfahrungen gemacht, die sie ansonsten nicht gemacht hätten, und seien demgegenüber sehr dankbar.

Ich weiß, was Du meinst. Ich habe neulich ein Interview mit Aerosmith im Fernsehen gesehen, und da wurden sie auch gefragt, ob Drogen denn für sie wichtig waren und ob sie, wenn sie sich noch einmal entscheiden könnten, wieder LSD nehmen würden. Sie hatten ja ein schweres Drogenproblem. Sie sagten, sie würden es jederzeit wiedermachen, weil sie viele Sachen neu beurteilen, neu sehen können. Sie hätten so seelische Erfahrungen gesammelt, die der Musik zugute gekommen wären.

Mag sein, daß Leute etwas Gutes oder anderes mit Drogen erlebt haben. Ich habe aber auch durch Reisen und Gespräche Sachen erlebt und erfahren, die andere vielleicht so nicht erfahren werden. Jeder hat seine eigene Form, seine Persönlichkeit und sein Bewußtsein aufzubauen. Ich habe den Weg der Kontrolle gewählt, der Kontrolle über mich selber, über das, was ich tue. Ich denke, das ist kein schlechter Weg.

Könntest Du Dir vorstellen, selber einmal in Sachen Aufklärung aktiv zu werden? Zumal Deine Person in der Szene sicherlich mehr bewegen könnte, als Steffi Graf mit einem »Keine Macht den Drogen«-T-Shirt?

Diese »Keine Macht den Drogen«-Geschichte ist ja eher zum Szene-Witz verkommen. Daraus wurden dann T-Shirts gemacht: »Keine Nacht ohne Drogen« usw. Generell, das tue ich ja auch schon mit diesem Gespräch, appelliere ich daran, daß die Leute es ohne Drogen probieren sollen. Man kann auch ohne Drogen sehr glücklich werden. Glück findet man durch Ecstasy vielleicht für eine Nacht, aber nicht unbdingt ein Leben lang. Man kann sich dadurch viel eher das Glück, das man ein ganzes Leben lang haben könnte, verbauen – wer weiß es. Manche Menschen sagen mir, ich könnte darüber nicht kompetent reden, weil ich diese Erfahrungen nicht kenne. Gut, mit solchen Leuten kann ich nicht streiten. Wenn sie meinen, sie haben Sachen gesehen, die für sie wichtig waren, dann kann ich nicht gegen sie argumentieren. Mich ärgern diese CDU-Politiker, die in irgendwelchen Gesprächsforen mit der Jugend diskutieren und sagen: »Das kann doch nicht gut gewesen sein, was sie da erfahren haben. Drogen sind doch etwas Schlimmes.«

Ich denke, wenn jemand meint, er hat dadurch etwas Tolles erlebt, bitte. Ich bin nicht der Meinung, daß man den Leuten alles verbieten muß. Das Problem ist eben, daß leider viele Leute nicht wissen, wie sie mit ihrem Leben umgehen können. Die Dorfjugend trinkt sich zu und fährt dann mit dem Auto nach Hause oder gegen den Baum. Denen hat man auch zehntausendmal gesagt, sie sollen nicht mit dem Auto fahren, wenn sie soviel getrunken haben. Wenn die Leute aber in der Lage sind, selbstverantwortlich zu sein, nicht nur ihr Leben immer von anderen Leuten bestimmen zu lassen, wenn sie selbst sagen können: »Ich habe dieses getan, das war nicht gut, ich habe Mist gebaut«; »Ich mache jenes nicht, weil ich weiß, daß es nicht gut für mich ist« oder »Ich mache es, obwohl ich weiß, daß es nicht gut für mich ist, kann aber dafür gerade stehen, wenn ich dieses und jenes verbockt habe«, dann kann man nicht unbedingt dagegen argumentieren. Dann ist das eben so, dann sollen sie eben tun, was sie meinen, tun zu müssen. Der erhobene Zeigefinger hat noch nie jemandem weitergeholfen.

Stellt sich auch die Frage, ob es möglich wäre, drogenfreie Technoparties zu veranstalten – aber bisher sind ja alle Versuche wie »Rave against drugs« eher nach hinten losgegangen.

Das ist leider ein trauriges Kapitel, weil dort die Ernsthaftigkeit bei den Leuten fehlte. Wir reden hier wirklich nicht von Drogenmißbrauch. Wir reden von starken und schwachen Persönlichkeiten. Persönlichkeiten, die ihr Leben in den Griff kriegen und sagen: »Ich nehme diese und jene Drogen, weiß, was sie tun, und bin auch stark genug, nicht in Abhängigkeit oder eine Gewohnheit zu verfallen«. Und es gibt solche, die einer Herde nachlaufen und denen gesagt wird, sie müßten ordentlich »schmeißen«, sonst gehörten sie nicht dazu – das tun sie dann eben.

Diese neue Kampagne der Zigarettenindustrie mit den Kindern und der Überschrift »Ich rauche noch nicht« – ein totaler Schwachsinn. Das ist eine super Werbung für die Industrie. Die coolen Kids, die warten noch ein wenig, danach fangen sie aber trotzdem an zu rauchen. Die Industrie hat ihnen ja den richtigen Weg gewiesen.

Viele reden ja immer noch von dem Gemeinschaftsgefühl auf Technoparties. Ecstasy soll dieses Gefühl verstärken. Wie siehst Du den Drogenkonsum in Bezug auf die gesellschaftliche Entwicklung?

Die Sache mit dem Gemeinschaftsgefühl kann man hundertprozentig unterschreiben. Zumindest früher, als das »Family-Ding« in der Szene noch wichtiger war. Ecstasy ist eine sehr glücksfördernde Droge, man hat alle sehr lieb, und das ist natürlich sehr förderlich für das Gemeinschaftsgefühl auf der Party.

Das klingt eher nach einer Art Kompensation, wenn man sonst das Gefühl einer Gemeinschaft nicht erfährt?!

Ich habe dieses Gefühl auch ohne Drogen erfahren. Wenn man Ecstasy nimmt, dann ist das wohl ein noch glückstrunkeneres Gefühl. Ich denke schon, daß Ecstasy als Code dient, dieser Jugendkultur einen Akzent zu geben. Damit sind wir beim Anfang unseres Gespräches, was auch die anderen Jugendkulturen wie Hippie, Rasta oder Rock ausmachte: Da war immer die Droge als ein gemeinsamer Nenner, ein Kommunikator, ein Akzent, der gesetzt wurde. Ein Akzent, den man in die Beschreibung der Jugendkultur wohl hineinnehmen muß.

Allerdings redet jetzt niemand mehr von den Siebzigern als LSD-Jahrzehnt. Die Leute reden von toller Musik, von kreativen Menschen, von Jimi Hendrix, dem Supergitarristen, der an seinem eigenen Übergebenem erstickt ist, von Jim Morrison, dem Helden der Doors, einem der größten Poeten Amerikas, der Sprachrohr seiner Jugend war und doch ganz elend an einer Überdosis Drogen zugrunde ging. Diese Helden haben vielleicht manche der Eltern von heute gehabt, deren Kinder jetzt auf Raves gehen. Sie sollten nicht vergessen, daß es damals in der Rockmusik diese ganzen elenden Toten gab.

Im Techno gibt es so etwas ja noch nicht. Da sind eher welche gegen einen Baum gefahren, weil die Kurve zu glatt war. Ich wurde auch schon oft gefragt, wann es den ersten Drogentoten geben wird, den ersten Jim Morrison oder Kurt Cobain oder die Janis Joplin des Techno. Wird es den geben? Wer sollte das sein? Ganz ehrlich ist es ja nicht so, daß die Techno-Szene nur irgendwelche verpeilten Raver hervorgebracht hat, sondern eben auch sehr viele kreative Köpfe. Und diese Jugend wird einmal dieses Land regieren. Dann werden sicher auch Leute in der Regierung sitzen, die einmal auf einer Party waren und vielleicht eine Ecstasy geschluckt haben – vielleicht auch mehrere Parties und mehrere Pillen.

Trotzdem werden sie einmal Verantwortung tragen.

DROGEN AUF PARTIES – DAS WAR COOL

INTERVIEW MIT SEBASTIAN, 18 JAHRE

Sebastian ist gerade volljährig geworden. Er stammt aus Hamm und nimmt seit sieben Jahren Drogen. Ein großer Teil seiner Drogenerfahrung fand in Zusammenhang mit der Partyszene statt. Im Moment macht er Therapie. Im Anschluß daran möchte er sein Abitur nachholen und dann vielleicht Architektur studieren. Das Interview wurde im Juni 1997 in der Grunewald-Villa in Berlin geführt.

Bernhard van Treeck: Du hast einige Erfahrungen mit den sogenannten Partydrogen. Wie hat das bei Dir angefangen?

Sebastian: Angefangen habe ich mit Drogen im Alter von 11 Jahren. Bei meinen Eltern gab es immer viel Streß. Zu Hause war ich deshalb ziemlich selten. Ich bin viel draußen gewesen mit anderen Jugendlichen, die ich auf der Schule kennengelernt habe. Wir haben viel Spaß gehabt, viel zusammen unternommen. Zu der Zeit habe ich angefangen, Alkohol zu trinken. Das war meine Einstiegsdroge, wenn man so will. Bald war ich fast jeden Tag besoffen. Mit 12 Jahren habe ich dann in dem Park, wo wir immer abgehangen haben, Leute kennengelernt, die Haschisch geraucht haben. Sie haben uns auch mal Haschisch angeboten. Das erste Mal war ich ziemlich ängstlich. Ich wußte ja nicht, was mich erwartet. Ich habe mich vorher umgehört, wie Haschisch wirkt, welche Schäden es macht, ob man abhängig wird. Ich habe mich mit vielen Leuten unterhalten, ob denn da irgendwelche Nebenwirkungen auftreten, wie Entzugserscheinungen. Leute, die es schon länger nahmen, haben gesagt, es passiert überhaupt nichts, da kannst Du eher darauf verzichten als auf Zigaretten. Am Schluß habe ich es dann genommen. Ich habe mir dann nicht viele Gedanken darüber gemacht.

Du hattest also keine Angst mehr vor Haschisch?

Nein, ich hatte bei Haschisch überhaupt keine Bedenken, daß es gefährlich sein könnte. Na ja, dann habe ich es aus Neugierde probiert. Die ersten paar Male habe ich gar nichts gemerkt. Und dann fing es an, daß ich doch was gemerkt habe, das fand ich auch ganz gut und schön. Die

Wirkung hat mir dann besser gefallen als die von Alkohol; ich war nicht aggressiv, sondern einfach nur ruhiger. Von da an habe ich nur noch Haschisch geraucht, kaum noch Alkohol getrunken. Das habe ich ungefähr zwei Jahre lang gemacht.

Langweilig ist es zu der Zeit selten gewesen. Wir waren ja immer zusammen, es war immer eine Clique von 7-8 Leuten. Wir sind rumgezogen, haben Spaß zusammen gehabt, sind Skateboard gefahren. In der Zeit habe ich viel Sport gemacht, Fußball und Basketball gespielt. Abends, wenn wir uns dann hingesetzt haben, haben wir gekifft. Das war einfach noch ein bißchen was anderes als Alkohol, da waren wir immer gleich platt. Das hat mir gefallen.

Wie bist Du dann mit anderen Drogen in Kontakt gekommen?

Ich habe nach und nach viele Leute kennengelernt, die Trips und Ecstasy eingeworfen haben. Die habe ich auf Parties getroffen und die haben mir erzählt, wie toll das wäre, Pillen einzuklinken. Da ich mit Haschisch gute Erfahrungen gemacht hatte und auch keine direkten Entzugserscheinungen hatte, war mir durch diese Erfahrung ein Stück Angst genommen. Ich habe Trips und Ecstasy dann einfach ausprobiert. Ich bin ohnehin ein eher neugieriger Mensch, der gerne seine Grenzen austestet. An Sport habe ich auch alles ausprobiert, alles exzessiv gemacht. Irgendwann fing das eben mit den Drogen ganz genauso an.

Kannst Du Dich an die Situationen erinnern, als Du daß erste Mal LSD genommen hast?

Ich habe im Park viele Leute gesehen, die nur auf Trips waren, nur am Lachen waren, solche Sachen halt. Irgendwann hat mich das neugierig gemacht. Die Leute haben mir dann erzählt, LSD ist auch nicht viel anders als Haschisch, außer daß es um das Zwanzigfache extremer wirkt. Das war so das Erste, was ich mitgekriegt habe. Ich war damals 14, als ich den ersten Trip geschmissen habe. Heute denke ich, ich war irgendwie unerfahren und habe mir zu wenig Gedanken gemacht. Damals habe ich das aber nicht so gesehen. Ich hatte gute Zensuren in der Schule, nie schlechter als 3. In der Schule hatte ich Narrenfreiheit, konnte eigentlich machen, was ich wollte. Also, es ging jedenfalls zu diesem Zeitpunkt noch gar nichts bergab, würde ich sagen. Ich habe die Trips auch nicht oft genommen – zwischendurch mal am Wochenende, aber auch nicht jedes Wochenende. Irgendwann hat sich das dann gesteigert. Ich bin immer häufiger auf Techno-Parties gefahren, habe neue Leute kennengelernt. Mit denen bin ich dann viel zusammen gewesen.

War es für Dich cool, Drogen auf Parties zu nehmen?

Irgendwo war das schon was Cooles. Es ging darum, was anderes zu machen als die anderen. Ich weiß nicht genau, wie ich das sagen soll. Jedenfalls wollte ich nicht mit der grauen Masse mitschwimmen. Ich habe mir auch nicht gesagt, ich muß jetzt unbedingt arbeiten, mir was aufbauen. Viele Gedanken habe ich mir nicht gemacht. Ich wußte nur, ich wollte halt einfach nicht so sein, wie jeder andere auch. Ich wollte immer auffallen, irgendwas Verrücktes machen.

Ging es Dir nur darum, etwas Besonderes zu sein, und gar nicht so um den Rausch?

Weiß ich nicht so genau. Irgendwo hat mir auch der Rausch gefallen, aber es könnte schon gut sein, das das Gefühl, besonders zu sein, wichtiger war. Ich mache gerne was anderes, z.B. gerne ausgefallene Sportarten. Und ich mache gerne was, was andere Leute nicht so gut können. Und ich fand's halt einfach schön, irgendwie lustig zu sein. Am Anfang war das oft so, wenn ich Drogen nahm. Es ging mir immer gut, auch bei Trips. Gerade, weil ich damit keine Probleme hatte, habe ich weitergemacht.

Hat sich durch die Drogen nichts in Deinem Umfeld geändert?

Ich habe nach und nach schon die Kontakte zu den Leuten verloren, mit denen ich früher viel Sport gemacht habe. Leute aus meiner Handballmannschaft, oder die Leute, mit denen ich Skateboard gefahren bin, habe ich später kaum noch getroffen. Ich war immer mehr mit den Leuten zusammen, die Trips geschmissen haben, Haschisch geraucht haben, auf TechnoParties gegangen sind. Ich habe ständig auf Parties gehangen und Drogen genommen. Mir kam das am Anfang nicht so schlimm vor, weil ich eben keine körperlichen Entzugserscheinungen hatte, wenn ich mal einen Tag oder so nichts genommen hatte. Es kam allerdings damals schon relativ selten vor, daß ich einen Tag lang mal nichts genommen habe. Dennoch, trotz Drogen ist damals nichts passiert. Meine Laune war allerdings immer öfter auf dem Nullpunkt, aber damals hatte ich noch nicht den Überblick und habe das nicht mit Drogen in Verbindung gebracht.

Gab es da nie Probleme mit den Partydrogen?

Na ja, wie gesagt, meine Laune war immer öfter im Keller. Das hing schon mit den Drogen zusammen. Den anderen ging das nicht anders. Einmal habe ich sogar mitbekommen, wie jemand an Ecstasy gestorben ist. Auf einer Party ist so eine Art Freundin direkt neben mir einfach umgekippt. Und Ende. Wir hatten beide was eingeworfen. Die waren völlig überdosiert und sind später auch schnell vom Markt wieder verschwunden.

Hast Du damals nicht daran gedacht aufzuhören?

Mir war irgendwie alles egal. Klingt vielleicht überheblich oder gefühllos, ich weiß. Außerdem habe ich nie gedacht, daß mir so etwas passieren kann.

Wie ging es dann weiter?

Heroin habe ich das erste Mal mit 14 geraucht, ohne allerdings zu wissen, was ich da nehme. Wir hatten Haschisch geraucht, ein Freund hatte Geburtstag, und weil er Geld bekommen hatte, kam er auf die Idee, etwas Besonderes zu besorgen. Einige in der Clique hatten wohl schon vorher Heroin geraucht und die kamen dann wohl auf die Idee, Heroin zu kaufen. Die haben gesagt, das ist Shore. Ich habe zwischen denen gesessen, kannte das Zeug gar nicht. Das war auch nicht das Heroin, das normalerweise im Umlauf ist, das war so eine Opiumshore, so festes Zeug. Eigentlich wußte ich auch gar nicht richtig, was das für ein Zeug war. Ich habe das dann mitgeraucht, war ziemlich platt. Das war meine erste Erfahrung mit Heroin, ohne daß ich es wußte. Dann habe ich von den anderen rausgekriegt, was Shore eigentlich heißt, daß das Heroin ist. Und vorher hatte ich von irgendwelchen Leuten gehört, Heroin, da wirste gleich süchtig von.

Und ich hatte es doch genommen, und es ist gar nichts weiter passiert.

Ein Jahr lang habe ich weiter nur Haschisch geraucht. Dann ist ein Freund von mir aus dem Knast rausgekommen. Na ja, eigentlich war er gar kein richtiger Freund, ich hatte ihn nur kurz kennengelernt, bevor er in den Knast gekommen ist. Nach seiner Entlassung habe ihn besser kennengelernt. Er hat nur zwei Häuser weiter gewohnt, und er war bereits heroinabhängig, bevor er in den Knast gekommen war. Also, ich habe mich am Anfang sehr gut mit ihm verstanden. Wir haben Gewichtheben zusammen gemacht, viel Sport, Bodybuilding. Wir sind zusammen Fahrrad und Skateboard gefahren. Mit ihm habe ich wieder angefangen, mehr Sport zu machen. Irgendwann kamen wir dann auch auf die Idee, Heroin zu kaufen, das haben wir auch gemacht. Ich kannte das ja, habe mir nichts Großartiges dabei gedacht. Meine erste Erfahrung war ja nicht schlecht gewesen. Ich dachte mir, jetzt rauchste das Zeug noch mal, wird schon nichts passieren. Irgendwie fand ich den Rausch sehr schön, dieses Losgelöste, ein Gefühl von Wärme. Es ist so ähnlich, wie wenn man mit Leuten zusammen ist, die man mag. Man denkt an nichts mehr, außer an diesen Rausch. Man geht ganz in diesem Rausch auf. Die ersten paar Male, wenn man das so probiert, war schon ein irre schönes Gefühl. Sonst hätte ich das ja nicht weitergemacht. In dem Punkt war ich wohl völlig überheblich. Ich habe mit diesem Freund fast jeden Tag Heroin geraucht. Wir haben seiner Mutter beim Putzen geholfen, haben Geld bekommen und es sofort für Heroin ausgegeben. Nach ungefähr 2 bis 3 Wochen habe ich dann gemerkt, es passiert mir gar nichts. Ich dachte, die Offiziellen wollen mir irgendwelche Flausen in den Kopf setzen. Was weiß ich, was die Leute da erzählen. Heroin ist doch gar nicht gefährlich. Ich dachte, ich stehe da irgendwie drüber, könnte damit umgehen, weil ich gar nicht gemerkt habe, wie langsam ich da reinrutsche. Eine psychische Abhängigkeit bestand zu diesem Zeitpunkt längst, weil es so ein schöner Rausch war, nur körperliche Abhängigkeit war noch nicht da. Aber die psychische Wirkung ist meiner Meinung nach ohnehin viel stärker als die körperliche.

Ich war viel bei diesem Freund, bin nicht mehr in die Schule gegangen. Ich habe dann auch bei ihm geschlafen, weil ich viele Probleme zu Hause gehabt habe. Mein Vater ist Alkoholiker. Ich hatte mich ständig mit ihm geprügelt und solche Sachen. Ich hatte zu der Zeit einen richtigen Haß gegenüber meinem Vater. Wenn ich ihn gesehen habe, ist mir schon fast die Galle übergelaufen. Ja, und das habe ich mir eben nicht angetan. Ich war wenig zu Hause. Wir sind direkt morgens losgegangen, haben uns auf's Fahrrad geschwungen, irgendwo ein bißchen Geld organisiert und dann erst mal Haschisch oder Heroin gekauft. Das ging 'ne ganze Zeitlang so. Dann ging es los, daß ich ein Ziehen in den Knochen bekommen habe. Ich weiß nicht, was ich da gedacht habe, aber ich wollt' gar nicht mit Heroin aufhören. Das Gefühl unter Heroin war immer noch ziemlich stark, der Rausch immer noch ziemlich extrem. Mir hat das gefallen, an nichts mehr zu denken. Mit der Schule habe ich einen Haufen Probleme gekriegt, mit meinem Rauschkopf habe ich aber darüber gar nicht mehr nachgedacht, wollt' ich auch nicht. Irgendwann war ich dann richtig drauf.

Wie hast Du die Drogen finanziert?

Eigentlich habe ich alles gemacht, um an Geld zu kommen: Wir haben Autos aufgebrochen, Einbrüche gemacht, sind bei Ärzten reingegangen und haben in den Taschen geschaut, ob wir was finden. Wir haben Kinderwagen und Fahrräder geklaut, eigentlich alles, was man irgendwie verscherbeln kann. Es wurde dann richtig extrem. Ich habe am Schluß, als das Heroin überhaupt nicht mehr geknallt hat, irgendwie noch mitbekommen, was für eine Scheiße ich da mache. Meine Schule hatte ich nicht zu Ende gemacht, ich habe keine Perspektiven gehabt. Der Tag bestand darin, morgens aufzustehen, wenn es mir schlecht ging, in die Stadt zu gehen, rumzuklauen, Leute abzuziehen, und aus dem ganzen Drumherum. Allerdings, wenn es die Drogen ohne Nebenwirkungen geben würde, weiß ich gar nicht, ob ich aufgehört hätte. Zum Schluß war das halt nicht mehr so wie am Anfang. Ich habe alles genommen, um morgens den Affen wegzumachen, alles was in irgendeiner Weise knallt: Barbiturate, Ropies (Anm.: Rohypnol), Kodeinsaft. Mir ging es zum Schluß nur noch schlecht. Ich habe nichts mehr mit Frauen am Hut gehabt, der Blick war nur noch auf Heroin und Tabletten gerichtet. Abends, wenn ich mal nüchtern war, habe ich mir Gedanken gemacht, was das denn alles bringen soll und wo ich überhaupt mal enden soll, wenn es so weitergeht. Ob ich mich mal totdrücke, auf der Toilette. Wenn ich mal für 6-7 Stunden weggeschlafen bin, und wenn der Stoff ein bißchen stärker gewesen wäre, wäre es vielleicht bei mir auch vorbei gewesen ... Ich hatte keine Lust mehr drauf, war ziemlich depressiv. Ich wußte nicht mehr, was ich machen sollte. Ich habe ein paar Entgiftungen gemacht, drei Stück, bevor ich hierher gekommen bin. In jeder Entgiftung habe ich mir vorgenommen, jetzt machste deine Schule zu Ende, konzentrierst dich wieder auf Sport. Hauptsache, keine Drogen mehr nehmen. Einmal habe ich das geschafft, daß ich die Schule wieder angefangen habe, habe ein halbes Jahr durchgehalten, aber habe auch zwischendurch gekifft und gesoffen. Die letzten drei Monate habe ich dann wieder angefangen, Shore zu nehmen. In der Drogenberatung haben die mir dann gesagt, daß ich Therapie machen soll, daß sie mir eine Entgiftung allein nicht mehr geben. Auch haben die mir gesagt, daß ich aus meinem Umfeld raus muß. Im ersten Moment bin ich nicht freiwillig in die Therapie gekommen. Ich wußte auch nicht, was Therapie eigentlich ist. Ich wollte einfach nur keine Drogen mehr nehmen, wußte nicht, wie ich das schaffen sollte. Ich habe mir dann gedacht, daß es eigentlich nicht mehr schlimmer werden kann, daß ich das erst mal ausprobiere. Ich dachte, bei Daytop sitzen irgendwelche Leute, Psychologen, die mich dann zuquatschen, oder versuchen, mich umzukrempeln. Andererseits habe mir gedacht, die Einstellung, die ich habe, kann mir niemand rausnehmen, nur ich. Das ist irgendwo etwas, was mir hier klarer geworden ist. Ich muß etwas tun, wenn sich was ändern soll. Ich sehe jetzt, daß ich mir hier ein Umfeld schaffen kann, das clean ist. Die Ex-User, die hier arbeiten und die mal die gleichen Probleme gehabt haben, sind eine große Hilfe. Ich habe hier schon einiges gelernt. Daß man sich Schritt für Schritt was aufbauen kann. Daran habe ich früher nie einen Gedanken verschwendet. Irgendwann muß man sich auch klarmachen, warum man denn überhaupt mit dem ganzen Kram angefangen hat. Zum Beispiel war es mir gar nicht klar, daß ich ein Problem mit meinen Eltern hatte und daß ich bisher auch gar keine Lust hatte, da etwas zu lösen. Vielleicht ist mir das auch an die Substanz gegangen. Da gibt es schon einen Zusammenhang zu Drogen. Ich habe einfach gedacht, zu Hause gibt es Ärger, draußen hast du Spaß, mit den Drogen ist Spaß eben noch ein bißchen effektiver. So habe ich eben damals gedacht. Ich war noch ziemlich klein, als ich einfach angefangen habe. Im Grunde haben mir Vorbilder gefehlt. Meine Eltern konnte ich da nicht nehmen. Die Leute, mit denen ich zusammen war, waren auch so drauf wie ich. Irgendwo trifft man sich dann auch, man hat die gleiche Einstellung usw. Und so hat sich das mit den Drogen entwickelt. Das sind so Sachen, die mir hier Schritt für Schritt bewußt werden. Sie werden mir hier nicht gezeigt, sondern da komme ich selbst drauf mit etwas Unterstützung.

Hier bei uns müssen die Patienten einen großen Teil der alltäglichen Arbeiten im Haus selbst übernehmen. In weiten Teilen ist der Tag vorstrukturiert. So etwas muß doch ungewohnt sein. Fehlt Dir der Rausch nicht?

Irgendwie war der Rausch schön. Wenn mir einer sagt, du mußt jetzt arbeiten, um dein Geld zu verdienen, dann habe ich gesagt, da hab' ich keinen Bock drauf. Also alles, was mit Verbindlichkeiten oder Strukturen verbunden ist, da habe ich nichts für übrig gehabt. Ich hatte auch gar keine Lust, aus meinem alten Leben auszubrechen. Die hatte ich auch noch nicht zu Beginn der Therapie. Was da alles dazugehört und daß ich da auch selbst was an mir ändern muß, daß ich sogar auch eine eigene Struktur, eine gewisse Diszplin haben muß, das wird mir jetzt bewußt. Ich brauche eine Aufgabe, ich brauche mein Geld, da ich in vielen Dingen anspruchsvoll bin. Mir ist es wichtig, gut gekleidet zu sein. Es ist auch nicht schlecht, wenn man irgendwie einen Plan hat, was man überhaupt machen will. Ohne Plan würde es wieder so ein zielloses Rumeiern.

Nun haben wir viel über Heroin geredet. Für wie gefährlich hältst Du die sogenannten Partydrogen? Du hast ja viel Zeit auf Raves verbracht.

Ich würde schon sagen, daß die Partydrogen gefährlich sind. Es ist zwar so, daß ein bißchen mehr Zusammenhalt in der Technoszene ist. Dieses ganze gegenseitige Abziehen fehlt. Es ist alles ein bißchen nobler, die Leute legen viel Wert auf Kleidung. Es ist eine Art Lebenseinstellung, dieses Feiern, Party machen, sich um nichts anderes zu kümmern. Vielleicht ist das auch eine Art Sucht. So habe ich auch einige Jahre gelebt. Die Partyleute erkennen eigentlich gar nicht, daß sie drogensüchtig sind. Sie stellen sich ein bißchen höher und sagen, ich bin nicht drogensüchtig, ich nehm' ab und zu meine Ecstasys, aber so in dem Sinn bin ich nicht süchtig. Ich kenne das gut, ich war ja auch eine Zeitlang ziemlich überheblich, was das angeht.

Denkst Du, dabei spielt auch eine Rolle, daß Partydrogen kaum eine körperliche Abhängigkeit erzeugen?

Kann sein. Da viele Partydrogen-User keinen körperlichen Entzug haben, die meisten jedenfalls nicht, wenn sie es nicht gerade völlig übertreiben, denken sie, sie seien nicht süchtig. Es kann schon sein, daß die Raver die psychische Abhängigkeit gar nicht erkennen. Ich meine, entscheidend ist, daß viele gar keinen Spaß mehr haben, wenn die Drogen nicht dabei sind. Feiern ohne Ecstasy ist für viele kein Feiern mehr. Und da sehe ich die Gefahr. Ich glaube schon, daß viele in der Szene ganz böse abstürzen werden.

LSD WAR ECHT ZU HEFTIG!

INTERVIEW MIT BJÖRN, 30 JAHRE

Björn ist dreißig Jahre alt. Er nimmt seit dem 13. Lebensjahr Drogen. Die Entwicklung von Techno in Deutschland hat er von Anfang an miterlebt. Partydrogen spielten für ihn eine wichtige Rolle. Nun hat er sich entschlossen, sein Leben zu ändern. Um ohne Drogen leben zu können, macht er gerade eine Therapie in der Grunewald-Villa in Berlin. Das Interview wurde im Juni 1997 geführt.

Bernhard van Treeck: Wir haben uns hier im Laufe Deiner Therapie kennengelernt. Vorausgegangen sind viele Jahre, in denen Du Drogen genommen hast. Wie bist Du denn überhaupt das erste Mal mit Drogen in Kontakt gekommen?

Björn: Also, ich war auf dem Gymnasium, in der 7. Klasse. In der Klasse über mir haben Leute Haschisch geraucht und Alkohol konsumiert. Ich habe mich an die Älteren gehalten, die haben mir imponiert. Die waren nicht so wie die anderen, sondern irgendwie abgehoben, was Besonderes. Neugierde spielte eine große Rolle bei meinem ersten Drogenkonsum. Ich wollte wissen, wie das ist, wenn man Drogen nimmt. Außerdem habe ich sie auch genommen, um irgendwie dabei zu sein. Dann fingen die ersten Schulfeten an, auf denen wir Alkohol getrunken haben. Hasch war ab und zu auch im Spiel, aber nicht regelmäßig. Irgendwann habe ich den ersten LSD-Trip genommen.

LSD ist ja nicht unbedingt harmlos. Hattest Du keine Angst?

Ich hatte gar keine Information. Man hatte mir gesagt, LSD wirkt so wie Hasch, nur zwanzigmal stärker. Hasch kannte ich schon und insofern habe ich mir nicht groß den Kopf zerbrochen. Ich war dann ziemlich überrascht, daß die Wirkung so heftig war. Ich hatte den ersten Trip zu Hause genommen bei meiner Mutter. Es wurde ein Horrortrip. Ich hatte gar keine Vorstellung, wie so ein Trip wirkt, was man für Empfindungen hat. Das hat mich völlig überrollt. Ihr Schwarzweiß-Fernseher war auf einmal farbig. Auf jeden Fall war die erste Erfahrung mit LSD viel zu heftig. Ich habe das erst mal sein lassen.

War diese erste Erfahrung für Dich abschreckend?

Im ersten Moment schon, weil ich die Reaktion nicht steuern konnte. Ich konnte nicht sagen, jetzt ist Schluß. Bei Haschisch und Alkohol war das anders. LSD habe ich also erst mal nicht genommen. Der Alkohol- und Haschischkonsum ging aber weiter. Ab dieser Zeit wurden meine schulischen Leistungen schlechter. Die 9. Klasse mußte ich einmal wiederholen, dann bin ich trotzdem von der Schule geflogen. Es gab zu der Zeit massive Probleme zu Hause. Sicherlich hat das eine große Rolle gespielt. Damals hat uns mein Vater verlassen, er war Alkoholiker. Mir hat eine starke Hand gefehlt. Ich hätte Grenzen gebraucht und habe im Grunde jemanden gesucht, an dem ich mich orientieren konnte. Meiner Mutter war ich völlig entglitten, sie hatte keine Kontrolle mehr über mich. Ich bin abends weggewesen, war in der Punkszene und erst morgens um 6.00 Uhr nach Hause gekommen. Dann habe ich mein Zimmer abgeschlossen. Meine Mutter ist früh arbeiten gegangen. Wir haben uns kaum noch gesehen.

Zu der Zeit bin ich vom Gymnasium geflogen. Meine Leistungen waren rapide gesunken aufgrundder Drogen. Dann kamen die Sommerferien. Diese Sommerferien waren sehr heftig. Ich hab' da alles gemacht, wollte nur noch dicht sein. Ich habe Haschisch und Alkohol genommen, Klebstoff geschnüffelt, Trips geschmissen. Heroin und Kokain habe ich zu diesem Zeitpunkt allerdings noch nicht genommen. Das kannte ich nicht.

Eigentlich hätte ich mir in den Ferien eine neue Schule suchen sollen, doch daraus wurde nichts. Erst nach den Sommerferien dämmerte mir, daß ich noch zur Schule gehen müßte. Ein Gymnasium hätte mich mit der Vorgeschichte und den Zensuren nicht genommen, auch die Realschule nicht. Schließlich bin ich auf eine Hauptschule gegangen, um dort meinen Realschulabschluß zu machen.

Zu der Zeit, 1983, bin ich oft ins *Sound* gegangen. Das war dort, wo Christiane F. auch hingegangen ist. Da war ich ungefähr ein Jahr lang jedes Wochenende. Ich hatte damals noch keinen Heroinkonsum. Ich hatte ziemlich stark LSD konsumiert und habe dann auch untertage ohne LSD schon halluziniert.

Warum hast Du es denn überhaupt gemacht, Du hast es doch vorher nicht so oft genommen? Und außerdem waren Deine ersten Erfahrungen doch gar nicht so gut.

Weil es alle gemacht haben. Weil es »in« war. Weil mir der Halt fehlte. Ich brauchte eine Gruppe, zu der ich gehöre. Ich habe nicht weiter darüber nachgedacht, daß Drogen gefährlich sein können. Ich hatte auch noch keine bösen Erfahrungen damit gemacht, sieht man vom Schulwechsel ab. Ich hatte keinen Dämpfer bekommen, also habe ich weitergemacht.

Hätte Aufklärung, wie z.B. Eve & Rave sie seit einiger Zeit betreiben, Dich von Drogenkonsum abhalten können? Wäre dadurch Dein Absturz aufzuhalten gewesen?

Kann ich Dir nicht sagen. LSD galt damals noch als etwas Harmloses. Ich weiß nicht, ob ich aufgehört hätte, wenn mir jemand gesagt hätte, Drogen können die und die Schäden anrichten. Wer sollte mir das auch sagen. Ich hatte ja den ersten Trip, der zu heftig war, aber habe trotzdem weitergemacht.

Hätte Dich eine konsequentere Strafverfolgung abhalten können? Hättest Du z.B. weitergemacht, wenn man Dich zu dieser Zeit gefaßt und bestraft hätte?

Das wäre was anderes gewesen, natürlich. In den jungen Jahren hätte ich wahrscheinlich den Dämpfer gebraucht, aber er kam nicht.

Wie ging es dann weiter?

Als die Schule fertig war, habe ich eine Lehre begonnen. Damals habe ich bereits Speed genommen, das war noch relativ teuer zu dieser Zeit. Wir mußten uns das immer teilen. Mein Lehrgeld hat nicht ausgereicht. Dann habe ich ab und zu mal meine Mutter »erleichtert«, also beklaut. Schließlich hat meine Mutter mich rausgeschmissen. Ich bin dann zu einem Kumpel gezogen, der hatte Beziehungen zu einem Rockerclub. Wir haben ein paar Sachen für diese Rocker erledigt, haben auf ihre Studios aufgepaßt und so unsere Drogen finanziert.

Ein paar Sachen für die erledigt? Geklaut?!

Wir haben Diebstähle gemacht, Motorräder geklaut, Geld eingetrieben, Leuten Denkzettel verpaßt. Später war ich dann öfter in Schöneberg. Wir waren eine Clique, das war damals die Punk-Skinheadzeit. Dort haben wir ziemlich viel gesoffen. Meine »Sound«-Zeit war zu Ende, und mit den Trips war es auch nicht mehr so. Die Leute dort haben nicht so viel LSD genommen. Alkohol war zu der Zeit meine Hauptdroge.

Es scheint mir, als wäre es Dir im Grunde nie um eine spezielle Droge und deren Rauschwirkung gegangen, sondern als hättest Du Dich in Deinem Konsumverhalten immer einer Gruppe angepaßt. Stimmt das?

Als Außenseiter ist es immer Scheiße. Ich wollte immer nur dazugehören. Heutzutage habe ich eine andere Einstellung.

Du wolltest auf jeden Fall nicht außerhalb der Gruppe stehen?

Ja, das war immer wichtig.

Warum hast Du Dir denn keine Clique gesucht, in der keine Drogen genommen werden?

Es gab zwei Gruppen in der Schule. Die einen haben gelernt. Und die anderen, die eben nicht, die waren cooler. Ich habe Lernen immer als Zwang empfunden. Das hat sicher an den Methoden meines Vaters gelegen. Der hat immer viel Druck gemacht, was das Lernen angeht, und mich ständig auf mein Zimmer geschickt. Die Leute ohne Drogen fand ich zu langweilig. Ich wollte was erleben und dachte, nur mit der Droge kann man das. Außerdem wollte ich mich irgendwie nicht an die Normalität anpassen. Heute weiß ich, daß man auch ohne Drogen ein Individuum sein kann und ist.

Du hast, wie ich weiß, Deinen Konsum dann zeitweise etwas eingeschränkt. Warum?

Ich war zu der Zeit einmal im Krankenhaus. Ich hatte einen Horrortrip gehabt und gedacht, mit meinem Herzen stimmt was nicht. Da war so ein Stechen in der Brust. Ich bin mit meiner Mutter ins Krankenhaus, habe ein EKG machen lassen. Die haben aber nichts Körperliches feststellen können. Es war halt einfach eine Einbildung, die hat mich fast völlig an den Rand des Wahnsinns getrieben. Ich habe daraufhin Haschisch eingedämmt. Zu dieser Zeit hing mir die ganze Szene bereits zum Hals raus. In meiner Clique wurde ziemlich viel Gewalt ausgeübt. Erpressung und all so ein Mist haben wir auch gemacht.

In dem Zusammenhang habe ich auch meine erste Strafe bekommen. Im Grunde war sie auf meinen übermässigen Alkoholkonsum zurückzuführen. Es ging zunächst um versuchten Totschlag, später wurde die Anklage in gefährliche Körperverletzung umgewandelt. Wir hatten wohl jemanden zusammengeschlagen. Damals hatte ich 2,4 Promille, konnte kaum laufen und mich an nichts erinnern. Ich glaube, meine sogenannten Freunde haben mir dieses Ding angehangen. Ich habe zu dieser Zeit ziemlich viele Straftaten begangen, bin eigentlich immer gut weggekommen. Einen Grund aufzuhören, habe ich damals noch nicht gesehen.

Wenn ich höre, wie Du damals gelebt hast, kann ich mir kaum vorstellen, daß die Technoszene später in Deinem Leben eine so wichtige Rolle gespielt hat. »Love, Peace and Unity« wollen gar nicht so recht zu Erpressung, Gewalt und Abzieherei passen.

Ob die Technoszene wirklich so friedlich ist, wie sie immer nach außen vorgibt, wage ich zu bezweifeln. Da gibt es dieselben Konflikte, wenn es um Drogen geht. Groß umstellen mußte ich mich jedenfalls nicht. Dieses ganze »Love-Peace-Unity« ist wohl eher ein Wunschbild. Dort bilden sich genauso irgendwelche Grüppchen, die sich untereinander nicht leiden können. Im Grunde genommen ist es aber doch eine Gemeinschaft. Und das hat mich gereizt.

Wie kamst Du da rein?

Über die Drogen Speed und Ecstasy bin ich da reingekommen. Ich kannte einen Dealer, der auch in der Szene verkauft hat. In der Zeit mit den Rockern sind jede Menge Deals abgelaufen. Wir haben für diese Leute gearbeitet. Einige von uns, mit Ausnahme von mir, sind nach Holland gefahren und haben große Mengen Speed und Hasch geholt. Das ist aufgeflogen, die Kumpels haben sie an der Grenze erwischt. Die sind für mehrere Jahre in den Knast gegangen. Das war so der erste Kontakt mit

Partydrogen. Die Szenen lassen sich gar nicht exakt trennen. Da sind die Grenzen längst verwischt.

Ja, und wie ich dann reingekommen bin in die Techno-Szene? Ich hatte hier Kontakte zu Engländern aus Manchester. Die waren in der House-Szene aktiv. Mit denen habe ich zusammen gewohnt. Meine ersten Kontakte hatte ich also nicht in der harten Techno-Szene, sondern mehr in der House-Szene. Die Musik gefiel mir von Anfang an. Sie war softer als Punk, Hardcore und Heavy-Metal, und das brauchte ich wohl zu der Zeit. Ich bin öfter nach Manchester gefahren. Das wurde meine Welt. Techno kam eigentlich erst später. Am Anfang konnte ich mit dieser Musik kaum was anfangen. Ein Kumpel von mir aus Berlin, der hat mit Ecstasy gedealt, den kannte ich von früher. Der hat mich irgendwann mal mitgenommen in den *Walfisch* und ins *Planet*, so habe ich dann diese Szene kennengelernt.

Du warst so ziemlich von Anfang an dabei, als in Deutschland Techno groß wurde, und kennst auch einige Größen der Szene, habe ich gehört. Stimmt das?

Ja, ich war schon bei der ersten Love-Parade dabei und habe die ganze Entstehung mitbekommen. Das waren nur ein paar Wagen, die sich an der Straße des 17. Juni getroffen haben. Alles war improvisiert und lief über Mundpropaganda und Flyer. Dr. Motte hat die Love-Parade organisiert. Das waren noch andere Zeiten als heute. Von Anfang an hat das viel mit der Schwulenszene zu tun gehabt. Der Christopher Street Day liegt zeitlich ja auch sehr nahe. Ecstasy, Kokain und Speed sind im Grunde Drogen, die schon lange in der Schwulenszene konsumiert werden. Die ganze Entstehung und das Großwerden der Technoszene habe ich miterlebt. Ein oder zwei DJs, die heute noch aktiv auflegen, kenne ich von Anfang ihrer Karriere an. Ein paar Jahre war ich richtig intensiv dabei.

Welche Rolle spielen Deiner Meinung nach Partydrogen in der Szene? Ist Ecstasy wirklich so wichtig, oder sind das andere Drogen?

Ich weiß nicht, wie es derzeit mit dem Verhältnis der einzelnen Drogen aussieht. Seit etwa drei Jahren bin ich da nach und nach rausgekommen. Gründe gab es viele. Da kamen immer mehr Kids und immer neue Leute. Die Leute wurden mir zu jung. Das Positive ging nach und nach verloren. Die Clubs wurden größer und unpersönlicher. Das hat mir nicht gefallen, und so habe ich mich zurückgezogen.

Wieviele der Raver sind Deiner Ansicht nach »drauf«?

Das ist schwer zu sagen. Immer mehr Jugendliche greifen ja zu Drogen, und das nicht nur in dieser Szene. Das geht in Jugendclubs und auf anderen Parties genauso. Ich denke aber, daß mindestens 60 % der Leute regelmäßig Drogen auf Raves konsumieren. Man darf nicht zu sehr auf das Medizinische schauen, wenn man von Sucht redet. Viele von denen können ohne die Parties gar nicht mehr leben. Die leben nur noch fürs Wochenende, sehen gar nichts anderes. Das ist im Grunde genauso wie eine Sucht. Die kommen ja völlig aus ihrem Leben raus, und später merken sie dann, daß sie ihr Leben verpaßt haben.

Gibt es Deiner Meinung nach Unterschiede zwischen Partydrogen-Usern und anderen Drogenkonsumenten? Viele Raver sagen, daß die Medien völlig übertreiben und daß sie mit Junkies oder Alkoholikern nichts gemeinsam haben?

Ja, es gibt Unterschiede, aber nur scheinbar. Die meisten Partyleute gehen noch zur Schule oder haben Arbeit. Im Konsumverhalten aber gibt es keine Unterschiede. Es gilt da genauso »Mehr ist besser!«, und das ist bei Junkies und Alkoholikern auch das Motto. Noch sind die Partydrogen besser angesehen. Heroin hat schon lange eine schlechten Ruf. Ecstasy und Speed sind noch am Anfang ihrer Karriere. Man kann relativ wenige Tote damit in Verbindung bringen. Auch der soziale Abstieg ist angeblich nicht so schnell. Ich bin skeptisch, ob das so bleibt. Die Szene ist halt weitgehend auf Clubs und Raves beschränkt und viel größer als die Heroinszene. Immer mehr Jugendliche greifen zu Ecstasy und Speed. Jede Jugendbewegung hat angeblich ihre Droge. Ich glaube, sobald es in Verbindung mit Partydrogen zu Beschaffungskriminalität, Verwahrlosung und Prostitution kommt, wird auch diese Szene den gleichen schlechten Ruf bekommen wie die anderer Drogen.

Macht es in Deinen Augen Sinn, die Partygänger über Drogen aufzuklären, wie Eve & Rave das machen? Oder werden Drogen dadurch für einige erst interessant?

Ich glaube, daß Drogen immer genommen werden. Aufklärung ist gut. Auch die Art von Eve & Rave gefällt mir manchmal ganz gut. Sie zeigt aber auch eine Machtlosigkeit den Drogen gegenüber. Andererseits finde ich es gut, daß sie die Kids nicht in ihr Verderben laufen lassen: Eve & Rave sagen ihnen wenigstens, was sie machen oder nicht machen sollen, wenn sie schon Drogen nehmen. Allerdings finde ich Eve & Rave oft zu einseitig und zu unkritisch. Es sollten bei der Aufklärung auch medizinische Aspekte wie Folgeschäden und Langzeitschäden hinzugenommen werden.

Was hältst Du von einer Legalisierung von Drogen wie z.B. Ecstasy oder Cannabis? Sollte man vielleicht sogar alle Drogen freigeben und die Verantwortung ganz dem Konsumenten überlassen?

Ja und nein. Der Staat macht wieder sein Geld dabei, und die Leute merken es nicht. Das geschieht doch gerade mit Methadon. Die Technoszene ist ein großer Markt, da werden sie sich nicht die Butter vom Brot nehmen lassen. Ich denke, da werden ganz große Konflikte entstehen. Man weiß zu wenig darüber, ob damit wirklich die Beschaffungskriminalität vermindert wird. Was soll mit einer Legalisierung denn erreicht werden. Und ich weiß nicht, ob dann gewährleistet sein wird, daß der Stoff sauber ist. Ich glaube, es geht bei der ganzen Diskussion wieder nur um Geld, Geld, Geld.

Sind Deiner Meinung nach spezielle therapeutische Angebote für Partydrogenabhängige sinnvoll oder reichen die bestehenden?

Mit Sicherheit reichen die bestehenden Angebote im großen und ganzen aus. Ich denke, Drogen bleiben Drogen. Der eine kann mit Drogen umgehen, der andere nicht. Ich kann nur von mir reden. Ich hatte viel Angst, überhaupt nicht anzukommen bei den Leuten, ich wollte anders sein. Da die Kids immer jünger werden, sollte man, glaube ich, viel mehr auf die Bedürfnisse von Jugendlichen eingehen.

Was sind denn Deine persönlichen Erfahrungen mit Partydrogen?

Das Feeling auf Ecstasy war etwas, was ich sonst so nicht kannte. Alles war o.K. Auf Ecstasy fand ich sogar Leute gut, die ich eigentlich nicht leiden konnte. Einmal bin ich auf E sogar mit einem zusammengezogen. Hat natürlich nicht geklappt. Ecstasy macht, daß du alle gut findest. Das Körpergefühl war aber mies – insbesondere bei Überdosierungen. Ich hatte mit Körperzuckungen, Muskelzuckungen, Herzrasen, Schweißausbrüchen und Übelkeit zu tun. Erst habe ich das nicht mit Ecstasy in Verbindung gebracht. Leider hat das ursprüngliche Feeling von E sich schon nach zwei, drei Wochen nicht mehr eingestellt. Ich habe die Dosis erhöht, 8 oder 9 Tabletten, aber die alte Wirkung war nicht mehr zu erreichen. Ich war nur noch überdreht. Ein bis zwei Tage habe ich immer zum Abtörnen am Wochenanfang gebraucht, für das paranoide Feeling und den ganzen Mist. Tagsüber hatte ich während der Woche normalerweise keinen Kontakt zur Szene, weil ich da am Pennen war. Oder ich hab mal gearbeitet. Von Mittwoch bis Sonntag war ich dann auch auf Speed drauf, weil man konnte ja nicht immer auf Ecstasy sein. Ich hatte irgendwann die Schnauze voll. Ich hatte Zeiten, wo ich paranoid drauf war. Mit Ecstasy und Speed, das hatte ich nicht mehr im Griff. Soviel war mir klar.

Wie sah das Paranoide denn aus? Wer hat Dich verfolgt? Hast Du Personen gesehen, die nicht da waren?

Hab ich auch gesehen. Ich stand am Fenster, habe Typen, die nicht da waren, gesehen und gedacht, die wollen mich umbringen. Ich habe meine Tür verrammelt und habe richtig Angst gehabt. Trotzdem, muß ich sagen, habe ich es nicht sein gelassen. Ich habe weiter Ecstasy genommen.

Warum? Der Zusammenhang zwischen Drogen und Paranoia war Dir aber schon klar, oder?

Was ich später aufgegeben habe, war der Speed-Konsum, weil der massiv an meine Substanz gegangen ist. Ich bin immer dünner geworden, sah entsetzlich aus. Außerdem war ich richtig schreckhaft und auch ohne Speed paranoid. Verzichten auf Drogen konnte ich nicht. Wir gingen auf Parties, um uns die Drogen reinzufahren. Es ging nur darum, wer am meisten Ecstasy reingeworfen hatte, wer am fettesten war. Damals war es ja in Ordnung, ich habe es ja genauso gemacht, aber wenn ich jetzt überlege, war es ganz schön hirnrissig.

Heroin hat dann auch eine Rolle gespielt?

Alle Leute, die ich kannte, haben Heroin genommen. Ich habe es dann auch probiert. Meine Gruppe ist auf Heroin umgestiegen, und die Leute haben immer rumgesessen. Ich habe mit denen in meinem Zustand nichts mehr anfangen können, und so habe ich auch Heroin genommen. Und das war der Anfang vom Ende. Ja, ich weiß nicht, ob ich mit Kokain auch soweit heruntergekommen wäre. Kokain ist auch nicht gerade harmlos. Zum Schluß habe ich viel Kokain gespritzt. Ich habe gemerkt, daß mein Leben immer weiter den Bach runtergegangen ist. Im letzten Jahr, bevor ich hierher kam, war es dann bei mir so, daß ich alles verloren habe: Wohnung, Freundin, Kumpels, die noch clean waren. Auch mit meiner Familie war es nur noch Scheiße. Mein Bruder ist immer mehr mit Drogen abgestürzt. Daran habe ich zwar keine Schuld, aber es ging mir schon an die Nieren. Schließlich habe ich mir gesagt, probierste mal Therapie. Ich wußte nicht, was Therapie ist, entgiftet hatte ich eigenständig. Über *Therapie-Sofort* bin ich direkt zur Entgiftung ins Krankenhaus gekommen. Im Krankenhaus gab es nicht viele Informationen. Zu *Daytop-Berlin* bin ich mit keiner Vorstellung gekommen. Ich denke, das war ganz gut für mich. Vielleicht hätte ich mich sonst abschrecken lassen. Ich habe mir nichts einreden lassen von irgendwelchen Leuten. Mittlerweile, ich habe zwar noch Zukunftsängste, habe ich hier eine ganze Reihe von Sachen gelernt, wie z.B. Dinge sofort zu erledigen, sie nicht auf die lange Bank zu schieben, weil sie sich dann für mich anhäufen. Ich hätte nie gedacht, wie positiv sich solche Änderungen im Alltag auswirken. Durch die Änderung meines Lebensstils habe ich auch eine Art Gewißheit.

Was war denn hier noch wichtig für Dich?

Ich habe hier gelernt, anders zu leben. Früher habe ich mich mit Gewalt durchgesetzt. Jetzt versuche ich, mich durch Worte auseinanderzusetzen und Lösungen zu finden. Manchmal ist das noch sehr schwierig, muß ich sagen. Aber bis jetzt habe ich es öfter versucht, und es klappt. Manchmal klappt es auch nicht, aber so ist das eben. Auf jeden Fall denke ich, daß mein Leben sich geändert hat und daß ich auf dem richtigen Weg bin.

Was möchtest Du nach der Therapie machen?

Wenn ich hier rauskomme, tja, was mache ich dann. Das ist schon ein Problem. Ich möchte gerne eine Umschulung machen. Ich denke, es wird klappen, warum soll es nicht klappen? Aber ich erkenne manchmal den Sinn noch nicht, clean zu werden, weil ich noch nichts habe, wofür es sich lohnt. Ich weiß aber auch, daß ich diese Lücke ausfüllen muß. Als ich Drogen genommen habe, hatte ich ja nichts anderes zu tun, als Spaß zu haben. Daran muß sich etwas ändern. Für mich wird es wichtig sein, mir eine Aufgabe zu suchen. Außerdem muß ich lernen, mit meiner Freizeit etwas anzufangen ohne Drogen. Manchmal macht mir das schon Angst, wenn ich sehe, wieviel auf mich zukommt. Ich muß sehen, daß ich meine Freizeit richtig strukturiere, auch später mal. Davor habe ich ein bißchen Angst, daß es nicht so klappt, wie ich mir das denke. Aber ich sehe hier Leute, die es geschafft haben, die auch älter sind als ich, die auch weniger Ausbildung haben als ich.

Denkst Du da an unsere Mitarbeiter, die früher auch drogenabhängig waren?

Ja, die Mitarbeiter spielen als Vorbild schon eine Rolle. Ich orientiere mich aber auch an Leuten, die die Therapie hier zu Ende gemacht haben. Die schaffen es ja auch. Es tut schon gut, das zu sehen, wenn die zu Besuch kommen. Trotzdem bin ich unsicher, ob ich es genauso schaffe. Das ist halt meine Angst, die ich noch habe. Aber ich weiß, daß ich hier die Möglichkeit habe, ein Leben ohne Drogen zu beginnen, und ich denke, ich werde diese Chance nutzen.

DROGENFREIE RAVES SIND MÖGLICH!

INTERVIEW MIT ANDREAS GANTNER, THERAPIELADEN AMBULANTE THERAPIE

In Berlin bietet seit 1984 der Therapieladen sowohl Prävention, Beratung als auch ambulante Therapie an. Mit Hilfe des Senats sind in dieser Einrichtung im Laufe der Jahre wichtige Informationen über die neue Gruppe von Drogen-Konsumenten zusammengetragen und in therapeutische Hilfsangebote umgesetzt worden. Der Therapieladen gehört sicherlich zu den besten und qualifiziertesten Angeboten im Bereich der Therapie bei Problemen mit Partydrogen. Der Leiter, Andreas Gantner, erläutert im folgenden Interview die Besonderheiten seiner Arbeit.

Bernhard van Treeck: Ihr gehört zu den Pionieren im Bereich Partydrogen. Wie seid Ihr auf die Idee gekommen seid, Euch mit dem Thema zu beschäftigen?

Andreas Gantner: Mit Partydrogen kamen wir Anfang der 90er Jahre in Kontakt. Unser Schwerpunkt lag damals noch bei der Behandlung von Menschen, die Probleme mit Cannabis hatten. Es waren meistens jüngere Konsumenten, die von Drogenberatungsstellen zu uns vermittelt wurden. Es war schon damals deutlich, daß ein Teil derjenigen, die Partydrogen konsumierten, auch massive Probleme damit bekamen. Dies war so 1992, Anfang 1993. Stärkeren Zulauf aus dem Partydrogenspektrum hatten wir seit 1994.

Wieso kamen diese Klienten nun ausgerechnet zu Euch?

Daß die Leute gerade in den Therapieladen gekommen sind, war damit verbunden, daß sich der Therapieladen schon immer mit sogenannten weichen Drogen befaßt hat. Wir haben ein spezielles Angebot für Cannabiskonsumenten mit problematischem Konsum, und die Nähe der Leute, die Partydrogen konsumieren, ist eher zu Cannabis gegeben. Cannabis ist ja auch ein Bestandteil des Partydrogenkonsums. Bei unseren Klienten gibt es eine ganz starke Abgrenzung gegenüber Heroin, und daher scheuen sie sich, in eine normale Drogenberatungsstelle zu gehen. So waren wir frühzeitig damit konfrontiert.

Welche Konsequenzen hatte das für Euch?

Die Bewegung der Szene hat uns frühzeitig interessiert. Wir haben uns im Bereich der Prävention schnell auf die besonderen Konsumverhaltensweisen eingestellt. Das hat dazu geführt, daß wir auch in die Szene reingegangen sind. Wir haben uns informiert und wollten mehr Hintergrundwissen, mehr Erfahrung bekommen. So entstand 1993 die Idee, eine Hotline zu machen. Es hat sich dann noch ein weiteres Jahr hingezogen, bis die Finanzierung dieses Projektes durch die Senatsverwaltung übernommen wurde. Unser Interesse war, neben einem möglichen Hilfsangebot, vor allen Dingen erst mal mehr Erkenntnisse zum Konsumverhalten in der Technoszene zu bekommen. Zu diesem Zeitpunkt gab es praktisch noch keine Forschung. Zumindest was den Zusammenhang von Techno und Partydrogen betrifft. Wir konnten mit dieser Hotline Daten über Konsummuster, Hintergründe und auch Problemkonstellationen erfahren.

Welche Besonderheiten im Konsummuster habt Ihr denn herausgefunden? Und wo unterscheiden sich diese Abhängigen z.B. von den klassischen Opiatabhängigen?

Zunächst mal beim Konsummuster ist wichtig zu sehen: Alle reden ja von Ecstasy, Ecstasy ist aber nur die Leitdroge in der Technoszene. Es ist so, daß die Droge eigentlich kaum ausschließlich konsumiert wird, sondern vor allen Dingen immer in Verbindung mit Cannabis, Speed oder Halluzinogenen. Eigentlich handelt es sich so gut wie immer um Mischkonsum, so daß eben viele Ecstasy zwar am Wochenende konsumieren, aber z.B. mit Speed oder LSD kombinieren und dann Cannabis zum Chillen als Entspannungsdroge nutzen. Es ist wichtig, sich diesen Mischkonsum anzuschauen. Auffällig dabei ist, zumindest sind das die Ergebnisse der Hotline, daß eine starke Abgrenzung gegenüber Heroin da ist, daß die Leute, die sich für den Partydrogenkonsum entschieden haben, eine ganz bewußte Trennung zu Heroin machen. Ich denke, das hat natürlich auch etwas mit unterschiedlichen Werten, mit den Bedürfnissen, die hinter dem Konsum stehen, zu tun. Die Leute wollen sich ja nicht irgendwie wegknallen oder zumachen, sondern im Gegenteil, es geht ihnen darum, fit und leistungsfähig zu sein, gut drauf zu kommen sowie offen und kommunikationsfreudig zu werden. Zumindest die erste Generation der Partydrogenkonsumenten hatte ja auch so eine Art Rave-Philosophie im Hintergrund, bei der es darum ging, bestimmte Werte, die man schon in der Hippie-Generation hatte, wieder aufzugreifen und fortzusetzen vor dem Hintergrund neuer gesellschaftlicher Entwicklungen. Man muß den Drogenkonsum immer auch in Zusammenhang mit Veränderungen in der Jugendkultur verstehen. Insofern ist diese Verbindung zwischen Techno und Drogen einfach ganz wichtig. Auf der anderen Seite ist es auch wichtig, Techno und Drogen nicht gleichzusetzen. Ich denke, da werden die neueren Forschungen ein bißchen mehr Licht reinbringen. Auf jeden Fall ist es so, daß nicht zwangsläufig Techno und Drogen zusammengehören.

Gibt es außerdem Unterschiede zwischen Partydrogen- und Opiatkonsumenten? Welche Erfahrungen macht Ihr in der Therapie?

Was wir feststellen ist, daß die Klienten, die wir haben, weniger soziale Probleme haben. Auch Kriminalisierungsprobleme behindern die Therapie bislang nicht, weil es wenig Strafverfolgung für diese Leute gegeben hat. Das ist ja eine Sache, die bei Opiatkonsumenten häufig im Vordergrund steht. Auch Beschaffungskriminalität sehen wir kaum, so daß wir uns in der Beratung oder Therapie ganz überwiegend auf die psychischen Probleme konzentrieren können.

Welche Probleme sind das?

Zwei große Gruppen würde ich gerne unterscheiden: Auf der einen Seite sehen wir schwere Depressionen, die unmittelbar in Zusammenhang mit dem Drogenkonsum stehen. In der Folge sind sie auch aufrechterhaltende Faktoren für den Konsum. Der sogenannte Psychokater, der ja mit der Einnahme dieser Drogen einhergeht, gehört hierzu, und der wird dann mit anderen Drogen weggemacht. Natürlich ist klar, wer längerfristig Depressionen hat oder in depressive Entwicklungen reinkommt, hat meistens auch schon vor Beginn des Drogenkonsums latent depressive Tendenzen bzw. Selbstwertprobleme. Die Erkenntnis, die in der Drogenarbeit nicht neu ist, daß natürlich insbesondere die für eine Suchtentwicklung gefährdet sind, die schon eine labile Grundstruktur haben, sehen wir auch hier bestätigt. Diese Menschen neigen dazu, relativ schnell den Drogenkonsum zur Stabilisierung des Selbstwertgefühls zu funktionalisieren. Narzißtische Defizite z.B. werden so abgefedert, und da kommt ganz schnell eine kritische Entwicklung zustande. Partydrogen sind ja sogenannte selbstwertsteigernde Drogen. Früher oder später führen sie dann aber zur Verschärfung der Selbstwertkrise. Die andere Gruppe stellen die Konsumenten dar, die infolge des Konsums prä-psychotische oder auch psychotische Erfahrungen machen. Die Gefahr liegt diesbezüglich weniger bei reinem Ecstasykonsum, obwohl es da auch auftreten kann, sondern eher in der Kombination von Drogen. Ecstasy, Cannabis etc. und vor allen Dingen natürlich Halluzinogene können bei Leuten, die eine labile Grundstruktur haben, eine drogeninduzierte Psychose auslösen.

Wie sieht denn dann die Therapie aus?

Also zunächst ist zu der zweiten Gruppe zu sagen: Die kommen in der Regel über das medizinische Hilfssystem, über Ärzte oder über Krisenstationen, manche auch über Psychiatrien. Da ist im Einzelfall zu schauen, hat derjenige sozusagen wieder Boden unter die Füße gekriegt oder braucht er noch eine Medikation. An dieser Stelle müssen wir versuchen, verstärkt die Kooperation mit Ärzten und Psychiatern voranzutreiben. Hier ist im Einzelfall zu klären, braucht jemand noch vorübergehend eine Medikation oder ist er genügend stabilisiert, so daß z.B. eine ambulante Therapie ausreicht. Wir haben auch einen Fall gehabt mit schweren Depressionen. Kurzfristig bekam der Klient Antidepressiva verschrieben. Das ist natürlich aus psychotherapeutischer Sicht nicht immer einfach.

Kannst Du das näher erläutern?

Ja sicher, letztendlich ist es ja unser Anspruch, die Leute zu befähigen, Bewältigungs- oder Lösungsstrategien zu entwickeln, bei denen sie ohne Substanzen auskommen. Dennoch gibt es gerade bei den Partydrogenkonsumenten krisenhafte Zustände, wie z.B. schwere Depressionen, wo die Behandlung vorübergehend mit der Unterstützung einer Medikation indiziert sein kann.

Behandelt Ihr die beiden angesprochenen Gruppen getrennt oder gemeinsam?

Wir mischen, und das funktioniert auch durchaus. Es ist so, daß die Klienten mit einer drogeninduzierten Psychose es zum Teil eher leichter haben, Abstand von den Drogen zu nehmen, weil die Erlebnisse der psychotischen Erfahrung doch recht massiv sind. Diese Leute schaffen es leichter, über längere Zeit abstinent zu bleiben. Leute, bei denen eine depressive Entwicklung vorliegt, kommen früher oder später in die Versuchung, sich einfach wieder über den bekannten Weg, nämlich den Drogenkonsum, bessere Gefühle zu verschaffen. Und dennoch, wichtig ist es, in den Therapiegruppen diese Unterschiede zu bearbeiten und deutlich werden zu lassen. Die Ausstiegsmotivation kann durchaus unterschiedlich sein.

Wie helft ihr psychotisch gewordenen Patienten?

Natürlich ist das erste Ziel für uns, erst einmal Realitätsorientierung, Stabilität und genügend Alltagsstruktur zu schaffen, damit die ambulante Therapie überhaupt funktioniert. Im Einzelfall überlegen wir schon, ob das jemand ambulant schafft, auch z.B. in Verbindung mit einer Medikation. Manchmal ist dann doch eine stationäre Therapie besser geeignet. Einige unserer Klienten haben bereits Erfahrungen mit Psychosen hinter sich. Meistens kurzfristige Erfahrungen, also eher so eine Art Horrortrip für ein paar Tage. Einige hatten damit aber auch längerfristig Probleme, also über 2 bis 6 Monate. Teilweise mußten sie längerfristig in psychiatrischen Krankenhäusern behandelt werden. Wenn sie zu uns in Therapie kommen, müssen sie relativ stabil im Alltag sein.

Was muß man tun, wenn man bei Euch eine ambulante Therapie machen möchte?

Wir sind anerkannt im Rahmen der ambulanten Rehabilitation. Es läuft so, daß wir zunächst Indikationsgespräche führen, also uns genauer diagnostisch damit beschäftigen, welche Art von Störung da ist. Im Erstgespräch wird so eine Art Vorabdiagnose gestellt und gefragt: Ist da überhaupt Behandlungsbedarf? Wenn ja, besteht die Möglichkeit, ambulant Therapie zu machen, reicht das aus? In diese Richtung vertiefen wir sozusagen den diagnostischen Prozeß und versuchen dann gemeinsam mit dem Klienten, einen Therapieplan aufzustellen. Dieser wird individuell mit dem Klienten entwickelt. Nach einer Anfangsphase von einzeltherapeutischen Gesprächen kombinieren wir dann später Einzel- und Gruppentherapien miteinander.

Welchen zeitlichen Aufwand bedeutet so eine Therapie pro Woche?

Die Einzeltherapiesitzung dauert eine Stunde, die Gruppensitzung eine Doppelstunde. Das geht dann über einen Zeitraum, der vom Kostenträger vorgegeben ist, nämlich maximal 18 Monate, wobei dann jeweils nach einem halben Jahr neu geprüft wird, ob noch weiterer Behandlungsbedarf besteht. Es müssen dann Zwischenberichte und Verlängerungsanträge erstellt werden.

Könnt Ihr die Therapie auch ganz normal über Krankenkassen abrechnen?

Ja, aber nur im Rahmen der ambulanten Rehabilitation. Wir sind zwar zum größten Teil Psychologen und Psychotherapeuten, aber haben nicht die notwendige Zulassung, um auch Psychotherapie durchführen zu können. Was wir allerdings bisher machen konnten war, die Therapie über Zuwendung oder Finanzierung der Senatsverwaltung zu machen. Darauf haben wir bislang vor allen Dingen bei Jugendlichen zurückgegriffen oder bei Leuten, wo es keine Reha-Indikation gab. Gerade bei Jugendlichen ist das Finanzierungsproblem aber noch ungelöst. Und der Senat hat ja auch immer weniger Mittel.

Kommen die Patienten aus eigenem Antrieb, oder ist es eher die Ausnahme? Wie hoch ist der Anteil derjenigen, die von Eltern, Lehrern oder Freundin geschickt werden?

Sogenannte »geschickte« Klienten gibt es auch, aber eher weniger. Die meisten kommen aus eigenem Antrieb und haben einen entsprechenden Leidensdruck. Das ist natürlich dann auch für die therapeutische Arbeit von Vorteil, wenn die Leute selbst die Dinge in die Hand nehmen. Im therapeutischen Prozeß verändern sich die Motivationsaspekte jedoch ständig und unterliegen großen Schwankungen.

Was macht Ihr denn, wenn eine Mutter mit ihrem Kind kommt und sagt, mein Sohn hat ein Drogenproblem, behandelt ihn mal? Wie geht Ihr dann vor?

Das betrifft den ganzen Bereich von Beratungs-, Angehörigen- und Familienarbeit. Wir versuchen möglichst neutral in solchen Familiengesprächen die Problemsichtweisen der unterschiedlichen Parteien zur Geltung kommen zu lassen. Wir übernehmen nicht irgendwelche Aufträge von anderen, sondern versuchen, die Problemdefinitionen der Beteiligten zu verstehen, aber auch zu relativieren. Wir haben häufig die Erfahrung gemacht, daß wir sowohl den Eltern als auch dem Jugendlichen damit weiterhelfen konnten, wenn wir uns erst mal nicht auf eine Seite gestellt haben. Zum Beispiel kommt es häufiger vor, daß dann im Nachhinein die Jugendlichen von sich aus auf den Weg kommen und sich bei uns melden oder die Eltern zum Beispiel weitere Paargespräche führen.

Macht Ihr auch Familientherapie?

Machen wir auch, aber sehr eingeschränkt. Das ist in erster Linie eine Frage von Kapazitäten. Wir finden Familientherapie gerade im Bereich, wo es ja relativ frühzeitig zu Problemen kommen kann, wie z.B. Cannabis und Partydrogen, gut und wichtig. Wir haben immer wieder Familien, die wir dann über längere Zeit mal mit und mal auch ohne den Jugendlichen therapeutisch unterstützen.

Bei dem Umfang an Angeboten, die Ihr macht, kommt Ihr überhaupt noch zu Eurer Beratungstätigkeit?

Es ist schon seit einem oder zwei Jahren, ein größeres Problem, daß wir aufgrund der Nachfrage ausgelastet sind mit therapeutischer Arbeit. Wir müssen uns schon deshalb mehr auf die therapeutische Arbeit konzentrieren, um z.B. unsere Finanzierung aufrechtzuerhalten. Wir stehen jetzt aber vor dem Problem, offene Beratungsarbeit nicht mehr in dem erforderlichen Ausmaß anbieten zu können.

Wie sieht das in der Realität aus?

Das sieht so aus, daß der Klient zum Teil zwei bis drei Wochen warten muß, um einen Beratungskontakt bekommen zu können. Das ist natürlich riskant, in der Zeit kann vieles schiefgehen. Es ist sicherlich ein Problem, das wir derzeit noch haben, daß die meisten Beratungsstellen sich im Grunde genommen auf das Partydrogenproblem noch nicht eingestellt haben. Wir haben ja früher schon immer die Kiffer von allen Beratungsstellen zugewiesen bekommen. Ähnliches passiert jetzt mit den Partydrogenkonsumenten, wenn sie sich überhaupt an die Beratungsstellen gewendet haben. Das ist ein großes Problem für uns, sicherlich auch für die Ratsuchenden, daß sich die Beratungsstellen schwerpunktmäßig auf die Opiatabhängigen eingestellt haben.

Was würdest Du als sinnvoll erachten, um die Situation zu verbessern?

In Berlin wird gefordert, daß sich die Beratungsstellen den neuen Entwicklungen öffnen, daß sie sich verändern müssen. Ich denke, das passiert zur Zeit auch, wobei das längerfristige Prozesse sein werden. Ich sehe zum Teil auch gewisse Grenzen für die Veränderungsmöglichkeiten innerhalb der bestehenden Strukturen. Es ist wichtig, daß man für diese Konsumenten auch spezifische Angebote machen kann, daß man sich gezielt nach außen als Stelle zu erkennen gibt, die für diese Leute ein Angebot macht. Das muß sozusagen im Label drin sein.

Du gehst davon aus, daß man die Gruppen von Abhängigen nicht mischen kann, weil der Lebenshintergrund ein ganz anderer ist?

Ja, also zumindest um diese Schwelle zu erniedrigen, muß man die Lebenswelt der Jugendlichen sowie den kulturellen Background berücksichtigen In späteren therapeutischen Prozessen ist das Mischen vielleicht eher möglich, wobei wir da auch über Jahre die Erfahrung gemacht habe, daß es gut ist, wenn man z.B. nur Kiffer zusammenbringt, die ähnliche Probleme haben. Diese Erfahrung, denke ich, wird sich auch auf die Partydrogenklientel übertragen lassen, daß man über differenziertere Angebote besser vorankommt.

Reichen denn die ambulanten Therapieangebote aus?

Ich glaube, daß gerade für diese Leute der ambulante Bereich noch auszubauen ist. Zumal es ja so ist, daß viele von ihnen sozial noch so weit integriert sind, daß sie auch nicht unbedingt auf ein stationäres Angebot angewiesen sind, sondern mit einer guten psychotherapeutischen Unterstützung ihre Krise, ihre Abhängigkeitsprobleme überwinden können.

Welche Bedeutung hat die Bearbeitung von Persönlichkeitsstörungen in Eurer Therapie von »Partydrogen«-Konsumenten?

Der Anteil der Persönlichkeitsstörungen beeinflußt die therapeutische Arbeit ganz wesentlich. Es ist ja nicht so, daß man, also so ist zumindest nicht unser Verständnis, daß man erst die Sucht behandelt und dann kommt die Bearbeitung der Persönlichkeitsstörung. Wir sehen das von vornherein als miteinander verbunden an. Gerade bei schweren Persönlichkeitsstörungen ist der therapeutische Prozeß viel fragiler und von krisenhaften Prozessen gezeichnet. Das ist sicherlich auch ein Punkt, wo wir immer wieder an die Grenzen unserer eigenen therapeutischen Arbeit stoßen.

Wie ist denn die Häufigkeit von Klienten mit schweren Persönlichkeitsstörungen wie Borderline-Persönlichkeitsstörung?

Es sind ja nicht in erster Linie Borderline-Persönlichkeitsstörungen, die für Süchtige typisch sind. Was wir häufiger beobachten, sind sogenannte narzißtische Persönlichkeitsstörungen. Gerade, wenn man die Wirkung von Ecstasy betrachtet, ist es ja auch wirklich eine Verführung für viele, narzißtische Krisen über den Drogenkonsum zu stabilisieren. Wie stark diese Probleme nun in der Persönlichkeit verankert sind, variiert sicherlich im Einzelfall, aber was wir schon sagen können, ist, daß viele unserer Klienten sogenannte »frühe« oder strukturelle Störungen haben.

Solche Persönlichkeitsstörungen sind ja oft mit einer erhöhten Selbstmordgefahr verbunden. Kommt sowas bei Euren Klienten häufiger vor oder ist es eher selten?

Häufiger würde ich nicht sagen. Suizidalität oder selbstverletzendes Verhalten kommt vor, aber nicht gehäuft, und wenn, dann am ehesten bei Menschen mit sogenannten Borderline-Persönlichkeitsstörungen.

Bei ambulanter Therapie ist es schwerer sicherzustellen, daß der Patient keine Drogen nimmt. Kontrolliert Ihr, ob Eure Klienten drogenfrei sind?

Also wir haben schon über Jahre hinweg dieses Thema immer wieder diskutiert. Wir führen Urinkontrollen nur in wenigen Einzelfällen durch. Wir haben die Erfahrung gemacht, daß wir Rückfälle in Gesprächen, im therapeutischen Kontakt konstruktiv bearbeiten können. Im Grunde genommen haben wir von vornherein eine Offenheit den Klienten gegenüber. Also zumindest meine Erfahrung mit Cannabis-Konsumenten und jetzt auch Partydrogenkonsumenten ist, daß bewußtes Lügen oder die Verleugnungstendenzen nicht so hoch sind wie z.B. im Heroinbereich. Es besteht bei uns eine relative Transparenz, da wir auch akzeptierend über den Drogenkonsum sprechen. Ich denke, daß hat mit einer prinzipiellen wertschätzenden Haltung dem Konsumenten bzw. dem Klienten gegenüber zu tun. Wenn sie konsumieren, ist dies für uns noch lange kein Grund, die Therapie abzubrechen. Im Einzelfall schauen wir: Welche Funktion hat dieser Drogenkonsum jetzt und wie gehen wir therapeutisch damit um? Natürlich müssen wir längerfristig klären: Ist eine therapeutische Entwicklung möglich oder ist sie nicht möglich?

Wie funktioniert denn gegen Ende der Therapie die Abnabelung im Rahmen des therapeutischen Prozesses? Ich weiß aus meiner klinischen Arbeit, daß die Loslösung einzelnen sehr schwer fällt.

Abnabelung von der Therapie ist zum Teil wirklich ein schwieriger Prozeß. Diagnostisch gesehen liegen bei vielen unserer Klienten schwerere psychische Störungen vor. Man muß unterscheiden, mit welchem Störungshintergrund kommt jemand her, der eigentlich schon vor dem Drogenkonsum vorhanden waren. Schwieriger ist die Beendigung der Therapie für Leute, die eben schwerere Störungen haben, wo sich ein Vertrauensverhältnis unter Mühen nur langsam aufgebaut hat. Analytisch gesprochen, ist es für diese Personengruppe besonders schwer, eine sogenannte »Objektkonstanz« herzustellen. Das sind längerfristige Veränderungen, für die manchmal selbst diese 18 Monate ambulant nicht immer ausreichen.

Natürlich versuchen wir dann schon rechtzeitig, die Klienten darauf vorzubereiten. In Einzelfällen bemühen wir uns um Vermittlung an weiterbehandelnde Psychotherapeuten mit Kassenzulassung, wobei gerade dann auch das Problem auftaucht, daß sich die Leute zum Teil gegen einen solchen Wechsel wehren.

Wenn Ihr jetzt mit dem Patienten arbeitet, gehen die während der Therapie nach wie vor am Wochenende auf ihre Raves?

Das ist natürlich für viele die Frage, können sie sich das noch erlauben oder nicht. Wir gehen da ganz offen vor. Wir sagen den Leuten nicht von vornherein, das funktioniert nicht, oder das dürft ihr nicht machen. Sie müssen die Erfahrung selbst machen. Die meisten machen die Erfahrung, daß es nicht funktioniert, daß sie auch diesen Kontakt zur Szene abbrechen müssen. Das ist für viele eine schwierige Entwicklung, sich zu verabschieden von dieser Art Partyszene. Häufig wird deutlich, daß der Kontakt zu den Leuten ohnehin nicht sehr intensiv war, daß es sogenannte »Partyfreunde« waren, aber daß keine längerfristigen Beziehungen gelebt wurden.

Wie sieht das Leben eines Ravers nach der Therapie aus, was macht dieser am Wochenende?

Ja, das ist die große Frage. Also erst mal ist es ein Rückzug. Potentiell kommt der Klient in die Gefahr, ein Stück einsamer zu sein, wobei das ja auch ein Lernschritt sein kann, mit sich selbst allein zurecht zu kommen. Sicherlich ist es wichtig, da auch gemeinsam mit den Leuten neue Freizeitperspektiven aufzubauen. Was wichtig für die Zukunft sein wird, ist, daß man versucht, mehr Selbsthilfegruppen, Selbstorganisationen u.ä. in Gang zu bringen, wo die Leute ein Feld haben, technomäßig ein Stück dabei zu sein, ohne daß die Verbindung mit Drogen gegeben sein muß.

Du kannst Dir vorstellen, daß es zukünftig Selbsthilfegruppen gibt, die wirklich drogenfreie Raves auf die Beine stellen?

Natürlich halte ich das für möglich. Ich denke vor allen Dingen, daß es gut wäre, wenn gerade Aussteiger da mitmachen würden. Das wäre durchaus sinnvoll, denn denen hört man zu.

TEIL 4:

WIRKUNGEN UND RISIKEN

DER EINZELNEN PARTYDROGEN:

WIRKUNGEN UND RISIKEN DER EINZELNEN PARTYDROGEN

VON BERNHARD VAN TREECK

Jede Droge hat eine Rauschwirkung, die vom Konsumenten als angenehm erlebt wird. Drogen machen Spaß, können – wenn sie nicht zu häufig genommen werden – manchmal vielleicht die Lebensqualität sogar erhöhen. Ansonsten gäbe es keinen Drogenkonsum. Die User sind Menschen wie alle anderen auch, d.h. sie prüfen genau, wie es ihnen mit Drogen geht und wie ohne. Das Tückische an diesen Stoffen ist, daß sie alle kurzfristig Versprechungen machen, die sie langfristig nicht einlösen. Am Anfang sind Drogen oft etwas Wunderbares. Sie geben den richtigen Kick, führen durch traumhafte Welten, liefern Entspannung und Ausgeglichenheit, machen selbstsicher und lassen Depressionen verschwinden.

Aber das bleibt nicht so. Die Wirkung läßt nach, Nebenwirkungen nehmen zu. Die Rauscherlebnisse verlieren an Intensität, depressive Nachschwankungen mit körperlichen Mißempfindungen – im Volksmund auch Kater genannt - stellen sich immer häufiger ein. Körperliche und psychische Störungen stellen sich möglicherweise ein und werden zum ständigen Begleiter. Hinzu kommen soziale Probleme.

Die meisten Drogenkonsumenten sind schlecht informiert über die Risiken der Stoffe, die sie zu sich nehmen. Die folgende Auflistung sollen den Usern dabei helfen, ihre Entscheidungen auf einer breiten Wissensbasis zu treffen. Einige werden ihren Konsum nach der Lektüre vielleicht reduzieren oder einstellen, andere unter Umständen zumindest vom riskanten Mischkonsum ablassen und sich regelmäßig ärztlich untersuchen lassen. Damit wäre schon viel gewonnen.

Einige Leser werden sich wundern, warum sie in einem Partydrogenbuch auf Heroin und Alkohol stoßen. Alkohol habe ich deshalb einbezogen, weil er auf Parties häufig konsumiert wird und – aus pharmakologischer und psychologischer Sicht – eine Droge wie jede andere auch ist. Mischkonsum ist auch im Zusammenhang mit Alkohol ein Problem. Heroin wird derzeit zwar noch nicht so häufig in der Partyszene konsumiert, es gibt aber Zeichen, daß das nicht so bleiben wird.

Exotische Rauschgifte, die derzeit mengenmäßig keine Rolle spielen, habe ich weggelassen, um nicht unnötig Interesse zu wecken.

ALKOHOL

Formel: C_2H_5OH

Umgangssprachlich:
Alk, Lebenswasser, Schnaps, Korn, Wein, Bier, Cognac u.a. mehr.

Rechtlicher Status: Alkohol ist eine legale Droge und unterliegt nicht dem BtmG (Betäubungsmittelgesetz).

Geschichte: Die berauschende Wirkung des Alkohols ist nicht nur Menschen bekannt. Jedes Jahr berauschen sich z.B. Elefanten gezielt mit vergorenen Früchten der Borassus-Palme. Hier sind es – welche Parallele zum Menschen! – überwiegend die jungen Elefantenbullen, die diese Früchte bis zum Vollrausch konsumieren. Auch andere Säugetiere wie etwa die syrische Springmaus schätzen den Alkoholgenuß. Der Mensch steht also nicht allein mit seinen Vorlieben dar.

Der Name Alkohol stammt aus dem Arabischen. Er heißt soviel wie »das Feinste vom Feinen«. Lange vor den Arabern war Alkohol bereits in menschlichem Gebrauch. Schon in vorgeschichtlicher Zeit nutzten Menschen die Rauschwirkung vergorener Früchte. Nach Einführung des Ackerbaus wurden auch gezielt Pflanzensorten wie Wein oder Getreide angebaut, deren Früchte nicht nur zur Ernährung, sondern auch zur Herstellung von Alkohol dienten. Bereits vor 5000 Jahren beherrschten die Sumerer die Kunst des Bierbrauens. Auch beim Bau der Pyramiden wurde den Arbeitern Bier gegeben. Die Menschen konnten so die damit verbundenen Belastungen leichter ertragen, gleichzeitig diente das kalorienreiche Bier als billiges Nahrungsmittel.

Dionysos, der Gott des Weines, wurde von den Griechen verehrt, bei den Christen symbolisiert Wein das Blut Christi. In dem Gebiet, das heute Deutschland heißt, ist seit jeher Bier weit verbreitet. Erst mit der Industrialisierung nahmen hochprozentige Alkoholika an Bedeutung zu. Zum Teil wurden sie vom Arbeitgeber als Lohnersatz ausgegeben. Der Zweck war ähnlich wie bei den Sklaven im alten Ägypten. Die Arbeiter ertrugen leichter ihre Arbeitsbelastung und hatten gleichzeitig billige Nahrung in Form von Alkohol. Die Nebenwirkungen und Folgeerscheinungen wurden damals erheblich unterschätzt. Heute versuchen die meisten

Arbeitgeber eher, den Alkoholkonsum ihrer Angestellten so niedrig wie möglich zu halten.

Der Grund dafür liegt auf der Hand. Alkohol verursacht enorme volkswirtschaftliche Schäden. Mindestens 2,5 Millionen Deutsche sind Alkoholiker, 11 % trinken täglich am Arbeitsplatz. Ungefähr ein Viertel aller Arbeitsunfälle geht auf Alkohol zurück. Alkoholkranke sind fast dreimal so oft krank wie Arbeitnehmer ohne Alkoholproblem. Im statistischen Mittel verursacht jeder einzelne Alkoholiker betriebswirtschaftliche Kosten von 20.000 DM pro Jahr. 34 Milliarden Mark Schaden betragen allein die Kosten der Fehlzeiten von Alkoholikern jedes Jahr in Deutschland.

Anwendungsformen:
Alkohol wird oral in Form von Getränken aufgenommen. Meist handelt es sich dabei um vergorene Frucht- oder Getreidesorten. Der Wirkstoffgehalt schwankt zwischen ca. 5 % beim Bier und 40 % bei Schnaps.

Verstoffwechselung:
In geringen Mengen wird Alkohol bereits im Magen aufgenommen, die überwiegende Aufnahme geschieht im Dünndarm. Bei leerem Magen erfolgt die Aufnahme schneller und vollständiger als bei vollem. Aufgrund der guten Wasserlöslichkeit verteilt sich Alkohol schnell und gleichmäßig im Körper. Das Maximum des Blutalkoholspiegels wird nach circa 1 bis 2 Stunden erreicht. Im Gehirn wirkt Alkohol wie folgt: Acetaldehyd, ein Abbauprodukt des Alkohols, bildet wahrscheinlich mit stoffeigenen Neurotransmittern Kondensationsprodukte, die den Opioiden nahestehen. Gleichzeitig wird die Bildung von ß-Carbolinen erhöht. Diese Produkte stimulieren wahrscheinlich bestimmte dopaminerge Synapsen im Gehirn.

Der Abbau des Alkohols erfolgt überwiegend in der Leber.

Körperliches Abhängigkeitspotential: Mittelgradig.

Psychisches Abhängigkeitspotential: Mittelgradig.

Akute Wirkung:
Alkohol ist ein beliebtes Rauschmittel, weil seine Wirkung gut steuerbar ist. Wahrnehmung und Bewußtsein werden nicht so stark gestört wie

z.B. bei Halluzinogenen. Alkohol hat eine beruhigende, schlafanstoßende Wirkung und lindert Schmerzen. Die Einnahme führt zu allgemeinem Wärmegefühl mit einem Zustand gesteigerten Wohlempfindens und gehobener Stimmung. Alkohol wirkt angstlösend und z.T. enthemmend. Die Kritikfähigkeit ist oft vermindert.

Der Kontakt zu anderen Personen wird – insbesondere wenn diese auch alkoholisiert sind – erleichtert. Zum Teil wird das enthemmte Verhalten aber auch als aufdringlich und unangemessen empfunden. Bei einem Teil der Konsumenten führt Alkohol – wahrscheinlich als Folge der enthemmenden Wirkung – zu gesteigerter Aggression. Ein nicht unwesentlicher Teil der Gewaltverbrechen und Selbstmordversuche werden unter Alkoholeinfluß begangen.

Alkohol erweitert die peripheren Gefäße. Dadurch kann es zunächst zu einer Erwärmung der Arme und Beine bei Kälte kommen, die im Winter meist als angenehm empfunden wird. Da die Wahrnehmung der Körpertemperatur gestört und die Blutgefäße zu weitgestellt sind, droht die Gefahr der Unterkühlung. So kommt es immer wieder zu Tod durch Erfrierung nach Alkoholkonsum im Winter.

Vergiftungserscheinungen:
In hohen Dosierungen lähmt Alkohol das Atemzentrum; es kann zur Verlangsamung der Atmung bis zum Atemstillstand kommen. Der Patient kann ins Koma fallen. Herzstillstände oder Schockzustände sind bei Alkoholvergiftung ebenso möglich wie Krampfanfälle, Unterkühlung und Unterzuckerungen. Die oft nicht mehr ansprechbaren Personen sind in der Regel dank des typischen Geruches mit Alkohol in Verbindung zu bringen. Der Notarzt ist unmittelbar zu verständigen.

Psychoseartige Zustände wie das Alkoholdelir (das fast immer im Entzug auftritt) und die Alkoholhalluzinose können vorkommen und die Hilfe eines Psychiaters erfordern. Unkontrollierte aggressive Ausbrüche sind nicht selten. Der Betreffende ist in jedem Fall so gut wie möglich zu beruhigen und abzuschirmen, bis der Notarzt eintrifft.

Wirkungen beim chronischen Gebrauch:
Bei chronischem Alkoholkonsum verschiebt sich das Wirkungsspektrum. Die stimmungshebende Wirkung läßt nach. Was bleibt, ist der schlafanstoßende und enthemmende Effekt. Die Stimmung wird immer öfter gereizt-depressiv und kann stark schwanken. Entzugserscheinungen stel-

len sich ein. Bei meist verminderter Kritikfähigkeit kommt es in der Folge häufig zu Konflikten. Soziale Probleme sind oft das erste Zeichen einer Alkoholkrankheit. Ständiger Streit mit dem Partner, Schwierigkeiten auf dem Arbeitsplatz und zunehmende Fehlzeiten stellen sich ein. Es kann zur Ausbildung eines Teufelskreises – wie bei anderen Drogen auch – kommen. Alkohol führt zu nachlassender Leistungsfähigkeit und Belastbarkeit, es kommt zu Schwierigkeiten auf der Arbeit und in der Partnerschaft sowie zu Entzugserscheinungen, was wiederum dazu führt, daß der Betreffende sich mit Alkohol betäubt, um die Probleme nicht ertragen zu müssen.

Körperliche Schäden:
Circa 40.000 Menschen sterben in Deutschland Jahr für Jahr an den Folgen von Alkohol. Und das sind nur die bekannten Fälle. Die Dunkelziffer dürfte weitaus höher liegen. Alkohol kann bei chronischem Konsum alle Organsysteme schädigen. Das Risiko, an Krebs zu sterben, ist um das Vielfache erhöht. Die Auflistung der möglichen körperlichen Schäden, die als Alkoholfolgen bekannt sind, füllen ganze Bücher.

Es kann zur Ausbildung einer Fettleber kommen, später auch zur Leberzirrhose. Eine Zirrhose ist im Grunde nichts anderes als eine zusammengezurrte, vernarbte Leber. Sie ist nicht mehr rückbildbar, die Leber wird hart und kann den Körper nicht mehr richtig entgiften. Die Gifte zersetzen dann auch andere Organe. Die zunehmende Vergiftung läßt z.B. Hirnzellen absterben, die Patienten verblöden. Da die Leber für das Blut schwerer passierbar wird, bilden sich Umgehungskreisläufe z.B. über die Speiseröhre. Diese Umleitungen sind empfindlich und können bei Überbelastung platzen. Der Tod kann durch plötzlich auftretende Blutungen in die Speiseröhre eintreten. Die Bauchspeicheldrüse wird ebenfalls durch Alkohol geschädigt und kann ausfallen.

Alkohol erhöht das Risiko für Krebserkrankungen von Mundhöhle, Speiseröhre, Magen, Pankreas und Leber, wahrscheinlich auch für andere Krebsarten.

Alkohol schädigt bei chronischem Konsum das Nervensystem. Häufig sind Ausfälle des peripheren Nervensystems wie die Polyneuropathie. Das Tastempfinden der Hände ist dann meist gestört, die Patienten sind oft nicht einmal mehr in der Lage, Knöpfe zuzumachen. Auch das Gefühl in beiden Füßen und Beinen kann gestört werden, Lähmungen sind möglich bis hin zur Gangunfähigkeit. Durch Absterben von Zellen des Kleinhirns kann die Koordination erheblich gestört werden. Der Gang wird – auch beim nichtbetrunkenen Patienten – unsicher-breitbeinig, feinere Arbeiten können nicht mehr verrichtet werden. Das Schriftbild wird unsicherer.

Gleichzeitig werden auch die Zellen anderer Hirnteile angegriffen. Gedächtnisleistungen, Konzentrationsfähigkeit und intellektuelle Fähigkeiten lassen schleichend im Laufe der Jahre nach. Der geistige Abbau kann bis zum Schwachsinn führen. Wahnhafte und psychoseähnliche Zustände können sich ebenfalls ausbilden. Chronische Alkoholiker zeigen nicht selten gesteigerte Eifersucht bis hin zum Eifersuchtswahn. Auch Verfolgungswahn kann sich als Folge jahrelangen Alkoholkonsums entwickeln.

Medizinische Anwendung:
Vor Erfindung richtiger Narkosemittel wurde Alkohol zur Betäubung bei Operationen eingesetzt. Außerdem diente er als Schlafmittel.

Alkohol wirkt keimtötend und findet sich deshalb heute noch in Desinfektionsmitteln. In Alkohol lassen sich viele Medikamente besser lösen als zum Beispiel in Wasser. Deshalb enthalten viele Tropfen Alkohol als Trägersubstanz.

AMPHETAMINE (SPEED)

Wirkstoffe: Amphetamine und Amphetaminderivate, Ephedrin, Norephedrin, Metamphetamin

Umgangssprachlich:
Speed, Uppers, Ice, Arbeiterkoks, Power, Vitamin A, Black Beauty, Pink Football, Peppers, Cappies, Line (wenn es durch die Nase »gesnieft« wird).

Rechtlicher Status:
Amphetamine stehen in Anhang 3 des BtmG, sind daher also verschreibungsfähige Medikamente. Die Anwendung und Verschreibung ist nur Ärzten erlaubt.

Geschichte:
Speed ist eine umgangssprachliche Gruppenbezeichnung für synthetische antriebssteigernde Drogen, deren Struktur sich vom Amphetamin ableitet. Edelana synthetisierte 1887 als erster Amphetamin. Darauf aufbauend wurden im Laufe der Jahre eine ganze Reihe neuer Drogen synthetisiert, wie z.B. Ecstasy.

Die wachmachende, blutdrucksteigernde Wirkung führte dazu, daß Amphetamine in der Medizin z.B. bei Kreislaufkollaps, Fettleibigkeit und der Encephalitis lethargica, einer Hirnentzündung, die mit dauerhafter Verlangsamung und Schläfrigkeit einhergeht, versuchsweise eingesetzt wurden. Außerdem versuchte man Neurosen, Parkinsonismus und sogar Drogensucht und Alkoholismus mit Amphetaminen zu heilen. Die mäßigen Erfolge der Behandlung, verbunden mit erheblichen Nebenwirkungen, führten dazu, daß Amphetamine sich in der Medizin nicht durchsetzen konnten.

Eine größere Bedeutung bekamen Amphetamine im Laufe der Jahre als Droge. Billiger als Kokain (deshalb auch die Bezeichnung »Arbeiterkoks«) konnte Speed diese Droge vielerorts zurückdrängen. 1919 wurde – ausgehend vom Amphetamin – das stärker wirksame Methamphetamin entwickelt. Zunächst fand es in den dreißiger Jahren Verwendung als Wachmacher für amerikanische Studenten und als Dopingmittel für Sportler. Im zweiten Weltkrieg setzten alle beteiligten Armeen Amphetamine bei ihren Soldaten ein. Es hatte viele für die Kriegsführung positive Wirkungen, denn es machte wach, aggressiv und unterdrückte Hunger und Schmerz. Erste Abhängigkeiten wurden beschrieben. Auch nach dem Krieg wurden Amphetamine beim deutschen Wiederaufbau konsumiert. Schweden wurde in den sechziger Jahren von einer regelrechten Speed-Epidemie überollt. Erst durch die Illegalisierung aller Amphetamine gelang es dort, diese Welle zu stoppen.

Bis heute werden Amphetamine in Europa von vielen Menschen konsumiert. Insbesondere Personen, die hohen beruflichen Belastungen ausgesetzt sind, wie Manager, Politiker, Hochleistungssportler, greifen manchmal darauf zurück. Die Droge ist billig, läßt sich unauffällig konsumieren und steigert gesellschaftlich positiv besetzte Eigenschaften wie Leistungsfähigkeit und Selbstbewußtsein. Der Raubbau am Körper bleibt allerdings nicht ohne Folgen. Der brillante Kabarettist Wolfgang Neuß zum Beispiel erlitt aufgrund seines Speed-Konsums einen schweren Nervenzusammenbruch, von dem er sich nie mehr richtig erholt hat.

Seit Beginn der Achtziger Jahre hat der Amphetaminkonsum in Deutschland kontinuierlich zugenommen. Wurden 1984 nur 14 kg Amphetamin sichergestellt, so waren es 1995 schon 138 kg. Punker, New Waver und Rocker konsumieren Speed ebenso wie die immer größer werdende Techno-Gemeinde (siehe Interview Björn). Beim Techno sind es insbesondere die Anhänger von »Gabber« und »Speedcore«, zwei härteren, schnellen Technostilen, die zu dieser Droge neigen.

Anwendungsformen:
Amphetamine werden meist in Pulverform angeboten. Die häufigste Anwendungsform ist das »Sniefen«. Dabei wird das Pulver in einer Linie (»Line«) angeordnet und über ein aufgerolltes Papierstück durch die Nase aufgesogen.

Speed wird auch in Tablettenform angeboten. Einige Konsumenten lösen die Tabletten in Wasser auf und injizieren sie dann intravenös, um die Wirkung zu verstärken.

Verstoffwechselung:
Amphetamine bewirken die Freisetzung von körpereigenen Botenstoffen, in erster Linie Noradrenalin. In geringeren Mengen wird auch Dopamin freigesetzt, was wahrscheinlich Ursache des unter Amphetaminen zu beobachteten überhöhten Selbstwertgefühles ist.

Speed wird, wenn es geschluckt wird, nahezu vollständig im Darm aufgenommen und im Organismus dann ungleichmäßig verteilt. Die höchste Konzentration findet sich im Fettgewebe. Die Halbwertzeit von Speed beträgt zwischen 5 und 30 Stunden, im Mittel zwischen 8 und 12 Stunden. Ausgeschieden werden Amphetamine über die Niere.

Körperliches Abhängigkeitspotential: Gering.

Psychisches Abhängigkeitspotential: Hoch.

Akute Wirkung:
Speed ist ein antriebssteigerndes Rauschgift. In der Partyszene dient es dazu, die natürliche Müdigkeit zu unterdrücken, um die Nacht besser durchtanzen zu können. Der Schlafentzug und die Überbelastung des Körpers durch das »Durchtanzen« können eine extreme körperliche Belastung darstellen.

Speed erhöht das Selbstwertgefühl. Der Rededrang ist vermehrt, die Spontaneität ist höher als normal. Speed beschleunigt das Denken, allerdings sinkt die Fähigkeit, einen Gedankengang bis zu Ende zu verfolgen. Es vermindert die Kritikfähigkeit und erhöht die Risikobereitschaft. Die Wahrscheinlichkeit für Unfälle steigt. Amphetaminkonsumenten wirken oft überheblich und anmaßend. Konflikte mit anderen sind die Folge. Die Wahrscheinlichkeit für Gewaltverbrechen ist erhöht, wobei Gewalttätigkeit unter Ravern bislang die Ausnahme ist. Mag sein, daß die friedliche Atmosphäre der Parties einen Teil der Drogenwirkung kompensiert. Auf Gabber-Raves allerdings soll es in letzter Zeit häufiger zu Schlägereien gekommen sein – vielleicht ein Zeichen des dort weiter verbreiteten Speed- und Kokainkonsums.

Wie alle antriebssteigernden Drogen unterdrücken Amphetamine das Hungergefühl. Der appetitzügelnde Effekt ist von vielen – insbesondere weiblichen Konsumenten – durchaus erwünscht. Bei längerfristigem Konsum kann eine deutliche Gewichtsabnahme die Folge sein.

Die Gefäße des peripheren Kreislaufes stellen sich nach Einnahme von Speed eng, der Blutdruck steigt, es kann zu Herzrasen kommen, selten auch zu einer Verlangsamung des Herzrhythmus. Nach hohen Dosen kommt es gelegentlich zu einer Störung des Herzrhythmus, das Herz schlägt unregelmäßig. Der Tonus der glatten Muskulatur wird erhöht, so daß z.B. das Wasserlassen erschwert sein kann.

Eine Vielzahl von Warnsytemen des Körpers werden durch Amphetamine gestört. Eine häufig zu beobachtende Wirkung ist eine Erhöhung der Körpertemperatur, die vom Körper nicht wahrgenommen wird. Es kann – insbesondere auf Parties und an anderen heißen Orten – zu gefährlichen Überhitzungen kommen.

Halluzinationen sind eine seltene mögliche Akutwirkung. Insbesondere bei ängstlicher Grundstimmung können Amphetamine – selbst bei einmaligem Gebrauch – zu unkontrollierbaren Angstzuständen bis hin zu psychotischem Erleben führen. Es besteht dann akute Gefahr, daß der Betreffende sich oder – seltener – anderen etwas antut.

Im Gegensatz zur alkoholbedingten Psychose, die erst nach längerem exzessiven Alkoholmißbrauch auftritt, kann eine Amphetaminpsychose bereits nach einmaligem hochdosierten Gebrauch auftreten.

Schlafstörungen und depressive Zustände sind auch bei nicht-chronischem Konsum nicht selten, letztere treten regelhaft – zumindest leicht ausgeprägt – nach Abklingen der Wirkung auf (sog. Psychokater).

Vergiftungserscheinungen:

Rasender Puls, erhöhte Temperatur, Zittern und Brechreiz deuten auf eine Vergiftung mit Speed hin. Hirnblutungen mit plötzlich auftretenden halbseitigen Lähmungen, starken Kopfschmerzen und beginnender Bewußtlosigkeit können hinzukommen. Eine Amphetaminvergiftung stellt einen lebensbedrohlichen Zustand dar. Plötzliche Bewußtlosigkeit, weite, nicht auf Licht reagierende Pupillen, fehlender Puls, Unregelmäßigkeiten der Atmung, aschgraue, kalte Arme und Beine sowie rasender Puls sind ebenfalls Zeichen eines akut dekompensierten Zustandes mit Lebensgefahr.

Der Notarzt ist in jedem Fall ohne Zeitverzögerung zu verständigen. In der Zwischenzeit muß beim Verdacht auf Herzstillstand sofort von zwei Personen mit Herzmassage und Mund-zu-Mund-Beatmung begonnen werden, bis der Notarzt am Ort eintrifft.

Auch psychoseartige Bilder können Zeichen einer Amphetaminvergiftung sein. Die Sinneseindrücke werden verzerrt erlebt. Starke Angst kann das Bild bestimmen. Hier ist ebenfalls ohne Zögern der Notarzt zu verständigen. Der Betreffende darf nicht alleingelassen werden, da in solchen Zuständen die Selbstmordgefahr erhöht ist. Er ist in einen ruhigen Raum zu bringen, jede Aufregung und Hektik muß so weit wie möglich vermieden werden. Der Notarzt kann durch sedierende Neuroleptika oder Benzodiazepine diesen Zustand unter Umständen rasch verbessern. Wegen der Suizidgefahr ist es aber in jedem Fall wichtig, daß der Betroffene unter Beobachtung bleibt, unter Umständen ist sogar der kurzfristige Aufenthalt auf einer geschlossenen psychiatrischen Station unvermeidbar.

Wirkungen bei chronischer Einnahme:
Bei wiederholter Anwendung ist zunächst einmal immer ein Wirkungsverlust zu beobachten, der mit einer Abnahme des Noradrenalins in den Nervenzellen erklärt wird. Die körpereigenen Speicher sind dann entleert, mit einer Erhöhung ist die gewünschte Wirkung nicht mehr zu erreichen. Fälschlicherweise gehen dann viele Drogenkonsumenten davon aus, daß die Qualität der Drogen abnehme. Der Wirkungsverlust wird mit Erhöhung der Dosis beantwortet, die Gefahr der Entwicklung einer Abhängigkeit ist hier sehr hoch.

Bei längerfristiger Einnahme von Amphetaminen sind – meist im Wechsel mit depressiven Stimmungstiefs – unangemessen erhöhte Aktivität, vermehrtes Reden (»Laberflash«) sowie ein scheinbar überhöhtes Selbstwertgefühl zu beobachten. Die Betroffenen sind reizbar und launisch. Die Stimmung kann stark schwanken. Es kann zu aggressiven Ausbrüchen mit verminderter Kritikfähigkeit bis hin zur paranoiden Zuständen kommen. Psychoseähnliche Zustände mit Beziehungs- oder Verfolgungswahn sind – seltener – ebenfalls zu beobachten. In schweren Fällen können Bilder auftreten, die von einer Schizophrenie kaum zu unterscheiden sind.

In Tierversuchen wurde festgestellt, daß die chronische Einnahme von Amphetaminen zu einem Mangel des Botenstoffes Dopamin im Gehirn führt. Es ist möglich, daß dadurch das Belohnungsgefühl nach sozial positiven Aktionen ausbleibt. Somit könnte es sein, daß auf organischer Grundlage dauerhaft eine normale soziale Kommunikation durch Speed gestört wird.

Körperliche Schäden:
Durch die blutdrucksteigernde Wirkung ist die Gefahr von Schlaganfällen erhöht. Bei Patienten mit Herzschäden besteht wegen der möglichen Herzrhytmusstörungen die Gefahr eines Herzstillstandes. Der dauerhafte Gebrauch von Amphetaminen führt zu einer Umstellung des Körpers ähnlich wie bei Magersüchtigen oder Menschen aus Hungerregio-

nen. Im Zusammenhang damit ist wahrscheinlich auch zu sehen, daß es zu Unregelmäßigkeiten der Menstruation bis hin zum Aussetzen kommen kann. Speed kann zu Magenschmerzen führen. Im Extremfall kann es zu einem Magendurchbruch mit eventuell tödlicher Folge kommen.

Amphetamine unterdrücken wahrscheinlich auch das Immunsystem. Eine häufige Nebenwirkungen sind »Speedpickel«, dabei lagern sich Kristalle unter der Haut ab. Nach intravenösem Amphetamin-Abusus wurden bei AIDS-Patienten rasch tödlich verlaufende Fälle beobachtet.

Chronischer Amphetamingebrauch bei Jugendlichen kann zudem zu Wachstumstörungen führen.

Gegenanzeigen:
Personen, die unter den nachfolgenden Krankheiten leiden, sollten keinesfalls Amphetamine konsumieren: Bluthochdruck, Schilddrüsenüberfunktion, erhöhter Augeninnendruck, vergrößerte Prostata mit Restharnbildung, Magersucht, Herzrasen, Herzrhythmusstörungen, arterielle Verschlußkrankheit, schwere Angina pectoris, Patienten, die einen Schlaganfall durchlitten haben und Patienten mit Nebennierenmarktumoren. Alle diese Beschwerden können sich unter Amphetaminen deutlich verschlechtern.

Menschen, die bereits mit psychischen Problemen wie z.B. Depressionen, Psychosen, Angsterkrankungen, Erkrankungen aus dem schizophrenen Formenkreis zu kämpfen hatten, sollten von Amphetaminen Abstand nehmen. Es kann sonst zu einem neuen Schub der Erkrankung kommen, der unter Umständen weitaus dramatischer verläuft als frühere Episoden.

Menschen, die in der Vergangenheit in irgendeiner Form mit Drogen, Arzneimitteln oder Alkohol Probleme gehabt haben, dürfen Amphetamine in keinem Fall nehmen, weil bei ihnen die Gefahr der Ausbildung einer Amphetamin-Sucht sehr hoch ist.

Keinesfalls sollen Amphetamine eingenommen werden, wenn im Intervall von 14 Tagen zuvor MAO-Hemmstoffe (eine Form von Antidepressiva) eingenommen wurden. Ebenfalls nicht eingenommen werden dürfen Amphetamine während der Schwangerschaft oder beim Stillen.

Einnahme während der Schwangerschaft:
Insbesondere in den ersten Wochen der Schwangerschaft ist die Gefahr von Mißbildungen groß. Unter anderem können Mißbildungen des Her-

zens auftreten, ein unvollständiger Verschluß des Rückenmarks oder der Wirbelsäule und eine Mißbildung der Liquorräume (sog. Hydrozephalus). Es kann zu einer Lippenspalte kommen sowie zu Verformungen der Extremitäten.

Weitere Risiken:

Der Amphetamingehalt der angebotenen Produkte schwankt stark, Überdosierungen sind so leicht möglich. Unkalkulierbar ist der Mischkonsum mit anderen Substanzen, hier kann es zu tödlichen Wechselwirkungen kommen. Bei intravenösem Gebrauch drohen bei unhygienischer Handhabung (z.B. Spritzentausch) u.a. Infektionskrankheiten wie Hepatitis und HIV.

Medizinische Anwendung:

In der Kinder- und Jugendpsychiatrie werden Amphetamine in einigen Kliniken zur Behandlung des hyperkinetischen Syndroms eingesetzt. Die Behandlung zeigt bei einem Teil der Kinder gute Erfolge. Kritisch dabei ist das Abhängigkeitspotential der Droge, da man weiß, daß gerade hyperkinetische Kinder gefährdet sind, ein Suchtproblem zu entwickeln. Zudem treten Wachstumsverzögerungen auf, so daß regelmäßig Unterbrechungen der Behandlung – z.B. in den Schulferien – vorzunehmen sind.

Manche Kliniken behandeln auch Narkolepsie, das sind anfallsartige Schlafanfälle, mit Amphetaminen. Nicht mehr üblich ist die Behandlung von Asthma mit Amphetaminen und die Verwendung als Appetitzügler.

CANNABIS

Wirkstoff: THC = Tetrahydrocannabinol
(Gruppe von 4 Tetrahydrocannabinolen sowie etwa 30 chemisch verwandten Wirkstoffen, den Cannabinoiden)

Umgangssprachlich:
Bon, Bhang, Brown, Dope, Gras, Grass, Marijuana, Marihuana, Mary Warner, Tea, Gage, Muggles, Hasch, Haschisch, Kiff, Piece, Pott, Riefer, Shit, Stoff, Pot, Weed, Maconha, Bendsch.

Rechtlicher Status:
Cannabis untersteht dem Betäubungsmittelgesetz in Anhang 1 und ist eine illegale Droge.

Geschichte:
Ursprünglich stammt Cannabis, eine Hanfpflanze, aus Zentralasien, wahrscheinlich aus dem Himalaya. Es gibt Hinweise darauf, daß die Wirkung bereits im sechsten Jahrtausend vor Christus bekannt war. In China soll es bereits 5000 v.Chr. bei Menstruationsbeschwerden und als Psychostimulans benutzt worden sein.

Etwa im 8. Jahrhundert vor Christus führten Chinesen es in Indien ein. Es fand dort vielseitige Verwendung; z.B. bei Fruchtbarkeitsritualen. Von da aus breitete die Pflanze sich wahrscheinlich im 8./7. Jahrhundert nach Mesopotamien aus und fand Eingang in den arabischen Kulturkreis. Herodot schrieb über den Gebrauch von Haschisch bei den Skythen im 5./4. Jahrhundert. Auch die Thraker und Kelten kannten diese Droge. In den Ruinen des Totenorakels von Ephedra fanden Forscher ebenfalls Haschisch. Mit der Islamisierung nach 800 n.Chr. breitete sich Cannabis im gesamten vorderen Orient und in Afrika aus.

Hildegard von Bingen empfahl Hanf als Sedativum bei Fieber und krankhaften Erregungen. Die europäischen Eroberer führten ab dem 16. Jahrhundert die Pflanze dann in Amerika ein.

Im Laufe der letzten zweitausend Jahre hat sich die anspruchslose Pflanze so nach und nach über alle Kontinente verbreitet. Sie wächst sowohl in subtropischen und tropischen Regionen. In gemäßigten Breiten – z.B. in Holland und den USA – wird Cannabis in Treibhäusern angebaut. Seit den sechziger Jahren werden in sogenannten Indoor-Anlagen immer THC-reichere Sorten gezüchtet. Die Hippie-Bewegung der sechziger Jahre verhalf der Droge zu einer bis heute anhaltenden Popularität. Neben Alkohol und Nikotin ist es die verbreitetste Droge unter jungen Leuten. Auch in der Partyszene wird es häufiger konsumiert als z.B. Ecstasy.

Hanf dient momentan überwiegend als Ausgangsprodukt für Drogen. Dabei ist Hanf eine vielfältig nutzbare Kulturpflanze. Nur wenige Sorten enthalten in nennenswerten Mengen THC. Früher dienten Hanffasern zur Herstellung von Textilien und Papier. Auch Speiseöl läßt sich daraus gewinnen. Dieser sogenannte Industriehanf enthält kaum psychoaktiven Wirkstoff. Die Hanfmarktordnung der EU schreibt für Industriehanf einen THC-Gehalt bis max. 0,3 Gewichtsprozent vor.

Anwendungsformen:
Cannabis ist die Bezeichnung für eine Hanfpflanze, die den Wirkstoff Tetrahydrocannabinol, kurz THC genannt, enthält. THC ist ein ätherisches Öl, das sich in verschiedenen Pflanzenteilen in unterschiedlicher Konzentration nachweisen läßt.

Bei Haschisch handelt es sich um das getrocknete Harz aus Drüsenhaaren der Pflanze. Marihuana ist die Bezeichnung für getrocknete Blütenblätter, Blätter und Stengel der Pflanze. Der Wirkstoffgehalt von Cannabis beträgt zwischen 1 und 18 Prozent bei Haschisch und Marihuana. Haschisch ist im Mittel etwa 5mal wirksamer als Marihuana. Seltener ist das hochkonzentrierte Haschischöl, daß bis zu 50 % THC enthält. Sowohl Haschisch wie auch Marihuana werden entweder mit Tabak vermischt geraucht (sogenannter Joint) oder zusammen mit anderen Nahrungsmitteln wie Tee, Kakao oder in Plätzchen eingebacken (Spacekekse) gegessen.

Verstoffwechselung:
Wird Cannabis geraucht, tritt die Wirkung schneller ein als bei der Aufnahme mit der Nahrung und ist besser steuerbar. Beim Rauchen tritt die Wirkung nach wenigen Minuten ein. Die Wirkdauer beträgt ca 2-3 Stunden, je nach Dosis aber bedeutend länger.

Die Gefahr einer Überdosierung ist bei oraler Aufnahme wegen der schlechteren Steuerbarkeit größer. Bei oraler Einnahme muß zur Erreichung der gleichen Wirkung zudem etwa zwei bis dreimal höher dosiert werden als beim Rauchen, da weniger Wirkstoff aufgenommen wird. Die Wirkung tritt nach ca. 1/2 Stunde auf, je nach Füllungszustand des Magens auch später. Die Wirkung beträgt dann ca. 3 bis 5 Stunden.

THC ist der Hauptwirkstoff der Droge. Daneben enthält Haschisch etwa dreißig weitere Cannabinoide. THC ist praktisch wasserunlöslich, dafür aber gut fettlöslich. Es wird über die Darmschleimhaut aufgenommen und flutet rasch im Gehirn an. Es besetzt dort wahrscheinlich spezielle Rezeptoren. Zudem lagert es sich in Lunge, Leber und Milz ein, aus denen es nur langsam wieder abgegeben wird. THC wird dann zu 80 % über den Darm und zu 20 % über die Niere eliminiert.

Körperliches Abhängigkeitspotential:
Das körperliche Abhängigkeitspotential von Cannabis ist gering, da die Droge schnell im Fettgewebe aufgenommen und von dort erst langsam wieder abgegeben wird. Der Konsument hat noch lange Zeit nach der Drogeneinnahme Rauschgift im Körper und kann so keine körperlichen Entzugserscheinungen entwickeln.

Psychisches Abhängigkeitspotential:
Das psychische Abhängigkeitspotential ist mittelgradig, wahrscheinlich vergleichbar mit Alkohol.

Akute Wirkungen:
Cannabis ist -neben Alkohol - die am häufigsten verwendete Partydroge. Es dient zur Entspannung und Beruhigung. In der Partyszene wird es als sogenannter »Downer« verwendet. Anhaltende unerwünschte Wirkungen von antriebssteigernden Drogen wie Ecstasy, Speed oder Kokain, sogenannten »Uppern«, werden mit Cannabis unterdrückt. Bei hohem Konsum von »Uppern« ist es dem Partygänger kaum möglich, ohne Drogen wie Cannabis zur Ruhe zu kommen oder gar zu schlafen. Von vielen Ravern wird Cannabis deswegen nach dem Tanzen zum Abkühlen und Beruhigen, dem sogenannten »Chill out«, benutzt.

Cannabis regt den Appetit an und verstärkt in der Regel die vorherrschende Gefühlslage. Auf Parties bewirkt es neben einer größeren Gelassenheit meist eine gehobene Stimmung, die in grundlose Heiterkeit umschlagen kann. Die Stimmung wird als intensiviert erlebt. Mehrere, eigentlich unvereinbare Gefühlszustände können gleichzeitig erlebt werden. Angst-, Scham- oder auch Schuldgefühle können z.B. neben Glücksgefühlen gleichzeitig bestehen. Während des Rausches kann es zu plötzlichen Stimmungsumschwüngen kommen. Zum Teil sind sie erwünschte Rauschwirkung.

Das Kritikvermögen ist vermindert bei erhöhter Risikobereitschaft. Ist die Grundstimmung ängstlich oder depressiv, so kann es zu Todesängsten, Verfolgungserlebnissen kommen. Durch die Kritikschwäche kann es zu unkontrollierten Reaktionen kommen. Bei depressiven Menschen erhöht sich dadurch die Selbstmordgefahr.

Auch akute psychotische Dekompensationen wurden beschrieben. Ähnlich wie bei psychotischen Patienten verliert unter Cannabis-Einnahme das Denken seinen Sinnzusammenhang, seine Kontinuität. In vielen Fällen wird dies als befreiend erlebt, die ungerichtet auftretenden Gedanken werden als kreative Leistung fehlgedeutet. Unter Cannabis-Einnahme kann es zu Verknüpfungen von unterschiedlichen Sinneseindrücken kommen. So kann zum Beispiel Musik mit optischen Vorstellungen verknüpft werden, optische Eindrücke können mit bestimmten Gerüchen in Verbindung gebracht werden. Gleichzeitig ist es unter der Einnahme von Cannabis schwieriger, das Erlebte in Worte zu fassen. Illusionen und Pseudohalluzinationen können auftreten und sind, sofern sie emotional positiv getönt sind, auch eine erwünschte Rauschwirkung.

Das Denken wird bruchstückhaft mit Herabsetzung der Merkfähigkeit und Verlust kontinuierlichen Erlebens. Wahrgenommene Inhalte werden in der Regel nach assoziativen Gesichtspunkten geordnet. Die Aufmerksamkeit ist deutlich gestört, es besteht eine erhöhte Ablenkbarkeit. Häufig ist eine Ausrichtung auf irrelevante Nebenreize, denen inadäquate Bedeutung zugemessen wird. Es kann zu Gedächtnis- und Erinnerungsstörungen kommen.

Bei einmaligem Konsum von Haschisch kann es zu folgenden unerwünschten körperlichen Wirkungen kommen: Steigerung der Herzfrequenz, Erhöhung des Blutdrucks, gesteigerter Appetit, Übelkeit bis hin zum Erbrechen, Schläfrig- und Müdigkeit, Kopfschmerzen, Erkaltung der Finger, Erweiterung der Pupillen, Reflexsteigerung, Mißempfindungen im Bereich der Haut, Zittern der Hände, Gangunsicherheit. Typisch ist aber auch, daß bei Personen, die die Cannabiseinnahme nicht gewohnt sind, beim ersten Konsum keinerlei Wirkungen auftreten. Körperliche Mitreaktionen sind bei Cannabis eher selten.

Der allgemein zu beobachtende Trend zu unkontrollierter gleichzeitiger Einnahme von Drogen ist auch bei Cannabis zu beobachten. Fast immer spielt bei Mischkonsum auch Cannabis eine Rolle. Zunehmend wird es jetzt schon zu Beginn einer Party geraucht, obwohl die erwünschten antriebssteigernden Wirkungen z.B. von Ecstasy dadurch aufgehoben werden.

Vergiftungserscheinungen:
Zeichen einer Cannabis-Vergiftung sind erhöhter Herzschlag, eine Rötung der Bindehäute, evtl. mit Pupillenerweiterung, Kopfschmerzen, aber auch eine verminderte Schmerzempfindlichkeit und eine Standschwäche. Das kann zur Übelkeit bis hin zum Brechreiz und deutlichen Koordinationsstörungen führen. Im schlimmsten Fall ist die Möglichkeit einer Unterdrückung des Atemzentrums mit Schock gegeben. Im letzteren Fall ist umgehend der Notarzt zu verständigen. Bei Verdacht auf einen Herzstillstand ist unmittelbar mit Herzmassage und Mund-zu-Mund-Beatmung zu beginnen, bis der Notarzt eintrifft.

Als atypische Vergiftungserscheinung sind sogenannte »Horrortrips« möglich. In diesem Fall ist die betreffende Person in jedem Fall nicht aus den Augen zu lassen. Am besten sollte ein Freund immer in der Nähe bleiben. Es ist sicherzustellen, daß die Person in einen ruhigen Raum verbracht wird. Eventuell ist auch hier der Notarzt zu verständigen, der dann unter Umständen beruhigende Medikamente, wie z.B. Valium, gibt. Diese Medikamente heben die Wirkung von Cannabis nicht auf, aber sie wirken entängstigend. Problematisch ist, daß beide Stoffe dämpfend auf das Atemzentrum wirken. Es sollte zusätzlich nur dann Valium oder ein anderes Beruhigungsmittel gegeben werden, wenn die Möglichkeit einer künstlichen Beatmung gegeben ist.

Es ist zu beachten, daß es bei Horrortrips zu Selbstmordversuchen kommen kann. Mitunter ist es deshalb besser, die betreffende Person für kurze Zeit auf einer geschlossenen psychiatrischen Station unterzubringen, bis der Trip abgeklungen ist.

Wirkungen bei chronischer Einnahme:
Bei kontinuierlichem Gebrauch nimmt ein Teil der erwünschten Drogenwirkungen ab. Es dominiert der antriebsvermindernde Effekt. Da die Droge im Fettgewebe gespeichert wird, treten Entzugserscheinungen praktisch nicht auf. Typisch für chronische Kiffer sind eine allgemeine Antriebsverminderung bis hin zum völligen Amotivationssyndrom. Kurz- und Langzeitgedächtnis sind gestört, die ursprüngliche Leistungsfähig-

keit geht verloren. Typisch ist außerdem eine Zunahme der Kritikschwäche sowie eine Wesensänderung in Richtung einer vermehrten Selbstzuwendung, Selbstbeobachtung und Selbstbeschäftigung. Deutlich wird meist auch ein Mangel an sozialen Kontakten, das Interesse an sozialen Kontakten läßt nach, der Kiffer hat dann nur noch mit sich selbst oder ähnlich Abhängigen zu tun.

Einbrüche der schulischen Leistungen oder im Arbeitsbereich treten fast immer auf und führen nicht selten zu Abbrüchen von Ausbildungen oder dem Verlust des Arbeitsplatzes.

Körperliche Schäden bei chronischer Einnahme:
Zu Unrecht gilt Cannabis unter jungen Menschen – im Gegensatz zum Alkohol – immer noch als harmlose Droge. Im Vergleich zu Heroin und Kokain hat eine solche Behauptung vielleicht ihre Berechtigung. Andererseits ist es so, daß die Folgeschäden von Cannabis bislang noch nicht ausreichend beforscht wurden. Die wenigen Ergebnisse, die es gibt, zeigen eindeutig, daß sehr wohl auch Cannabis süchtig machen kann, daß es zu körperlichen Schäden und schweren psychischen Störungen führen kann und daß es wahrscheinlich Immunsystem und Erbgut schädigt. Derzeit sind mögliche Langzeitfolgen nicht abschätzbar.

Aus orientalischen Ländern gibt es Berichte, daß Cannabis Hirnschäden auslösen kann. Bislang sind diese Ergebnisse aber nicht wissenschaftlich überprüft. Die chronische Einnahme von Haschisch greift die Atemwege an und kann zu Erkrankungen führen. Bei chronischer Einnahme sind eine Entzündung der Bindehäute sowie des Nasenrachenraums und des Atemsystems häufig. Fast alle Kiffer leiden unter chronischer Bronchitis (sogenannter Potthusten). Das Krebsrisiko ist gegenüber Rauchern um das Fünf- bis Zehnfache erhöht. Grund hierfür ist wahrscheinlich der hohe Teergehalt der Droge.

Cannabis kann außerdem zu Leberschäden führen. Ob auch andere Organe bei chronischem Konsum geschädigt werden, ist bislang nicht untersucht.

Inwieweit Mißbildungen bzw. Minderbegabungen bei Kindern chronischer Kiffer gehäuft auftreten, kann man derzeit noch nicht sagen. Die dazu notwendigen Untersuchungen stehen noch aus.

Medizinische Anwendung:
Es gibt einige aktuelle Ansätze in der Medizin, die sich mit einem möglichen Einsatz von Cannabis in der Medizin beschäftigen. In Alaska und Kalifornien wird versucht, den appetitanregenden Effekt von Cannabis bei AIDS- und Krebskranken zu nutzen, um die erwünschte Gewichtszunahme zu bewirken. Bei Chemotherapie soll Cannabis den Brechreiz senken. Kritisch dabei ist, daß Cannabis das Immunsystem zusätzlich schwächt, was den Verfall dieser Patienten noch beschleunigen könnte.

Da THC den Augeninnendruck senkt, wird es versuchsweise in den Niederlanden zur Behandlung des Grünen Stars eingesetzt.

ECSTASY

Wirkstoff: MDMA (Methylendioxymethamphetamin), MDEA (Methylendioxy-N-ethylamphetamin), MDBD (Methylbenzodioxolbutanamine)

Umgangssprachlich:
Der Name Ecstasy wird für alle drei hier besprochenen ringsubstituierten Amphetamine, nämlich MDMA, MDEA und MDBD gebraucht. Weitere Begriffe für die Droge sind Adam (für MDMA), XTC, Eve (für MDEA), E., Essence, Love, Cadillac und Pille.

Rechtlicher Status: Illegale Droge, die in Anhang 1 des Betäubungsmittelgesetzes aufgelistet ist.

Geschichte:
Bereits 1898 wurde Ecstasy erstmals synthetisiert. 1913 meldete die Pharmafirma Merck es zum Patent an. Gedacht war eine Anwendung als Appetitzügler. Wegen »merkwürdiger Nebenwirkungen« kam es aber nie auf den Markt. Obwohl prinzipiell auch die halbsynthetische Herstellung aus Petersilie, Dill oder Muskatnuß möglich ist, spielte von Beginn an nur die synthetische Herstellung eine Rolle, weil sie billiger ist und die Herstellung großer Mengen erlaubt.

In den fünfziger Jahren führten die USA Versuche mit MDMA durch. Sie waren auf der Suche nach einer Wahrheitsdroge, z.B. für Verhöre von Kriegsgefangenen. Die Ergebnisse waren wohl nicht überzeugend, das Interesse für die Substanz ließ nach.

Der Chemiker Alexander Shulgin stellte 1965 Ecstasy erneut her und testete im Selbstversuch die Wirkung. Er war begeistert von der Wirkung des Stoffes. Als vielversprechender Chemiker hatte er bei Dow Chemicals begonnen. Nach und nach aber begann er, seine Arbeit nicht mehr zur Zufriedenheit seines Arbeitgebers zu erfüllen. Statt z.B. Insektizide zu erfinden, wie von seinem Arbeitgeber verlangt, entwickelte Shulgin immer neue Drogen. 179 Substanzen sollen seine Frau und er an sich getestet haben. Schließlich wurde er von Dow Chemicals gefeuert.

In den sechziger Jahren machten einige Psychiater und Psychotherapeuten, die durch Shulgin auf Ecstasy aufmerksam geworden waren, Experimente mit Ecstasy, um den Nutzen für die Psychotherapie zu erforschen. Sie versuchten Widerstände, die im Rahmen der psycholytischen Therapie (einer Außenseitermethode in der Psychotherapie) auftraten, mit MDMA zu brechen bzw. aufzulösen. Die Patienten sollten mit der Droge in sogenannte Regression versetzt werden, einen Zustand, der dem eines unmündigen Kindes gleicht. Letztlich hat sich Ecstasy in der Psychotherapie nicht durchsetzen können und geriet erneut in Vergessenheit.

Die Verbreitung von Ecstasy und Co. als Rauschmittel blieb bis Anfang der achtziger Jahre überwiegend auf esoterische Kreise beschränkt. Auch in der Schwulenszene wurde es seit den Sechzigern mit einiger Konstanz als Stimulans geschätzt. Den Namen Ecstasy bekamen MDMA und Co. wahrscheinlich 1981. Vorher hatte die Substanz Essence oder Love, manchmal auch Adam geheißen. Der neue Name klang besser, verkaufte sich besser und setzte sich schließlich durch. Ecstasy wurde wieder häufiger konsumiert. 1986 wurde es deshalb verboten, man befürchtete die Entwicklung eines Drogenproblems. Die Illegalisierung konnte die rasante Verbreitung von Ecstasy aber nicht mehr stoppen.

Techno entstand und wurde groß. 1987 entstand die erste Rave-Szene auf Ibiza, 1988 schwappte die Welle nach London und Manchester. In den folgenden Jahren breitete sich die Techno- und House-Szene explosionsartig in ganz Europa aus. Im Schlepptau kam Ecstasy zu ungeahnter Verbreitung. Inzwischen ist der Konsum weit über die Grenzen dieser Szene unter jungen Leuten üblich. Es wird auf Schulhöfen, öffentlichen Plätzen und in Diskotheken in Ost- und Westdeutschland verkauft. Längst ist die Verbreitung nicht mehr nur auf die Großstädte beschränkt. Ecstasy ist auf bestem Wege, genauso häufig konsumiert zu werden wie Cannabis und Alkohol. Welche volkswirtschaftlichen, körperlichen, psychischen und sozialen Schäden das langfristig nach sich ziehen wird, ist derzeit in keiner Weise abzuschätzen.

Anwendungsformen:
MDMA, der häufigste Wirkstoff in Ecstasy-Pillen, ist ein weißes, kristallines, bitter schmeckendes Pulver und gehört zur Gruppe der Phenetylamine. Es ist chemisch beständig und zersetzt sich weder durch Sauerstoffeinwirkung noch durch Licht. Ecstasy wird überwiegend in Pillenform angeboten. Die Pillen sind meist mit Aufdrucken bzw. Prägungen versehen, wie z.B. politischen Symbolen oder Figuren aus der Comic-Welt (siehe Titelbild). Seltener ist die Anwendung als Kapsel. Die Kon-

sumenten mögen Kapseln deshalb weniger, weil das Risiko größer ist, daß Zwischenhändler die Droge mit anderen Stoffen vermengt haben.

Verstoffwechselung:
Die Tabletten sind wasserlöslich. Der Wirkstoff wird im Dünndarm aufgenommen und gelangt dann über die Schleimhaut in den Blutkreislauf. Ein großer Teil wird bereits in der Leber entgiftet, nur ein kleiner Teil der Droge erreicht das Gehirn.

Ecstasy bewirkt dort – ähnlich wie bestimmte Antidepressiva – die Ausschüttung des körpereigenen Botenstoffes Serotonin. Die Wirkung ist vergleichbar mit Glücksgefühlen, die man aus dem sonstigen Leben kennt. Gleichzeitig verhindert Ecstasy auch die Wiederaufnahme von Serotonin in die körpereigenen Speicher, das körpereigene Serotonin wirkt dadurch länger. In geringerem Maße bewirkt die Droge auch eine Freisetzung von Dopamin.

Die Wirkung von Ecstasy setzt in der Regel nach 20 bis 60 Minuten ein. Die Wirkdauer beträgt dann 3 bis 5 Stunden bei MDMA, 2 bis 3 Stunden bei MDE und 4 bis 5 Stunden bei MBDB. Die Entgiftung erfolgt über die Leber.

Körperliches Abhängigkeitspotential: Gering.

Psychisches Abhängigkeitspotential: Wahrscheinlich mittelgradig bis hoch.

Akute Wirkung:
Die akute Rauschwirkung von Ecstasy liegt zwischen der von Halluzinogenen und Amphetaminen. Bei niedriger Dosierung überwiegt die antriebssteigernde Wirkung, bei höherer Dosis tritt die halluzinogenartige Wirkung in den Vordergrund. Die amphetaminähnliche Wirkung von Ecstasy ist schwächer als bei Speed, die halluzinogene Wirkung deutlich geringer als die von LSD.

Im Prinzip wirken die in den Tabletten enthaltenden Stoffe MDMA, MDEA und MDBD ähnlich. Die meisten Konsumenten können sie von der Wirkung her nicht unterscheiden. Da der Konsument ohnehin nicht weiß, welchen Wirkstoff er erwirbt, werden die Wirkstoffe hier – trotz etwas unterschiedlichem Wirkprofil – gemeinsam unter dem Stichwort Ecstasy beschrieben.

Ursprünglich wurde Ecstasy als Appetithemmer entwickelt, die appetitreduzierende Wirkung ist insbesondere bei weiblichen Konsumenten ein erwünschter Nebeneffekt.

Ecstasy wirkt antriebssteigernd und macht wach. In der Partyszene wird es hauptsächlich dazu verwandt, die Nacht besser durchtanzen zu können. Diese Wirkung ist bei MDMA deutlich stärker ausgeprägt als bei MDEA und MDBD. MDBD und MDEA können sogar müde machen.

Häufig kommt es nach Einnahme von Ecstasy akut zu Mundtrockenheit, Übelkeit und Schwindel sowie zu körperlichen Mißempfindungen wie Zuckungen der Gesichtsmuskulatur, Muskelkrämpfen, Unruhe und Schlaflosigkeit. Störungen der Koordination können ebenfalls auftreten. Diese unerwünschten Wirkungen sind dosisabhängig.

Darüber hinaus weist Ecstasy eine leichte halluzinogene Wirkung auf. Das Umfeld wird als verändert erlebt, die Grenzen zwischen Individuum und seiner Umgebung scheinen zu verschwimmen. Viele Konsumenten beschreiben ein Verschmelzungsgefühl mit anderen Personen, das meist als angenehm erlebt wird. Die halluzinogene Wirkung ist bei MDMA stärker als bei MDE und bei MBDB. Massive Halluzinationen wie bei LSD werden sehr selten beobachtet und sind meist Zeichen einer Überdosierung.

Ecstasy »öffnet das Herz« und macht alle Menschen in den Augen des Users sympatisch und attraktiv. Man sollte also keine längerfristig gültigen personellen Entscheidungen (wie z.B. Eheschließungen) auf E treffen. Das Bedürfnis, auf andere Menschen zuzugehen, ist unter dem Einfluß von Ecstasy verstärkt. Hemmungen sind vermindert. Für diese Wirkung wurde der Ausdruck »entactogen« geprägt. Die entactogene Wirkung ist beim ersten Konsum am ausgeprägtesten und verliert sich bei regelmäßiger Einnahme. Es überwiegen dann die amphetaminähnlichen Effekte. Es gibt Beschreibungen, daß Ecstasy das Liebeserleben steigert und den Sex zärtlicher macht. In Einzelfällen wurde aber auch eine herabgesetzte Liebesfähigkeit und eine Orgasmusstörung beschrieben.

Ecstasy führt zu einer Verminderung des Konzentrationsvermögens, zu einem eingeschränkten Urteilsvermögen. Wie bei allen Drogen sollte man das Autofahren nach Ecstasy-Einnahme vermeiden. Die Veränderung der Wahrnehmung kann als unangenehm oder angenehm erlebt werden. Die Vermischung der Wahrnehmungsebenen sowie die akustischen Wahrnehmungsstörungen können manchmal in Angst, aber auch depressive Verstimmungen und Antriebslosigkeit umschlagen.

Seltener sind Verfolgungsängste und psychosenahe Erlebnisse. Es ist derzeit nicht gesichert, ob letztere auf Ecstasy allein zurückzuführen sind oder als Folge von Mischkonsum zu gelten haben.

Vergiftungserscheinungen:
Auf körperlicher Ebene kann es unter Ecstasy zu einer Pulsbeschleunigung mit Blutdruckanstieg kommen. Seltener ist ein Blutdruckabfall. Hitze- und Kältewallungen, Schwindel mit Übelkeit und Erbrechen, erweiterte Pupillen mit zuckenden Augenfolgebewegungen, Mundtrockenheit, Gangunsicherheit, eine Erhöhung der Muskeleigenreflexe, Kieferklemme sowie eine Versteifung der Muskeln sind bei Vergiftung mit Ecstasy ebenfalls zu beobachten.

Der Harndrang ist vermehrt, der dadurch bedingte Flüssigkeitsverlust kann unter Umständen enorm sein. Da die Wahrnehmung herabgesetzt ist, kann es zu Austrocknung und Überhitzung kommen. In Einzelfällen wurde als Folge ein Muskelfaserzerfall mit akutem Nierenversagen beschrieben. Potentiell tödliche Kreislaufregulationsstörungen oder Herztod sind als Folge von Ecstasy möglich (siehe Interview Sebastian).

Maßnahmen bei Vergiftungserscheinungen:
Sollten sich Zeichen einer Überhitzung oder eines beginnenden Kreislaufversagens andeuten, ist der Betreffende unmittelbar mit nicht-alkoholischen Getränken zu versorgen, um die verlorengegangene Flüssigkeit zu ersetzen. Der Patient ist in einen ruhigen Raum zu bringen und darf nicht aus den Augen gelassen werden. Eine andere Person muß den Notarzt verständigen. Unter Umständen muß eine intensivmedizinische Betreuung begonnen werden, um Komplikationen zu verhindern.

Bei Angstzuständen oder psychotischem Erleben muß immer jemand bei dem Betreffenden bleiben, um Kurzschlußreaktionen zu vermeiden. Der Notarzt ist zu verständigen. Er wird unter Umständen beruhigende Medikamente wie Valium oder Neuroleptika geben. Letztere können das psychotische Erleben zum Abklingen bringen. Unter Umständen ist es unvermeidbar, daß der Betreffende für kurze Zeit auf eine geschlossenen psychiatrische Station gebracht wird.

Wirkungen bei chronischer Einnahme:
Wird Ecstasy regelmäßig genommen, so nimmt die entactogene Wirkung schnell ab. Manche Konsumenten denken fälschlicherweise, die Qualität der Wirkstoffe nehme ab. In Wirklichkeit handelt es sich hierbei um eine Toleranzentwicklung. Was bleibt ist eine »speed-ähnliche« antriebssteigernde und enthemmende Wirkung des Ecstasys.

Ecstasy schaltet Warnsysteme des Körpers aus und führt so zu unnatürlichen Belastungen. Wer drei Tage durchtanzt, braucht im Anschluß daran in jedem Fall ein paar Tage Erholung. Wird Ecstasy am Wochenende genommen, so herrscht in den darauffolgenden Tagen bei regelmäßigem Konsum eine depressive Stimmung vor, der sogenannte Psychokater. Der Grund ist einleuchtend. Dem Körper fehlt Serotonin, daß erst wieder mühsam nachproduziert werden muß. Typische Symptome des Serotoninmangels sind Kopfschmerzen, Abgeschlagenheit, Gliederschmerzen, mangelnder Appetit, Erschöpfung und Schlaflosigkeit.

Einige User versuchen, diese Symptome mit Speed aufzuheben. Das gelingt natürlich nicht und verschiebt das Problem nur. Wer an diesem Punkt stehend seinen Konsum nicht einschränkt, läuft Gefahr, daß er süchtig wird.

Bei chronischem Gebrauch ist Ecstasy keinesfalls harmlos. Leider besteht unter Jugendlichen diesbezüglich noch kaum ein Problembewußtsein.

Körperliche Schäden:
Körperliche Schäden unter Ecstasy sind – soweit bekannt – eher selten. Trotzdem ist die Gefahr nicht außer acht zu lassen. Ecstasy wird über die Leber verstoffwechselt und kann zu einer akuten Leberentzündung führen – selten bis hin zum Leberversagen.

Es gibt Hinweise darauf, daß es, insbesondere bei vorgeschädigten Personen, zu einer Störung der Herzfunktion bis hin zum Herzversagen führen kann. Auch hier sind Todesfälle zwar ausgesprochen selten – letztlich aber nicht auszuschließen.

Wie alle antriebssteigernden Drogen kann Ecstasy bei dafür anfälligen Personen zu Hirninfarkten und Hirnblutungen mit der Folge eines Schlaganfalles führen.

Bei Überhitzung und Austrocknung durch die Droge ist die Niere in Gefahr. Es ist wichtig, beim Ecstasy-Konsum auf ausreichende Flüssigkeitszufuhr zu achten. Eine Schädigung der Nieren ist insbesondere dann zu befürchten, wenn es – aus bisher ungeklärten Gründen – zu einer Auflösung der Muskelfasern kommt. Diese verstopfen die Niere, unter Umständen ist in der Folge ein Leben mit künstlicher Niere nicht mehr zu verhindern. Auch Todesfälle durch Nierenversagen sind bekannt.

Es gibt Hinweise darauf, daß der chronische Konsum von Ecstasy zu schweren Hirn- und Nervenschäden führen kann, die nicht mehr umkehrbar sind.

Beschrieben wurde auch eine Störung der Blutbildung unter Ecstasy.

Außerdem setzt Ecstasy die Krampfschwelle herab und kann zu Krampfanfällen führen.

Gegenanzeigen:
Menschen mit psychischen Problemen oder mit Suchtproblemen in der Vorgeschichte sollten in jedem Fall die Einnahme von Ecstasy vermeiden. Nicht eingenommen werden soll Ecstasy auch von Patienten mit Asthma, Herzschäden und Bluthochdruck. Auch Patienten, die zu Krampfanfällen neigen, ist dringend vom Konsum abzuraten.

Weitere Risiken:
Der Wirkstoffgehalt der angebotenen Drogen schwankt stark. Mal enthält eine Tablette so wenig Wirkstoff, daß keine Rauschwirkung erzeugt wird, im zweiten Fall besteht schon nach der Einnahme von ein oder zwei Tabletten die Möglichkeit von tödlichen Komplikationen. Ein weiteres, nicht auszuschließendes Risiko ist, daß in den Tabletten andere Drogen enthalten sind, als angegeben wird. Besonders gefährlich ist – wie bei allen Drogen – die Kombination mit anderen Rauschmitteln. Es kann zu unkalkulierbaren Wechselwirkungen mit möglicher Todesfolge kommen. Durch Kombination mit Alkohol oder Speed wird die erwünschte Wirkung von Ecstasy zum Teil aufgehoben, die unerwünschten Nebenwirkungen nehmen zu.

GUARANA

Wirkstoff: Coffein = Guaranin = Trimethylxanthin

Umgangssprachlich: Energy-Drinks

Rechtlicher Status:
Guarana ist eine legale Droge. Es wird als Lebensmittelergänzungstoff bezeichnet und findet sich nicht im BtmG.

Geschichte:
Guarana ist eine Schlingpflanzenart, die in Südamerika an Bäumen bis 10 Meter hoch wächst. Frei kultiviert wird sie etwa 3 Meter hoch. Guarana wird bereits seit der vor-kolumbischen Zeit dort kultiviert. Aus den Samen von Guarana, die die Indios auch »Früchte der Jugend« nennen, stellen sie eine Paste her, die als Grundlage für ein Getränk dient. Diesem Getränk wird von den Einheimischen eine stimulierende und aphrodisierende Wirkung nachgesagt.

Anwendungsformen:
Die Früchte der Guarana-Pflanze werden zunächst geröstet, dann zu Pulver gemahlen. Dieses Pulver enthält als Hauptwirkstoff Coffein. In Europa findet Guarana vorwiegend in Form von Energydrinks und in Süßwaren eingebacken Anwendung.

Verstoffwechselung:
Der Wirkstoff von Guarana ist Coffein. Das Coffein ist aber etwas anders gebunden als beim Kaffee. Es wird langsamer im Magen-Darm-Trakt aufgenommen und soll schonender wirken als beim Kaffee. Über die Schleimhaut des Darmes gelangt Coffein in den Blutkreislauf. Ein großer Teil wird bereits in der Leber entgiftet, nur ein kleiner Teil der Droge erreicht das Gehirn. Dort wirkt es in niedrigeren Dosen überwiegend auf die Hirnrinde, bei höheren Dosen auch auf andere Hirnregionen und das Rückenmark. Es hemmt dort adenosinerge Rezeptoren und erhöht dadurch indirekt die Noradrenalinfreisetzung.

Der Abbau erfolgt überwiegend in der Leber, ein Teil wird unverändert über die Niere ausgeschieden.

Körperliches Abhängigkeitspotential: Sehr gering.

Psychisches Abhängigkeitspotential: Sehr gering.

Akute Wirkung:
Guarana macht wach und hebt die Stimmung. Der Antrieb wird gesteigert. In Maßen genommen verbessert Coffein die Konzentrations- und Leistungsfähigkeit. Die Reaktionszeiten sind verkürzt. Bei akutem Kopfschmerz kann es lindernd wirken.

Höhere Dosierungen führen zu Nervosität, Unruhe, Übelkeit, Schwindel und Schlafstörungen. Guarana stimuliert das Atemzentrum und steigert den Blutdruck, die Herzschlagfrequenz und die Körpertemperatur.

Vergiftungserscheinungen:
Vergiftungen mit Guarana sind extrem selten. Sie ähneln dann denen mit Amphetaminen und müssen genauso behandelt werden (weiteres siehe dort).

Wirkungen bei chronischer Einnahme:
Bei chronischer Einnahme von Guarana kann es zu Nervosität – selten – bis hin zu Angstzuständen kommen. Häufiger sind Schlafstörungen und Kopfschmerzen. Depressive Verstimmungen und Kopfschmerzen können auch auftreten, wenn die Droge plötzlich nach längerem Gebrauch abgesetzt wird.

Körperliche Schäden:
Der regelmäßige Konsum höherer Dosen erhöht das Risiko für Erkrankungen der Herzkranzgefäße und Herzinfarkte. Bislang ist nicht bekannt, daß es darüber hinaus durch Guarana zu körperlichen Schäden kommen kann. Die Erfahrungen mit dem vergleichbar wirkenden Kaffee lassen den Schluß zu, daß Guarana für den Körper wahrscheinlich weitgehend unschädlich ist.

Gegenanzeigen:
Menschen, die übernervös oder ängstlich sind oder Schlafprobleme haben, sollten Guarana besser meiden. Guarana sollte des weiteren nicht von Menschen genommen werden, die unter Bluthochdruck leiden, Erkrankungen des Gefäßsystems haben oder unter Herzkrankheiten lei-

den. Insbesondere Patienten mit einem unregelmäßigen Herzrhythmus sollten die Guarana-Einnahme unterlassen.

Da Coffein in hohen Dosis die Gefahr von Fehlgeburten erhöht und auch zur Erniedrigung des Geburtsgewichtes führen kann, sollte hochdosierter Konsum in der Schwangerschaft unterlassen werden.

Medizinische Anwendung:
Ältere Menschen haben manchmal deshalb Schlafstörungen, weil bei ihren teilweise verkalkten Gefäßen und physiologisch bedingtem niedrigeren Blutdruck nachts die Durchblutung des Hirns nicht ausreicht. Hier kann dann – scheinbar paradoxerweise – Kaffee bzw. Guarana den Schlaf fördern. Auch Konzentrations- und Gedächtnisstörungen bei älteren Leuten werden mit coffeinhaltigen Präparaten behandelt. Außerdem wird es angewandt bei Herz-Kreislaufstörungen und Schmerzbildern wie der Migräne.

HERBAL ECSTASY

Wirkstoff: Coffein, Ephedrin u.a.

Herbal Ecstasy ist eine Mischung aus verschiedenen pflanzlichen Wirkstoffen mit vorwiegend anregender Wirkung. Die Strukturformeln der einzelnen Wirkstoffe sind nur zum Teil bekannt.

Rechtlicher Status: Legale Droge.

Geschichte:
Als Ecstasy verboten worden war, kam ein cleverer amerikanischer Hersteller auf die gewinnbringende Idee, die Marktlücke mit Herbal Ecstasy zu füllen. Er nahm legale Stoffe mit wachmachender Wirkung und verband das Produkt mit dem in der Szene gut klingenden Namen Ecstasy. Durch den Zusatz »Herbal« wurde unmißverständlich auf einen pflanzlichen Ursprung hingewiesen, denn pflanzliche Drogen gelten bei vielen Konsumenten als harmlos.

Hauptwirkstoff des Herbal Ecstasy ist Coffein (siehe Guarana). Bis 1996 enthielt Herbal Ecstasy außerdem den Wirkstoff Ephedrin. Aufgrund von Berichten über ephedrinbedingte Todesfälle in Zusammenhang mit dem Konsum von Herbal Ecstasy nahm der Hersteller Ephedrin aus dem Produkt und ersetzte es durch Kawa-Kawa, ein pflanzliches Beruhigungsmittel mit geringer antidepressiver Wirkung.

Anwendungsweise:
Herbal Ecstasy wird, ähnlich wie Ecstasy, in der Regel in Tablettenform angewendet.

Körperliches Abhängigkeitspotential: Wahrscheinlich gering.

Psychisches Abhängigkeitspotential: Wahrscheinlich gering.

Akute Wirkungen:
Herbal Ecstasy ist ein leicht antriebssteigerndes und appetitzügelndes Mittel. In der Partyszene dient es – ebenso wie Ecstasy – dazu, die natürliche Müdigkeit zu unterdrücken, um die Nacht durchtanzen zu können. Entactogene Wirkungen wie Ecstasy hat es nicht.

Es bewirkt, ähnlich wie Kaffee (nur deutlich teurer), einen leicht erhöhten Zustand der Wachheit. Bei höherer Dosierung sind Schlafstörungen und Angstzustände nicht auszuschließen. Darüber hinaus sind bisher keine Wirkungen bekannt.

Wirkung bei chronischem Gebrauch:
Schlafstörungen und Nervosität können bei chronischem Konsum auftreten. In seltenen Fällen kann es auch zu Angstzuständen kommen.

Gegenanzeigen:
Patienten, die zu Ängsten und Unruhezuständen neigen, sollten Herbal Ecstasy nicht verwenden. Ebenso sollten Patienten mit hohem Blutdruck, Herzleiden und Diabetes diese Substanz meiden. Von einer Anwendung während der Schwangerschaft wird ebenso abgeraten, wie von der gleichzeitigen Verwendung mit Antidepressiva und anderen rezeptpflichtigen Medikamenten.

Wer wenig Geld hat, sollte die Droge ebenfalls meiden und stattdessen Kaffee trinken.

Körperliche Schäden:
Körperliche Schäden wurden bei dem jetzt im Handel befindlichen Herbal Ecstasy (ohne Ephedrin) bisher nicht beschrieben. Die erste Version hat spektakuläre Todesfälle in den USA verursacht und wurde deshalb vom Markt genommen.

HEROIN

Wirkstoff: Diacetylmorphin

Umgangssprachliche Bezeichnungen: H, Brown Sugar, Schnee, Stoff, Speedball (Heroin-LSD-Kokaingemisch)

Rechtlicher Status: Nicht verkehrsfähiges Betäubungsmittel, aufgelistet in Anhang 1 des BtmG.

Geschichte:
Heroin ist ein halbsynthetisches Opiat, das durch Acetylierung aus Morphin hergestellt wird. Morphin ist der Wirkstoff des Opiums. Opium wird aus dem Saft des Schlafmohns (Papaver somniferum) gewonnen. Die Kapseln werden angeritzt, der austretende Saft wird gesammelt und zu Heroin weiterverarbeitet.

Opiate haben als Heilmittel und Suchtstoffe eine lange Tradition. Schon vor 4000 Jahren wurden sie nachweislich am östlichen Mittelmeer eingesetzt. Hippokrates empfahl den getrockneten Saft des Mohnes gegen Schlaflosigkeit, Fieber, Magen-Darm-Beschwerden und Schmerzen. Opium wurde gegen eine Vielzahl von Beschwerden auch im alten Europa gereicht.

Die Gefahren der Droge waren allerdings auch lange bekannt. Um die Jahrtausendwende warnte Ibn Sina, einer der berühmtesten alten islamischen Ärzte, vor den Tücken der Droge: »Es stumpft den Intellekt ab, engt das Bewußtsein ein, durchkreuzt vernünftiges Beratschlagen, schwächt die Verdauung und bringt den Tod«. Er starb im übrigen – trotz dieses Wissens – später an einer Überdosis Opium.

Am Ausgang des Mittelalters trat Laudanum, eine Mischung aus Wein, Opium und Bilsenkraut, seinen Siegeszug in Europa an. Schon der große Paracelsus empfahl es. Laudanum wurde nach und nach gegen nahezu jede Krankheit ausprobiert. Um 1900 war Opium in jeder Apotheke erhältlich. Kleine Kinder wurden damit ruhiggestellt, es war Schlafmittel und außerdem ein häufig verschriebenes Hustenmittel.

Auch als Rauschmittel wurde es zunehmend eingesetzt. Die Romantiker, die sich als Gegenspieler zu Vertretern der Aufklärung verstanden, experimentierten mit einer Reihe von Drogen, vor allem mit Opium. In den aufblühenden Industrielandschaften Englands wurde Opium zur Massendroge. Es war billiger als Alkohol und wurde von den Arbeitern in großen Mengen konsumiert. Auch in China wurde das Opium ab Mitte des 18. Jahrhunderts immer häufiger konsumiert und drohte die Volkswirtschaft zu lähmen.

1804 konnte der Apotheker Friedrich Wilhelm Sertürner in Hameln aus dem Opium ein bitter schmeckendes, kristallines Pulver gewinnen, das den eigentlichen Wirkstoff darstellte: Morphin. Die Entdeckung des Morphins stellt den Beginn der modernen Anästhesie dar. Erstmals wurde aus einer pflanzlichen Droge der eigentliche Wirkstoff extrahiert. Gleichzeitig wurde der Startschuß für eine aufblühende Pharmaindustrie gelegt. 1814 wurde Morphin erstmals als Schmerzmittel verwandt, 1827 lief die Massenproduktion des Morphins durch die Firma Merck an. 1898 wurde durch die Verbindung von Morphin mit Essigsäure das noch wirksamere Heroin entdeckt. Kurz darauf begann die Massenproduktion von Heroin bei den Farbfabriken in Elberfeld (Bayer). Es wurde zunächst, wie Aspirin, als Hausmittel vermarktet. Einige Therapeuten versuchten auch, Morphinsüchtige mit Heroin zu heilen. Die Firma machte gute Umsätze.

Kriege sorgten für einen weiteren Aufschwung der chemischen Industrie. Einerseits stellte man chemische Kampfstoffe her, andererseits lieferte man Opiate in großen Mengen zur Bekämpfung der Schmerzen von Verwundeten. Erst durch die Unterstellung von Opiaten unter das Betäubungsmittelgesetz gelang es schließlich, den Verbrauch in vernünftige Bahnen zu lenken.

Anwendungsformen:
Heroin wird derzeit in der Partyszene noch selten verwendet. Es gibt aber Hinweise darauf, daß Heroin wieder schick wird. Heroin wird entweder geraucht, durch die Nase aufgesogen (»Sniefen«) oder intravenös gespritzt. Häufigste Anwendungsweise in der Partyszene ist das »Blowen«, auch »Folierauchen« genannt. Dabei wird Heroin auf einer Alufolie erhitzt und die Dämpfe inhaliert.

Verstoffwechselung:
Heroin ist wesentlich besser fettlöslich als Morphin und tritt daher auch leichter ins Gehirn über. Intravenös gespritztes Heroin wird am schnellsten in den Blutkreislauf aufgenommen. Die Rauschwirkung tritt nach

wenigen Sekunden ein (sogenannter Flash). Der maximale Spiegel im Blut besteht nach 1 bis 2 Stunden. Die Wirkdauer beträgt ca. 3 bis 5 Stunden. Diese Anwendungsform hat das höchste Suchtpotential.

Wird Heroin geraucht, geblowt oder auf oralem Wege aufgenommen, so wird es langsamer resorbiert und der maximale Wirkspiegel später erreicht. Die Wirkungsdauer ist insgesamt länger.

Abgebaut wird Heroin in erster Linie über Glukuronidierung in der Leber, das Glukoronid wird dann innerhalb von einem Tag zu fast 100 % über den Harn ausgeschieden. Weniger als 10 % werden über den Darm ausgeschieden.

Körperliches Abhängigkeitspotential: Sehr hoch.

Psychisches Abhängigkeitspotential: Sehr hoch.

Akute Wirkung:
Niedrigdosiert hebt Heroin Unlustgefühle, Hunger und Müdigkeit auf. Erregung und Angst werden abgebaut. Erst in höheren Dosierungen überwiegt die schlafanstoßende Wirkung.

Auf Parties dient Heroin in erster Linie dazu, die antriebssteigernde Wirkung von Speed, Ecstasy oder Kokain aufzuheben. Bei den ständig steigenden Dosen reicht Cannabis oft nicht mehr aus, um zur Ruhe zu kommen. Die angstlösende und aggressionsabbauende Wirkung von Heroin hebt auch paranoide Zustände und Angstanfälle, wie sie z.B. unter Kokain und Amphetaminen auftreten können, auf.

Einige User verwenden Heroin dazu, psychotische Zustände, die zum Beispiel im Rahmen der Einnahme von LSD oder Pilzen auftreten können, aufzuheben. Keine Droge erlaubt das »Abschalten« besser als Heroin. Unangenehme Außenreize werden abgeschottet. Heroin bewirkt am Anfang eine ungeheure Euphorie und ein Wärmegefühl, daß allumfassend sein soll und mit dem besten Orgasmus nicht zu vergleichen sei. Hier liegt die eigentliche Gefahr der Droge, weniger in der körperlichen Abhängigkeit.

Eine unerwünschte Wirkung aller Opiate ist die dämpfende Wirkung auf das Atemzentrum. Heroin kann zu Atemstillständen und dadurch zum Tod führen. Gleichzeitig senkt es die Herzfrequenz, im schlimmsten Falle kann es zu einem Herzstillstand kommen. Häufigste Todesursache sind Herzstillstand oder Atemstillstand.

Unangenehme Nebenwirkung ist auch, daß Heroin zu Übelkeit führen kann. Es lähmt wie alle Opiate die glatte Muskulatur, eine Verstopfung ist eigentlich schon nach kurzzeitigem Gebrauch zu beobachten. Heroin senkt die Krampfschwelle, so daß es unter Umständen zu Krampfanfällen kommen kann.

Aufgrund des hohen Abhängigkeitspotentials kommt es bei den meisten Konsumenten zur Ausbildung eines chronischen Konsums mit den unten aufgeführten möglichen Folgen.

Vergiftungserscheinungen:
Die Pupillen sind bei einer Heroinvergiftung charakteristischerweise auf Stecknadelgröße verengt. Typische Vergiftungserscheinungen sind außerdem eine Reduzierung der Atmung auf 2-3 Atemzüge pro Minute bis hin zum Atemstillstand. Der Herzschlag ist verlangsamt, es kann zum Herzstillstand kommen. Kommt es unter Heroineinwirkung zu Atemstillständen oder zu deutlich verlangsamter Herztätigkeit, so ist unmittelbar der Notarzt zu verständigen.

In der Zwischenzeit ist mit Mund-zu-Mund-Beatmung und Herzmassage zu beginnen. Der Notarzt kann durch Gabe eines Morphinantagonisten wie Naloxon die Heroinwirkung aufheben. Da auch die Gegenmittel zum Teil gleichsinnig wie Heroin wirken, besteht die Gefahr eines Herzstillstandes oder einer Atemlähmumg. Deshalb muß der Patient intensivmedizinisch betreut werden.

Bei akuter Vergiftung kommt es außerdem durch vermindert abgeatmetes CO_2 zu einer Verschiebung des Blut-pH-Wertes. Das Blut ist sauer. Der Notarzt wird deshalb in der Regel mit Natriumbicarbonat-Infusionen beginnen. Gleichzeitig wird der abfallende Blutdruck durch volumenauffüllende Infusionen aufgehoben.

Besteht der Verdacht auf ein möglicherweise zusätzlich vorliegendes Hirnödem, so ist mit Haes-10% -Infusionen sowie der Gabe von Kortikoiden zu beginnen. Zudem ist die Nierenfunktion regelmäßig zu überwachen wegen der Gefahr einer Muskelauflösung mit Niereninsuffizienz.

Wirkungen bei chronischem Konsum:
Eine bei regelmäßigem Konsum schnell zu beobachtende Wirkung ist die Ausbildung einer psychischen Abhängigkeit. Wenig später erfolgt die Entwicklung einer körperlichen Abhängigkeit. Beides sind aufrechter-

haltende Faktoren für den Konsum. Ohne eine möglichst frühzeitig einsetzende psychotherapeutische Behandlung ist bei Heroinabhängigen fast immer der Weg in den sozialen Abstieg, die Kriminalität und die Verwahrlosung vorgezeichnet. Es gibt nur wenige Berichte von Konsumenten, die einen kontrollierten, periodischen Heroingebrauch betreiben. All dies gilt auch, wenn die Droge geraucht wird, nicht nur bei intravenösem Gebrauch.

Die Entzugssymptome werden von den Konsumenten als bedrohlich oder zumindest als lästig empfunden. Im einzelnen gehören dazu Blutdruckabfall, verlangsamter Herzschlag, ausgeprägte Schlafstörungen, ausgeprägte depressive Stimmungen, gegebenenfalls mit Selbstmordphantasien, ständige Müdigkeit, Gewichtsverlust bis hin zur völligen Abmagerung, Appetitlosigkeit, Verstopfung, Impotenz, Frösteln und Zittern, Gangunsicherheit sowie Haarausfall.

Fast alle Heroinpatienten entwickeln relativ rasch die Symptome einer Depression. Weniger bekannt ist, daß fast alle Heroinkonsumenten regelmäßig sogar an Selbstmord denken. Es wird häufig unterschätzt, daß die Depression auch eine häufige Ursache für den Tod von Heroinabhängigen ist. Die bewußte Einnahme einer Überdosis ist eine oft gewählte Suizidform.

Heroin führt, mehr noch als andere Opiate, zu einer Verminderung des Wunsches nach Sexualität, gleichzeitig wird die Durchführung des Geschlechtsaktes schwieriger. Bei den Frauen erlischt fast regelhaft die Menstruation. Es gibt eine Vielzahl von Berichten über dauerhafte Hirnschäden und neurologische Schäden. Es ist letztlich aber nicht geklärt, ob dies durch Verunreinigungen der Droge bedingt ist oder durch die Droge selbst.

Aggressive Impulse werden unter Heroin kaum noch erlebt. Die anfängliche drogenbedingte Ausgeglichenheit weicht später Gleichgültigkeit und Abstumpfung. Je länger Heroin konsumiert wird, desto weniger sind die Betreffenden in der Lage, adäquat emotional auf ihre Umgebung zu reagieren. Es kommt zu einem zunehmenden Rückzug, die Patienten sind kaum noch in der Lage, sich auf andere einzustellen.

Die regelmäßige Einnahme von Heroin kann – vorübergehend oder bleibend – zu einer deutlichen Verminderung der Hirnleistungsfähigkeit führen. Dieses als Durchgangssyndrom beschriebene Phänomen ist dadurch gekennzeichnet, daß die Konzentrationsfähigkeit und Ausdauer gestört ist. Auch das Gedächtnis funktioniert in der Regel nur unvollständig, so daß chronisch Heroinabhängige nicht in der Lage sind, kompliziertere Aufgaben zu lösen. Hinzu kommt die Instabilität des emotionalen Erlebens, die die Durchführung von Aufgaben, z.B. im Arbeitsleben, unter der Drogeneinnahme fast unmöglich erscheinen lassen. Die meisten dieser Auffälligkeiten sind allerdings rückbildungsfähig, wenn die Droge nicht mehr genommen wird.

Häufig entwickeln Heroinabhängige Koordinationsstörungen, der Gang wird unsicherer, es kommt zu einem dauerhaften Zittern der Hände oder zu Schwindelzuständen. Auch halbseitige Lähmungen und halbseitige Störungen der Sensibilität sowie Parkinsonsyndrome wurden beschrieben.

Heroin unterdrückt das Immunsystem und macht anfällig für Infektionskrankheiten. Die durch das Spritzen eingeschleusten Viren und Bakterien können zu Entzündungen aller Organe führen. Heroinsüchtige leiden vermehrt unter Infektionen wie z.B. Tuberkulose. Die Gefahr einer potentiell tödlichen Hepatitis oder einer HIV-Erkrankung ist bei Heroinkonsumenten erhöht. Auch andere Infektionskrankheiten können übertragen werden. Gleichzeitig können sich an den Stellen, wo das Rauschgift gespritzt wurde, Abszesse bilden. Werden Nerven verletzt, so kann es auch zu Lähmungen der Arme oder Beine kommen oder zu Störungen des Gefühlsempfindens in dem Bereich, in dem die Droge injiziert wurde.

Bereits 1971 wurde ein besonders bedrohlicher Zustand beschrieben, der nach Heroineinahme auftreten kann. Dabei lösen sich überall im Körper Muskelfasern auf, es kommt zu Wassereinlagerungen, Schwächen aller Extremitäten, die aufgelösten Muskelfasern können dann dazu führen, daß die Niere verstopft, was bis zur Dialysepflicht führen kann. Auch hierbei ist nicht klar, ob es sich um eine Heroinwirkung oder eine Wirkung der Beimengungen handelt. Verbunden mit der intravenösen Applikation ist zudem die Gefahr einer Entzündung des Herzinnenraumes gegeben, was zu einer Funktionsstörung des Herzens führen kann.

Schwangerschaft:
Welche Störungen Heroin in der Schwangerschaft bei den Kindern auslösen kann, ist nicht genau bekannt. Es kann nach derzeitigem Stand aber nicht ausgeschlossen werden, daß es durch Heroineinnahme zu einer erheblichen Entwicklungsverzögerung der Kinder, auch zu irreparablen Schäden wie z.B. beim Alkohol kommen kann. Die Föten sind während der Schwangerschaft sowohl durch Entzugssyndrome wie auch durch Intoxikationen gefährdet. Die Droge selbst kann zu einer Verminderung der Blutzirkulation und einer verminderten Sauerstoffsättigung des Blutes führen und so das Kind gefährden, ein Entzug wiederum kann Fehlgeburten und verfrühte Fruchtabgänge zur Folge haben. Das abrupte Absetzen der Droge kann Krampfanfälle, Kreislaufzusammenbrüche, aber auch psychoseartige Zustände erzeugen. Es besteht die Möglichkeit, Heroinabhängige während der Schwangerschaft mit Methadon zu substituieren, so daß zumindest die durch den Entzug bedingten Gefahren gemildert werden können. Unter Umständen kann auch versucht werden, das zunächst gegebene Methadon schon während der Schwangerschaft ganz langsam und vorsichtig zu reduzieren. Die Neugeborenen von Heroinabhängigen zeigen in der Regel heftige Entzugssymptome mit Atemstörungen, Schlaflosigkeit, permanentem Schreien, Durchfällen, Erbrechen, Muskelzuckungen und extremer Reizbarkeit. Seltener sind Krampfanfälle, Mißbildungen und Unterzuckerungen sowie eine Erhöhung der Temperatur. Die Sterblichkeit der Säuglinge ist deutlich erhöht.

Gegenanzeigen:
Aufgrund des hohen Suchtpotentials der Droge gibt es keine Personengruppe, der nicht von der Einnahme dieser Droge dringendst abgeraten werden muß.

Weitere Risiken:
Ein hohes Risiko bei Heroin besteht darin, daß die Droge mit verschiedensten, zum Teil hochgradig giftigen Stoffen gestreckt wird. Häufig verwendet werden: Mehl, Talkum, Gips, Kolchizin, Chinine, Strychnin, Milchzucker. Insbesondere bei der kombinierten Einnahme von verschiedenen Drogen kann es zu unkalkulierbaren Wirkungen kommen, die potentiell tödlich sind.

KOKAIN

Wirkstoff: Kokain (2beta-Carbomethoxy-3beta-Benzoxytropan)

Umgangssprachlich:
Koks, Schnee, Snow, Lady, Crack (in Verbindung mit Alkohol und Backpulver freigesetzte Base des Kokain), Freebase (durch Ammoniak gelöste freie Base des Kokain), Cocktail (in Verbindung mit Heroin).

Rechtlicher Status:
Kokain ist ein nicht verschreibungsfähiges Betäubungsmittel gemäß Anhang 2 des BtmG. Es ist für spezielle Eingriffe in der Medizin zugelassen. In allen anderen Fällen ist die Anwendung illegal.

Geschichte:
Kokain wird aus den Blätten des Kokastrauches gewonnen. Der Kokastrauch gehört zu den Storchschnabelgewächsen. Er stammt ursprünglich aus den Nordhängen der Anden von Peru bis Kolumbien, wird heute aber auch in weiten Teilen Asiens und Südostasiens angebaut. Der Genuß von Kokablättern ist bei den Indios seit jeher als leistungssteigerndes, Hunger und Durst stillendes Mittel weit verbreitet. Schon 3000 v.Chr. wurden Kokablätter in Südamerika gekaut. Die Inkas verehrten den Kokastrauch als heilige Pflanze, der Konsum war zunächst Priestern und Schamanen vorbehalten. Als die Spanier den Kontinent eroberten, war der Konsum allerdings in der Bevölkerung schon weit verbreitet. Die Spanier verboten Koka anfänglich als »Teufelskraut«, erkannten aber schon bald die Nützlichkeit der Droge zur Steigerung der Leistungsfähigkeit. Zudem konnten – dank Koka – teure Nahrungsmitteln eingespart werden.

In Europa stieß die Droge – im Gegensatz zu Tabak und Kaffee – lange Zeit auf wenig Interesse. Das änderte sich erst mit der Synthetisierung des wesentlich wirksameren Kokains aus Koka. Es wurde erstmals 1855 von dem Apotheker F. Gaedcke hergestellt. A. Niemann isolierte 1860 als erster dann die kristalline Substanz aus den Blättern des Kokastrauches (Er starb im übrigen kurz danach an den Folgen seiner chemischen Versuche). Kokain war damals das erste Lokalanästhetikum, das den Namen auch verdiente. Es wird noch heute in dieser Funktion bei bestimmten Augenoperationen verwandt. Ausgehend von der chemischen Grundstruktur des Kokains wurden eine Reihe weiterer Lokalanästhetika ohne Suchtpotential entwickelt wie z.B. Lidocain und Procain.

Freud, der gerne dem Kokain zusprach, versuchte am Anfang dieses Jahrhunderts, Morphinsüchtige mit Kokain zu heilen. Ohne Erfolg, versteht sich. Bereits um die Jahrhundertwende war das hohe Abhängigkeitspotential von Kokain bekannt.

In den zwanziger Jahren wurde die Droge unter Künstlern und Intellektuellen schick. Es kam zu einer regelrechten Kokainmodewelle. Auch die Gegner eines solchen Lebenstiles frönten der Kokainsucht; Hermann Göring zum Beispiel griff gerne zu dieser Droge. In den Aufbaujahren nach dem Krieg ließ das Interesse vorübergehend nach, die Droge war zu teuer.

In den sechziger Jahren dann wurde Kokain zunächst in den USA, dann in Europa wieder schicker. Neuen Auftrieb bekam die Droge in den späten achtziger Jahren als sogenannte Managerdroge.

Seit Anfang der neunziger Jahre wird Kokain auch im Zusammenhang mit der Partyszene häufiger genommen. Es ist billig geworden, was die Verbreitung weiter fördert. Besonders problematische Anwendungen wie das Freebasen und das Crackrauchen spielen eine immer größer werdende Rolle. »Crack hält, was Ecstasy nur verspricht«, ist aus Kreisen der Süchtigen zu hören. Unter Umständen droht Europa im Moment eine Kokainwelle ungeahnten Ausmaßes.

Anwendungsweise:
Kokain ist ein aus den Blättern des Kokastrauches gewonnenes, halbsynthetisches Tropanalkaloid. Reines Kokain bildet bitter schmeckende, farblose Kristalle. Mit Säuren vermischt entstehen gut wasserlösliche Salze.

Am häufigsten wird Kokain in der Partyszene derzeit »gesnieft«. Eine Linie (»Line«) pulverförmigen Kokains wird dabei durch ein Papierstückchen in die Nase hochzogen. Auch das Einreiben ins Zahnfleisch wird praktiziert. Manche User rauchen ihr Kokain auch. In der Partydrogenszene ist die intravenöse Anwendung bislang selten.

Besonders gefährlich ist die Verwendung von Kokain als freie Base wie beim »Crackrauchen« oder »Freebasen«. Beim Crack wird durch Vermischung mit Backpulver und Alkohol die Kokainbase freigesetzt, bei »Freebasen« geschieht es durch Erhitzen mit Ammoniak auf einer Alufolie. Crack wird geraucht, beim »Basen« werden die Dämpfe inhaliert. Die Base des Kokains flutet viel rascher im Gehirn an; das psychische Abhängigkeitspotential ist viel höher als bei anderen Anwendungsformen.

Verstoffwechselung:
Kokain wird auf der Schleimhaut leicht resorbiert. Wird es oral aufgenommen, ist die Menge des aufgenommenen Kokains deutlich geringer als nach »Sniefen« oder Rauchen des Kokains. Wird Kokain gespritzt, »gebased« oder als Crack geraucht, ist der Wirkungseintritt schnell. Die Wirkungsdauer beträgt dann zwischen 10 Minuten und 1 Stunde. Bei den anderen Anwendungen ist die Wirkdauer länger.

Im Gehirn blockiert Kokain die Wiederaufnahme von Dopamin in die Nervenzellen. Wahrscheinlich hemmt Kokain die Nervenmembranpumpe. Dadurch erhöht sich die Menge des Botenstoffes Dopamin in den Synapsen. Wahrscheinlich blockiert Kokain auch die Noradrenalinspeicherung in den Nervenendigungen. Kokain wird in der Leber eliminiert, ein Teil des Giftes wird auch über die Niere ausgeschieden.

Körperliches Abhängigkeitspotential: Gering.

Psychisches Abhängigkeitspotential: Hoch bis sehr hoch.

Akute Wirkung:
Kokain steigert den Antrieb, wirkt entängstigend und erhöht die Kontaktfähigkeit. Die Denkabläufe verlaufen schneller, typisch ist auch ein gehobenes Selbstwertgefühl, eine gesteigerte Sexualität und eine gehobene Stimmung. Halluzinationen, meist akustische, seltener optische, können vorkommen. Kokain dämpft das Hungergefühl und unterdrückt natürliche Ermüdung.

Während der akuten Drogenwirkungen kann es zunächst zu deutlicher Angst bis hin zu Verfolgungswahn kommen. Nach Abklingen der Wirkungen ist Niedergeschlagenheit, eine deutliche depressive Verstimmung häufig. Bei entsprechend vorbelasteten Personen ist die Verstärkung von Suizidgedanken zu beobachten. Kokain kann sogar die Stimmungslage soweit in Richtung Depression verändern, daß es bei entsprechend anfälligen Personen zu Selbstmordversuchen kommen kann.

Auf körperlicher Ebene ist die Wirkung ähnlich wie bei Amphetaminen, nur stärker. Es kommt zur Beschleunigung der Herzfrequenz, der Blutdruck und die Atemfrequenz sind erhöht. Vom Konsumenten unbemerkt, kann Kokain zu einer Erhöhung der Körpertemperatur und Überhitzung führen.

Vergiftungserscheinungen:
Herzrasen, Pupillenerweiterung, Hervortreten der Augäpfel, Blässe, Erhöhung der Körpertemperatur sowie Krampfanfälle, Koordinationsstörungen, Steigerung des Blutdruckes und Störungen der Herztätigkeit bis hin zum Herzversagen sind mögliche Zeichen einer Kokainvergiftung. Es kann zu Hirnödemen mit Benommenheit oder Bewußtlosigkeit kommen. Auch Schlaganfälle mit halbseitigen Lähmungen sind möglich.

Der Notarzt ist umgehend zu verständigen. Im Falle eines Herzversagens muß behelfsmäßig vor Eintreffen des Notarztes mit Mund-zu-Mund-Beatmung und Herzmassage begonnen werden.

Der Notarzt wird bei der Akutbehandlung in der Regel versuchen, mit künstlicher Beatmung zu beginnen. Unter Umständen muß vor der Intubation mit Diazepam oder Curare vorbehandelt werden. Wurde das Kokain oral resorbiert, ist auch eine Magenspülung und die Gabe von Medizinalkohle sinnvoll.

Psychische Komplikationen wie Angstzustände und psychotisches Erleben sind ebenfalls mögliche Vergiftungserscheinungen. Bei Halluzinationen ist ein mögliches Gegenmittel Physostigmin, das bei Bedarf wiederholt gegeben werden kann. Ergänzend kann Doxepin oder ein niedrigpotentes Neuroleptikum gegeben werden. Wegen möglicher Selbstmordgefahr ist die Weiterbehandlung zu überwachen, eventuell ist ein Aufenthalt auf der geschlossenen psychiatrischen Station die beste Lösung. Im Falle eines Hirnödems ist mit Haes-10%-Infusionen sowie der Gabe von Kortikoiden zu beginnen.

Wirkungen bei chronischer Einnahme:
Das höchste Risiko einer Suchtentwicklung weisen »Crackrauchen« und »Freebasen« auf. In beiden Fällen wirkt die basische Form des Kokains. Die Rauschwirkung tritt in wenigen Sekunden auf. Doch auch die anderen Applikationsformen bergen die Gefahr einer Suchtentwicklung.

Die Folgen auf psychosozialem Gebiet sind bei chronischer Einnahme von Kokain meist gravierend. Es kann zu erheblichen Stimmungsschwankungen mit Gereiztheit, Aggressivität und wenig einfühlsamem

Verhalten kommen. Die Betreffenden verlieren zunehmend die Möglichkeit zu einer realistischen Selbsteinschätzung, werden egoistisch und rücksichtslos. In der Folge kommt es zu Schwierigkeiten im Berufs- und Privatleben. Paranoide Entwicklungen mit Verfolgungswahn und der Entstehung umfassender Wahnsystemen sind ebenfalls möglich. Sie können längere Aufenthalte auf geschlossenen psychiatrischen Stationen unvermeidbar werden lassen. Das Bewegungsverhalten kann sich bei chronischem Kokainkonsum deutlich verändern. Unruhe, Nervosität und stereotype Bewegungen sind typisch.

Körperliche Schäden:
Bei chronischem Gebrauch von Kokain findet man fast regelhaft einen gravierenden körperlichen Abbau. Ausreichende Phasen der Erholung werden nicht mehr eingehalten, gleichzeitig ist die Nahrungseinnahme durch das drogenbedingt unterdrückte Hungergefühl verringert.

Bei Sniefen des Kokains durch die Nase sind Nasenschleimhautveränderungen bis hin zu Löchern in der Nasenscheidewand zu beobachten. Auch andere Organe können durch Minderdurchblutung geschädigt werden. Hirninfarkte mit halbseitigen Lähmungen sind ebenso möglich wie Herzinfarkte. Kokain kann auch die Leber erheblich schädigen. Es senkt außerdem die Krampfschwelle und kann so Krampfanfälle auslösen. Tödliche Zwischenfälle sind auch bei sporadischem Konsum nicht auszuschließen.

Gegenanzeigen:
Wegen des sehr hohen psychischen Abhängigkeitspotentials ist von der Anwendung von Kokain als »Freebase« oder »Crack« in jedem Fall abzuraten. Ein kontrollierter Konsum dieser Kokainprodukte ist kaum möglich, der soziale Absturz fast unausweichlich. Auch geraucht oder »gesnieft« ist Kokain gefährlich. Die Entwicklung einer Suchtkarriere droht immer.

Personen, die unter den nachfolgenden Krankheiten leiden, sollten es keinesfalls konsumieren: Patienten mit Nebennierenmarktumoren, Bluthochdruck, erhöhtem Augeninnendruck, vergrößerter Prostata mit Restharnbildung, Magersucht, Schilddrüsenüberfunktion, Herzrasen, Herzrhythmusstörungen, arterieller Verschlußkrankheit, schwerer Angina pectoris sowie Patienten, die bereits einen Schlaganfall durchlitten haben. Kokain kann alle diese Symptome erheblich verschlechtern. Tödliche

Zwischenfälle sind bei Personen mit diesen Erkrankungen häufig.

Menschen, die in irgendeiner Form mit Drogen, Arzneimitteln oder Alkohol Probleme gehabt haben, sollten Kokain ebenso meiden wie Menschen mit psychischen Störungen wie Depressionen, Psychosen, Angsterkrankungen und Erkrankungen aus dem schizophrenen Formenkreis. Hier droht das Wiederaufflammen bzw. die Verschlechterung der Grundkrankheit. Keinesfalls sollte Kokain genommen werden, wenn im Intervall von 14 Tagen zuvor MAO-Hemmstoffe (eine bestimmte Form von Antidepressiva) eingenommen wurden.

Einnahme während der Schwangerschaft:
Insbesondere in den ersten Wochen der Schwangerschaft ist die Gefahr von Mißbildungen groß. Unter anderem können Mißbildungen des Herzens auftreten, ein unvollständiger Verschluß des Rückenmarks oder der Wirbelsäule und eine Mißbildung der Liquorräume (Hydrozephalus). Es kann zu Mißbildungen der Lippen kommen sowie zu Verformungen der Extremitäten. Nehmen Frauen während der Schwangerschaft Kokain ein, ist im Mittel das Geburtsgewicht der Kinder deutlich vermindert, auch die Zahl der Totgeburten steigt. Grund ist hierbei meistens eine Plazenta-Ablösung.

Weitere Risiken:
Der Kokaingehalt der angebotenen Produkte schwankt stark, Überdosierungen sind so leicht möglich. Unkalkulierbar ist der Mischkonsum mit anderen Substanzen, hier kann es zu tödlichen Wechselwirkungen kommen. Bei intravenösem Gebrauch drohen bei unhygienischer Handhabung (Spritzentausch) Infektionskrankheiten wie Hepatitis und HIV.

Medizinische Anwendung:
In der Medizin wird Kokain als Lokalanästhetikum eingesetzt. Hier wird auch der gefäßverengende Effekt des Kokains genutzt, da die Narkosemittel dadurch weniger schnell vom Applikationsort durch den Blutkreislauf entfernt werden.

LACHGAS

Wirktoff: DiStickstoffoxid
$N = N = O <-> N \equiv N - O$

Weitere Namen: Ballons, Stickstoffoxidyl, Distickstoffoxid

Rechtlicher Status: Legale Droge.

Geschichte:
1771 entdeckten Karl Scheele und Joseph Priestley gleichzeitig das N_2O. Der Mißbrauch von Lachgas als Partydroge beginnt bereits ein Jahr später. Schon bald wurde die berauschende Wirkung für Lachgas-Parties genutzt. Zwischen 1830 und 1840 waren in England solche Parties groß in Mode. Das Gas wurde damals wie heute in Ballons gefüllt und inhaliert. Die Gefahren waren allerdings ebenfalls schon früh bekannt. Psychische Störungen, soziale Schwierigkeiten und auch Todesfälle wurden beschrieben. Die Todesfälle begleiten bis in die Jetztzeit den Mißbrauch. 1987 z.B. starben zwei Zahnärzte an den Folgen des Mißbrauchs, 1992 fand man drei Jugendliche tot auf, die sich durch Lachgas versehentlich vergiftet hatten.

Die eigentlichen Anwendungsfelder von Lachgas sind in der Medizin, in der Lebensmittelherstellung und beim Autotuning. In der Anästhesie wird es heute als Trägergas für andere Narkosemittel verwandt. Lachgas wirkt selbst schmerzlindernd, aber kaum betäubend, weswegen andere Narkosemittel beigefügt werden. In der Lebensmittelbranche dient es als Aufschäummittel z.B. bei Sahne.

Anwendungsformen:
Lachgas ist ein reizloses, süßschmeckendes, farbloses Gas. Der Siedepunkt liegt bei -89°C. Es wird in Ballons, Plastiktüten oder Kondome abgefüllt und dann inhaliert. Seit Anfang 1997 wird Lachgas von halbprofessionellen Anbietern in Ballons abgefüllt und auf Parties verkauft. Der Ballon wird an den Mund angesetzt, der Inhalt in die Lunge aufgenommen. Meistens wird das Gas nur einige Sekunden bis höchstens eine Minute inhaliert. Unvorsichtige Konsumenten aber inhalieren den Inhalt länger bzw. mehrfach (2-3 Minuten) und riskieren so einen gefährlichen Sauerstoffmangel und Bewußtlosigkeit.

Verstoffwechselung:
Das nichtbrennbare Lachgas wird in der Lunge schnell aufgenommen. Es ist in Blut relativ schlecht löslich. Im Blut findet lediglich eine physikalische, keine chemische Anbindung statt. Mit dem Blut wird das Gas u.a. zum Hirn weitertransportiert. Innerhalb weniger Sekunden findet die Anflutung im Hirn und damit die Rauschwirkung statt.

Das Gas hat eine Wirkungsdauer von ca. 1 bis 4 Minuten. Der genaue Wirkmechanismus im Gehirn ist unbekannt.

Drei bis fünf Minuten nach Beendigung der Inhalation ist der überwiegende Teil des Lachgases bereits abgeatmet. Ein kleiner Teil wird dann im Laufe von 24 Stunden über Haut und Lunge abgegeben.

Körperliches Abhängigkeitspotential: Wahrscheinlich gering.

Psychisches Abhängigkeitspotential: Noch unklar, wahrscheinlich eher gering.

Akute Wirkungen:
Lachgas dämpft das Schmerzempfinden. In der Partyszene wird es seit kurzer Zeit als Droge verwandt, weil es zu einer leicht angehobenen Stimmung und Benebelung führt. Die Droge flutet schnell an und führt zu einem intensiven Rausch, der nur kurz anhält. Durch seine kurze Dauer ist der Lachgas-Rausch gut steuerbar. Das Erleben ist für kurze Zeit distanziert und gelöst. Es kann zu kurzfristigen emotionalen Überreaktionen kommen, bei denen die Drogenkonsumenten ihr Gefühlserleben nicht mehr steuern können. Sie reagieren unangemessen heftig, ähnlich wie Patienten mit hysterischer Persönlichkeitsstörung.

Alle Sinneswahrnehmungen wie Sehen, Hören, Riechen, Tasten und das Schmerzempfinden werden durch Lachgas verändert. Das Sehen verändert sich – meist in Richtung eines helleren, grobkörnigeren Bildes. Ein Prickeln und Kribbeln am ganzen Körper stellt sich ein. Ein Dröhnen und Sirren in den Ohren kann sich einstellen. Das Gedächtnis ist bis auf ein Minimum reduziert, Rauscherlebnisse können selten erinnert werden. Das Konzentrationsvermögen ist ebenso wie der Intellekt unter der Gaseinwirkung auf ein Minimum reduziert.

Eine häufige Nebenwirkung bei Anwendung ohne Beimischung von Sauerstoff ist Übelkeit bis zum Erbrechen. Durch Umverteilung der Blutgase kann es zu einer mitunter bedrohlichen Unterversorgung des

Gehirns und anderer Organe mit Sauerstoff kommen. Lachgas kann den Gehirndruck erhöhen mit bisweilen tödlichen Folgen. Das Gas senkt außerdem die Krampfschwelle und kann zu Krampfanfällen führen.

Nach Abklingen der Wirkung kann es – bedingt durch Sauerstoffmangel – zu Kopfschmerzen, Übelkeit und Antriebslosigkeit kommen.

Vergiftungserscheinungen:
Wird zuviel Lachgas inhaliert, d.h. zum Beispiel der Lachgasballon nicht rechtzeitig abgesetzt, so erhöht sich im Blut in schädlicher Weise die Konzentration von Kohlendioxyd, während die Konzentration von Sauerstoff abnimmt. Das kann zu Bewußtlosigkeit und Übelkeit führen, der Konsument kippt unvermittelt um. Im diesem Falle ist unmittelbar mit Mund-zu-Mund-Beatmung zu beginnen und der Notarzt zu verständigen.

Kommt es zu Krampfanfällen, so ist zu verhindern, daß der Betreffende sich beim Krampfen verletzt. Er ist stabil hinzulegen; dann sollte der Notarzt gerufen werden. Klingt das Anfallsereignis nicht innerhalb von wenigen Minuten wieder ab, so besteht Lebensgefahr.

Schäden bei chronischer Einnahme:
Bei chronischem Gebrauch sind bislang eine Reihe von psychischen und körperlichen Störungen beobachtet worden. Die Erfahrungen sind derzeit aber noch gering und basieren auf kleinen Gruppen von Mißbrauchern bzw. auf Patientengruppen, die mit N_2O betäubt wurden.

Depressive Verstimmungen sind bei chronischem Mißbrauch nicht selten. Beschrieben wurden Hirnschäden mit Absterben von Hirnzellen, besonders im Bereich des Hinterkopfes. Es ist bisher nicht klar, ob diese Hirnschäden durch Sauerstoffmangel, N_2O-induzierten Vitaminmangel oder andere drogenbedingte Vorgänge verursacht wurden.

Lachgas kann die Blutbildung vermindern. Bei chronischer Einnahme kann es zur Hemmung von Vitamin B_{12}-abhängigen Enzymen kommen. Die Folge können Nervenschäden sein, wie sie z.B. auch von Alkoholikern bekannt sind. In den USA, wo Lachgas von Zahnärzten häufig zur Betäubung der Patienten verwendet wird, sind einige Fälle von Mißbrauch durch Zahnärzte bekannt. Sie inhalierten regelmäßig Lachgas und wurden dadurch berufsunfähig. Das Lachgas löste bei ihnen irreversible Störungen des Tastempfindens in den Fingern und Lähmungen, vor allem in Armen und Beinen, aus.

Zu den Schäden bei chronischem Konsum liegen aber derzeit noch keine umfassenden Erfahrungen vor. Das heißt aber nicht, daß Lachgas harmlos ist. Lediglich der kontrollierte Einsatz im Bereich der Anästhesie ist als risikoarm einzustufen.

Gegenanzeigen:
Menschen, die bereits mit anderen Drogen ein Suchtproblem hatten, sollten auf keinen Fall Lachgas konsumieren. Auch Menschen mit gestörter Lungenfunktion, mit erweiterten Lungenbläschen, mit einem verminderten Lungenvolumen und Menschen mit Lufteinschlüssen im Glaskörper des Auges sollten ebenfalls auf keinen Fall zu dieser Droge greifen. Kontraindiziert ist Lachgas außerdem bei Atemwegserkrankungen, Asthma, Mittelohrentzündungen.Weitere Gegenanzeigen liegen derzeit nicht vor, was auch darin begründet ist, daß ein chronischer Konsum, wie er sich jetzt innerhalb der Partyszene anbahnt, bislang nicht stattgefunden hat. Die Risiken bei regelmäßiger Einnahme sind derzeit nicht klar abzuschätzen.

Medizinische Anwendung:
Lachgas wird in der Medizin zur Operationsvorbereitung als Narkosemittel verwandt. In diesem Rahmen ist aber das Risiko von gefährlichen Nebenwirkungen durch die intensivmedizinische Betreuung deutlich geringer als auf Parties.

Weitere Risiken:
Insbesondere bei unsachgemäßer Herstellung von Lachgas können giftige Nebenprodukte wie CO, N_2, NO, NO_2, NH_4 und H_2NO_3 entstehen. Nur für medizinische Zwecke hergestelltes Lachgas verfügt über einen hohen Reinheitsgrad. N_2O hingegen, das für Lebensmittel hergestellt wurde, ist nicht so hochwertig und kann eher zu gesundheitlichen Schäden führen.

Wer Lachgas im Stehen einnimmt, kann Gleichgewichtsprobleme bekommen, umfallen und sich verletzen.

Beim Konsum nicht aus dem Ballon, sondern direkt aus der Gasflasche, aus Kapseln oder Kartuschen drohen schwere Erfrierungen an den Lippen, in der Mundhöhle, an Stimmbändern und in der Lunge.

Wird N_2O über Beatmungsgeräte in nichtmedizinischem Setting verwendet, so kann der Tod durch Sauerstoffmangel eintreten.

LSD

Wirkstoff: Lysergsäure-Diäthylamid

Umgangssprachlich: Trips, Papers, Acid, Deep Purple, Cubes, Pappen.

Rechtlicher Status:
LSD ist in Anhang 1 des BtmG gelistet, d.h., es ist illegal und nicht verschreibungsfähig.

Geschichte:
Die Wirkung der Lysergsäure, dem Grundstoff von LSD, ist schon seit Jahrhunderten bekannt. Lysergsäure ist nicht annähernd so giftig wie LSD. Sie findet sich natürlicherweise im Mutterkorn (Claviceps purpzrea), einem parasitären Pilz, der auf Getreide wächst. Ernteten im Mittelalter die Bauern Getreide, das von Mutterkorn befallen war, und verzehrten es, so verfielen sie in Rauschzustände und Krämpfe. Hände und Füße wurden – da die Durchblutung gestört war – schwarz und starben oft sogar ab. Viele Menschen starben an der Mutterkorn-Vergiftung. Damals wurde ihr seltsamer Tod in Verbindung mit göttlichem Wirken gebracht. »Ignis sacer« (lat. = das heilige Feuer) oder »Antoniusfeuer« hieß ihr Leiden im Volksmund. Die Menschen, die derart seltsam verendeten, seien von Gott bestraft worden, nahm man an.

1943 synthetisierte Albert Hofmann, der bei der Firma Sandoz in der Schweiz arbeitete, aus Lysergsäure Lysergsäure-Diäthylamid, kurz LSD genannt. Im Selbstversuch testete er die Droge und erlebte einen Rausch mit bedrohlichen Sinnestäuschungen und Todesangst. Dennoch wurden weitere Experimente durchgeführt. 1949 brachte Sandoz LSD unter dem Namen Delysid auf den Markt. Man hoffte auf ähnliche Verkaufserfolge wie bei den (ebenfalls süchtig machenden) Barbituraten, die man zuvor eingeführt hatte.

Wie schon mit Ecstasy machte die amerikanische Armee in den fünfziger Jahren auch mit dieser Droge Menschenversuche. Soldaten und Zivilisten wurde – ohne ihr Wissen – LSD verabreicht. In den sechziger Jahren war es schick, mit Drogen zu experimentieren. LSD erfuhr eine enorme Popularitätssteigerung. Nicht wenige – meist spirituell orientierte Menschen – versuchten, mit LSD ihre Kreativität zu steigern und das Bewußtsein zu erweitern.

Timothy Leary, ein Psychologie-Dozent an der Harvard-Universität, verhalf mit seinen Publikationen der Droge zu großer Popularität. Er wurde nach und nach zum Drogenguru dieser Generation, verlor wegen der Drogen schließlich seine Arbeit und wurde später wegen Drogenbesitzes zu 30 Jahren Haft verurteilt. 1966 stellte Sandoz die LSD-Produktion ein, 1967 wurde die Droge verboten.

Mehr und mehr waren die Gefahren des Halluzinogens offensichtlich geworden. Ein immer unkontrollierbarer werdender Konsum forderte seine Opfer. Die User erlebten Horrortrips, blieben in psychoseartigen Zuständen hängen. Nicht wenige erlebten rasante Abstürze mit den Drogen. LSD verlor an Attraktivität und wurde uninteressant. Bis auf einzelne versprengte Hippie-Gruppen, vor allem in Goa, nahm jahrzehntelang kaum jemand LSD.

Von dort ausgehend breitete sich in den neunziger Jahre der LSD-Konsum in Zusammenhang mit der Techno-Szene wieder aus. Viele Fehler von heute erinnern an damals. Die Konsumenten haben falsche Erwartungen an die Droge oder sind sorglos und schlecht informiert. Viele dosieren zu hoch oder betreiben unkalkulierbaren Mischkonsum. Immer mehr Partygänger bekommen Probleme mit drogeninduzierten Psychosen, eine der Nebenwirkungen von LSD (siehe Interview A. Gantner und Interview Björn).

Anwendungsformen:

Lysergsäure, der Grundstoff für LSD, ist eine heterozyklische Verbindung, die in der Natur z.B. im Mutterkorn vorkommt. Synthetisch wird daraus LSD hergestellt. LSD ist eine weiße, kristalline, hochgiftige Substanz, die schon in kleinsten Dosen Halluzinationen hervorruft.

Die häufigste Anwendungsform von LSD ist, daß der Wirkstoff auf Löschpapier oder Filzstückchen geträufelt wird. Innerhalb der Partyszene sind diese Blättchen nicht selten mit Phantasiemotiven geziert. Eines dieser Blättchen, der sogenannte Trip, enthält ca. 20 bis 100 μg LSD.

Verstoffwechselung:

LSD verteilt sich ungleichmäßig im Körper; die höchsten Konzentrationen wurden in Leber und Niere gefunden. Im Gehirn kommt nur relativ wenig an. Es wirkt sehr lange, durchschnittlich 6 bis 12 Stunden. Die Wirkung ist schlecht steuerbar.

LSD greift in die Funktionen von Stamm- und Zwischenhirn ein. Besonders das limbische und retikuläre System, Orte im Gehirn, wo Sinnesreize verarbeitet und ans Großhirn weitergeleitet werden, sind betroffen. Spezifische Anbindungsstellen wurden bisher nicht entdeckt. Wahrscheinlich koppelt es ungerichtet an mehreren Rezeptorentypen im Hirn an und verändert so die Wahrnehmung.

Körperliches Abhängigkeitspotential: Gering.

Psychisches Abhängigkeitspotential: Mittelgradig.

Akute Wirkungen:
LSD greift massiv in die menschliche Wahrnehmung ein. Es ist das stärkste bekannte Halluzinogen. Optische Sinnestäuschungen sind häufig zu beobachten, eine Veränderung des Körperempfindens kann ebenfalls auftreten. Obwohl Gegenstände verändert wahrgenommen werden, bleibt der unwirkliche Charakter des Erlebten in der Regel erhalten.

Das Zeitgefühl ist unter LSD-Einfluß verändert, meist verlangsamt. Die Grenzen zwischen der eigenen Person und der Umgebung werden als gelockert bis aufgelöst empfunden. Ein solcher Zustand ähnelt dem, der von schizophrenen Patienten beschrieben wird. Die Denkabläufe werden durch LSD verändert. Die Konstanz der Gedankengänge ist unterbrochen, neu einschießende Ideen überlagern schnell die alten, ohne daß ein Gedanke zu Ende gedacht wurde.

Das Selbstwertgefühl ist nicht selten verändert, meist ist es gehoben. Manche Personen entwickeln die Überzeugung, fliegen zu können, andere halten sich unter Drogeneinfluß für übermäßig begabt. Die durch LSD bewirkte Selbstüberschätzung birgt Gefahren. Nicht wenige Personen haben sich in solchen Zuständen schon aus dem Fenster gestürzt.

Circa eine halbe Stunde nach Einnahme von LSD kann es zu unangenehmen Gleichgewichtsstörungen, Gangstörungen sowie fremdartigem Erleben des eigenen Körpers kommen. Nicht selten ist auch ein leichter Brechreiz, verbunden mit Schwindel, Hitze- oder Kältegefühl und Schweißausbrüchen. Die Temperatur steigt an, das Herz schlägt schneller, die Atemfrequenz nimmt zu und der Blutdruck steigt.

Wird LSD in einer gelösten Stimmung genommen, sind eher Veränderungen der Stimmung in Richtung Euphorie zu beobachten. Es kann aber unkontrollierbar zum Umschlagen in Angst und Verfolgungswahn kommen, zum sogenannten »Horrortrip«. In diesem Fall besteht die Gefahr, daß der Konsument – in Verkennung der Situation – sich etwas antut.

Nach Abklingen der Rauschwirkung sind mitunter noch einige Tage nach Drogeneinnahme weitere unerwünschte Wirkungen wie Müdigkeit und Abgeschlagenheit sowie eine Verminderung der Hirnleistung und des Gedächtnisses zu beobachten. In selteneren Fällen kann es auch ohne erneute Drogeneinnahme zu psychoseartigen Zuständen kommen, den sogenannten »Flashbacks«.

Bei entsprechend anfälligen Personen kann das Leistungsvermögen auch durch eine einmalige LSD-Gabe längerfristig gestört werden. Dies liegt wahrscheinlich daran, daß LSD massiv in die integrativen, für das Lernen unmittelbar wichtigen Funktionen des Gehirns eingreift, wobei die Möglichkeit, zwischen wichtigen und unwichtigen Reizen zu unterscheiden, zum Teil verloren gehen kann. Eine weitere Gefahr, die bei LSD größer ist als bei den meisten anderen Drogen, ist die, daß eine Psychose ausgelöst werden kann.

Vergiftungserscheinungen:
Bei akuter Vergiftung treten eine Pupillenerweiterung, eine Erhöhung des Herzschlags mit erhöhter Körpertemperatur und erhöhtem Blutdruck häufig auf. Außerdem kann es zu Gefäßkrämpfen, einer Überzuckerung oder zu Blutdruckabfall kommen. Herzstillstände sind möglich. Unter LSD-Einfluß kann, wie bei anderen Drogen auch, unter Überdosierung eine Atemlähmung auftreten.

In jedem Falle ist bei Vergiftung mit LSD unmittelbar der Notarzt zu verständigen. Bei Verdacht auf Herzstillstand ist sofort mit Herzmassage und Mund-zu-Mund-Beatmung zu beginnen. Bei Überwärmung des Körpers sind kühlende Umschläge, z.B. mit nassen Handtüchern um die Beine, anzuwenden. Besteht der Verdacht auf einen plötzlichen Blutdruckabfall, so ist der Patient flach zu lagern und die Beine hochzulegen.

Stehen Vergiftungserscheinungen auf psychischem Gebiet im Vordergrund, so ist der Betreffende zunächst in einen ruhigen Raum zu verbringen und nicht mehr aus den Augen zu lassen. Grund hierfür ist die akute Selbstgefährdung. Auch in diesem Fall ist der Notarzt zu verständigen, unter Umständen ist hier die Verbringung in eine geschlossene psychiatrische Abteilung für eine kurze Zeit unvermeidbar. Der Notarzt wird zunächst mit beruhigenden Medikamenten wie Valium oder mit Neuroleptika versuchen, die Situation zu entschärfen.

Gegenanzeigen:
Bereits die einmalige Einnahme von LSD kann zu gravierenden psychischen Schwierigkeiten führen. Menschen, die in der Vergangenheit ein Suchtproblem hatten, sollten in jedem Fall die Einnahme von LSD vermeiden. Des weiteren gefährdet sind Personen mit psychotischen Erkrankungen in der Familie. Hier droht die Entwicklung einer Psychose. Wer bereits eine psychotische Episode durchgemacht hat, sollte in jedem Fall Halluzinogene meiden. Ansonsten droht ein erneuter Schub. Ebenfalls LSD vermeiden sollten insbesondere ängstliche Patienten, da in diesem Fall die Gefahr von Horrortrips besonders groß ist.

Menschen mit Herzvorschäden, Bluthochdruck, Diabetes, Arterienverkalkung und nach Schlaganfall dürfen ebenfalls in keinem Fall LSD nehmen.

Medizinische Anwendung:
Von einzelnen Therapeuten wurde LSD bis zu seinem Verbot begleitend zur Psychotherapie eingesetzt. Man erhoffte sich Erkenntnisse über Psychosen. Andere wollten Depressive mit LSD heilen. In diesem Zusammenhang waren die Risiken kalkulierbarer als auf Parties; der Nutzen blieb allerdings gering.

PILZE (PSILOCYBIN UND PSILOCIN)

Wirkstoff: Psilocybin

Weitere Namen:
Zauberpilze, Psilos, Psylos, Magic Mushrooms

Rechtlicher Status:
Zauberpilze sind illegale Drogen. Psilocybin und Psilocin sind im BtmG in Anhang 1 aufgeführt, d.h. alle Handlungen, die zur Gewinnung des Rauschgiftes aus Pilzen vorgenommen werden, müssen strafrechtlich verfolgt werden. Wer zum Beispiel »Zauberpilze« trocknet, macht sich strafbar.

Geschichte:
Von knapp 6000 bekannten Pilzarten enthalten etwa 80 psychoaktive Wirkstoffe. Schon die alten südamerikanischen Kulturen kannten die halluzinogene Wirkung einiger Pilzen. Psilocybin und Psilocin finden sich z.B. in den Teonanacatl-Pilzen Mexikos und Guatemalas. Sie werden wahrscheinlich seit bereits 4000 Jahren bei spirituellen Zusammenkünften eingesetzt. »Fleisch der Götter« heißen bei ihnen die Pilze. Sie gelten als heilig. Die europäischen Missionare und Eroberer bekämpften den Pilzkult nach ihrem Eintreffen in Südamerika, doch auch heute noch werden vereinzelt Zeremonien mit Pilzrauschgiften veranstaltet. Die zeremonielle Einbindung senkt – in deutlichem Unterschied zu der heute in Diskotheken praktizierten Anwendung – das Risiko von Komplikationen erheblich.

1957 isolierte der Schweizer Albert Hofmann den Wirkstoff der Pilze, unmittelbar danach vermarktete die Firma Sandoz, die bereits LSD auf den Markt gebracht hatte, das Rauschgift unter dem Namen Indocyn. Es erfuhr Anwendung im Rahmen der Psychotherapie, insbesondere bei Angststörungen und Depressionen. Drogenguru Timothy Leary sorgte in den sechziger Jahren mit seinen Büchern für eine weitere Verbreitung auch dieser Droge.

Sie geriet dann mit Abflauen der Hippie-Bewegung weitgehend in Vergessenheit. In letzter Zeit verwenden einige junge Leute die Droge wieder häufiger. Insbesondere Anhänger der ruhigen »Ambient«- und

»Trance«-Richtung des Techno scheinen eine gewisse Neigung zu den relativ sanften Pilzdrogen haben. In Europa enthalten z.B. Pilze der Gattung Psilocybe und Stropharia den Wirkstoff. Einige Arten werden von den Konsumenten gesammelt oder zuhause gezüchtet. Der Konsum ist bisher auf kleinere Kreise beschränkt, könnte durch Broschüren, z.B. von Bündnis 90/Grüne, ungeahnte Popularität erreichen.

Anwendungsformen:
Zauberpilze werden meist getrocknet, da sich ansonsten bei längerer Lagerung die Wirkstoffe zersetzen. Außerdem entstehen ohne Trocknung durch das Zersetzen der Pilze gefährliche Giftstoffe, die Krebs hervorrufen können. Auf den Pilzen siedeln sich in nicht-getrocknetem Zustand leicht Schimmelpilze an, die giftig sind und unter Umständen zu Leberkrebs führen können.

Verstoffwechselung:
Psilocybin wird nach oraler Einnahme von der Darmschleimhaut aufgenommen und unter Abspaltung von Phosphorsäure zu Psilocin im Körper umgewandelt. Die Verteilung im Körper erfolgt – anders als bei LSD – relativ gleichmäßig. Etwa 30 Minuten nach Einnahme wird im Gehirn die höchste Konzentration erreicht.

Die Wirkung auf die Psyche erklärt man sich wie folgt: Psilocin ähnelt in seinem Grundgerüst – genauso wie Psilocybin – dem körpereigenen Stoff Serotonin. Man vermutet, daß die Droge an die Serotonin-Rezeptoren ankoppelt und dann durch die dauerhafte Verbindung mit dem Rezeptor zu einer Reizüberflutung führt. Sinnesreize können dann nicht mehr adäquat verarbeitet werden, was zu den unten beschriebenen Rauschwirkungen führt.

Die Entgiftung geschieht auf folgendem Weg: 25 % des Psylocibins werden über die Niere ausgeschieden, 65 % werden in der Leber abgebaut. Nach 24 Stunden sind etwa 90% unwirksam gemacht. Die restlichen 10 % verbleiben noch einige Tage im Fettgewebe und werden dann nach und nach auf dem gleichen Wege abgebaut oder ausgeschieden.

Körperliches Abhängigkeitspotential:
Gering, u.a. deshalb, weil die Substanz im Fettgewebe gespeichert wird und es so gar nicht zu Entzugserscheinungen kommen kann.

Psychisches Abhängigkeitspotential:
Wahrscheinlich gering bis mittelgradig.

Akute Wirkungen:
Zauberpilze wirken halluzinogen, d.h. sie rufen Störungen der Wahrnehmung hervor. Etwa 15 Minuten nach Einnahme tritt zunächst eine gewisse Benommenheit verbunden mit einem leichten Blutdruckabfall ein. Etwa zwanzig bis dreißig Minuten nach Einnahme stellt sich in der Regel ein inneres Wärmegefühl ein, bei manchen Konsumenten ist dann auch die Lust auf Sex erhöht. Schwindel, Übelkeit und Magenkrämpfe können auftreten. Das Gleichgewichtsgefühl kann gestört sein.

Nach circa einer Stunde setzt die eigentliche halluzinogene Wirkung ein. Die Wahrnehmung ist ähnlich wie bei einer Psychose oder wie in einem Traum verändert. Die halluzinogene Wirkung von Zauberpilzen ist allerdings nicht so stark wie die von LSD. Die Grenzen zwischen der eigenen Persönlichkeit und der Umgebung werden als verschwimmend wahrgenommen. Sinnesinformationen werden nicht fortlaufend und logisch, sondern zufällig-assoziativ wahrgenommen und interpretiert. Die Kontinuität des Erlebens wird durchbrochen. Eigentlich nicht zusammengehörende Dinge werden als zusammengehörend erlebt. Es werden Dinge optisch und akustisch wahrgenommen, die real nicht da sind. Farbvsionen, ähnlich wie bei einem Kaleidoskop, können auftreten.

Das Körpergefühl ist in der Regel verändert, es reicht von einem leichten, eher schwebenden Gefühl über Gleichgewichts- und Orientierungsstörungen bis hin zu völligen Auflösungserscheinungen.

Insbesondere, wenn der Konsument bei Einnahme ängstlich ist oder psychische Probleme hat, sind nach Einnahme von Zauberpilzen sogenannte Horrortrips möglich. Die psychoseähnliche Veränderung der Wahrnehmung kann plötzlich für den Betroffenen von der Realität nicht mehr unterscheidbar sein. In der Folge kann es zu unkontrollierbaren Angstzuständen kommen. Aus dieser Angst heraus sind Kurzschlußreaktionen möglich.

Nach etwa 7 Stunden klingt der Rausch relativ abrupt ab. Der Konsument schläft dann meist ein.

Vergiftungserscheinungen:
Zauberpilze wirken auf die Körperfunktionen. Die Regulation von Körpertemperatur und Kreislaufsystem kann gestört werden. In geringerem Maße als Amphetamine oder Kokain führen auch Halluzinogene wie Psilocybin oder Psilocin zu einem Anstieg der Herzfrequenz, zu einem Anstieg des Blutdrucks sowie zu einem Anstieg der Körpertemperatur. Insbesondere bei hohen Außentemperaturen, z.B. in Diskotheken und auf Parties, ist somit die Gefahr von Überhitzung des Körpers, Kreislaufzusammenbrüchen gegeben.

Bei akuter Vergiftung treten eine Pupillenerweiterung, eine Erhöhung des Herzschlags mit erhöhter Körpertemperatur und erhöhtem Blutdruck häufig auf. Außerdem kann es zu Gefäßkrämpfen, einer Überzuckerung oder zu Blutdruckabfall kommen. Tödliche Komplikationen sind selten, hierfür müßten im Mittel 6-7g des Giftes, das entspricht ca. 30 kg Frischpilzen, eingenommen werden.

In jedem Falle ist bei Vergiftung mit Zauberpilzen der Notarzt zu verständigen. Bei Verdacht auf Herzstillstand ist sofort mit Herzmassage und Mund-zu-Mund-Beatmung zu beginnen. Bei Überwärmung des Körpers sind kühlende Umschläge z.B. mit nassen Handtüchern um die Beine zu beginnen. Besteht der Verdacht auf einen plötzlichen Blutdruckabfall, so ist der Patient flach zu lagern und die Beine hochzulegen.

Stehen Störungen auf psychischem Gebiet im Vordergrund, so ist der Betreffende zunächst in einen ruhigen Raum zu verbringen und nicht mehr aus den Augen zu lassen. Grund hierfür ist die akute Selbstgefährdung im psychoseartigen Zustand. Auch in diesem Fall ist der Notarzt umgehend zu verständigen, manchmal ist hier die Verbringung in eine geschlossene psychiatrische Abteilung für eine kurze Zeit unvermeidbar. Der Notarzt wird mit beruhigenden Medikamenten wie Valium versuchen, dem Patienten seine Angst zu nehmen. Manchmal ist ein kurzer Aufenthalt auf einer geschlossenen psychiatrischen Station unvermeidbar.

Mögliche Schäden bei chronischer Einnahme:
Wie bei allen Drogen läßt auch bei Zauberpilzen bei regelmäßigem Konsum die Wirkung nach. Bei Pilzen erfolgt die Toleranzbildung besonders schnell. Kreuztoleranz besteht zu LSD, so daß bei Einnahme einer der beiden Drogen auch die Wirksamkeit der anderen nach kurzer Zeit nachläßt.

Beobachtet werden bei chronischer Einnahme von Zauberpilzen Depressionen und Angstzustände. Es kann durch die gestörte Wahrnehmung zu Schwierigkeiten im sozialen, beruflichen und schulischen Bereich kommen. Bei chronischer Einnahme ist es auch möglich, daß sich Zustandsbilder herausentwickeln, die von einer Psychose nicht zu unterscheiden sind. Die Gefahr ist allerdings nicht so groß wie bei LSD. Es ist nicht genau geklärt, ob die Pilze latent vorhandene Psychosen auslösen oder ob sie sie selbst verursachen. Die Klärung dieser Frage hat aber ohnehin keine praktische Relevanz.

Die Gefahr der Entwicklung einer Sucht ist auch bei Zauberpilzen nicht auszuschließen. Sie ist allerdings nach jetziger Einschätzung nicht so hoch wie bei den meisten anderen Drogen.

Körperliche Schäden:
Durch die blutdrucksteigernde Wirkung ist das Risiko eines Schlaganfalles erhöht. Menschen mit Herzvorschäden laufen Gefahr, durch die Drogeneinnahme weitere Probleme mit dem Herzen zu bekommen, die bis zum Herzstillstand führen können. Bei längerfristigem Gebrauch können Zauberpilze zu Leberschäden führen. Bei unsachgemäßer Lagerung der Pilze bilden sich auf den Zauberpilzen Schimmelpilze. Das Risiko für Krebserkrankungen, insbesondere Leberkrebs, ist dadurch wahrscheinlich erhöht.

Gegenanzeigen:
Menschen, die in der Vergangenheit ein Suchtproblem, oder die andere psychische Probleme, wie z.B. Depressionen, Ängste oder Psychosen, gehabt haben, sollten in jedem Fall auf die Einnahme von Zauberpilzen verzichten. Das gleiche gilt für Patienten mit Herzfehlern, mit einer Anlage zum Bluthochdruck und mit vorbekannten Leber- oder Nierenschäden. Bei ihnen kann die Droge zu einer Verschlechterung des Zustandes führen. Tödliche Komplikationen sind allerdings – nach jetzigem Wissensstand – selten.

Weitere Risiken:
Durch die gemeinsame Einnahme mit anderen Drogen kann es auch bei Zauberpilzen zu unkalkulierbaren Wechselwirkungen kommen. Insbesondere bei Kombination mit antriebssteigernden Drogen wie Amphetaminen, Kokain oder Ecstasy besteht die Gefahr eines Kreislaufversagens oder einer Überhitzung. Ein weiteres Risiko ist, daß der Wirkstoffgehalt der Pilze stark schwankt und letztlich nie genau festzulegen ist. Hinzu kommt, daß manche Dealer normale Pilze mit LSD beträufeln, um so die Kunden zu täuschen. Hier gelten dann die beim LSD beschriebenen erhöhten Risiken.

Sind die Pilze nicht von kundiger Hand gesammelt worden, so besteht die Gefahr einer Verwechslung mit Giftpilzen. Sind die Pilze unsachgemäß gelagert, d.h. nicht schnell genug getrocknet worden, so besteht eine weitere Gefahr darin, daß durch die normal einsetzenden Zersetzungsprozesse der Pilze Giftstoffe entstehen, die zum Leberversagen führen können. Zudem bilden sich bei Pilzen bei unsachgemäßer Lagerung auch schnell Schimmelpilze, die krebsauslösend wirken können.

Medizinische Anwendung:
Bis zu ihrem Verbot wurden Zauberpilze von einzelnen Psychotherapeuten im Rahmen von psychotherapeutischen Behandlungen eingesetzt. Die Ergebnisse waren damals für die Fachwelt nicht unbedingt überzeugend. Seit dem Verbot sind Zauberpilze aus dem medizinischen Bereich verschwunden.

ANHANG 1: RECHTLICHE ASPEKTE / VON PETER LINDLAHR

I. ZUR BETÄUBUNGSMITTELRECHTLICHEN BEWERTUNG VON ECSTASY

I.1. GESETZLICHE VORGABEN

Die unter der Bezeichnung »Ecstasy« bekannten Amphetaminderivate MDA, MDMA, MDE, MBDB und BDMPEA (2C-B) haben aufgrund ihrer ausdrücklichen Nennung in der Anlage I des bundesdeutschen Betäubungsmittelgesetzes (BtMG) den rechtlichen Status von »nicht verkehrsfähigen« Betäubungsmitteln.[1]

I.1.1. RECHTLICHER STATUS DER SUBSTANZEN

Diese systematische Einordnung bewirkt für die betreffenden Substanzen ein Totalverbot, das jeglichen Umgang, sei es zur Anwendung (Verschreibung) am Menschen oder zu Untersuchungs- und Laborzwecken, untersagt und Zuwiderhandlungen im Regelfall als Vergehen mit Geld- oder bis zu fünfjähriger Freiheitsstrafe ahndet.

Es gehört zu den vielen Ungereimtheiten des deutschen Betäubungsmittelrechts, daß die Amphetaminderivate als chemische Abkömmlinge des Amphetamins rechtlich anders beurteilt werden als die »Muttersubstanz« Amphetamin oder das als »Speed« verbreitete Methamphetamin. Obwohl die Rechtsprechung deren stoffliches Gefährdungspotential noch höher ansetzt als das der Derivate, sind diese beiden Substanzen als verschreibungsfähige Betäubungsmittel grundsätzlich auch therapeutisch einsetzbar und unterliegen damit nicht einem absoluten Verkehrsverbot.

Anders als bei den (in den BtMG-Anlagen II und III aufgeführten) verkehrsfähigen oder verschreibungsfähigen – also therapeutisch geeigneten – Betäubungsmitteln, kann es bei denjenigen Substanzen, die mit einem Totalverbot belegt sind, keinen rechtlich zulässigen (»bestimmungsgemäßen«) Gebrauch geben.

Die Schlußfolgerung dieser gesetzlichen Vorgabe ist auf einen kurzen, im Ergebnis sehr kategorischen Nenner zu bringen: Wenn es keinen rechtlich definierten Gebrauch der betreffenden Betäubungsmittel gibt, stellt sich jeder faktische Umgang mit diesen Ecstasy-Substanzen rechtlich als ein Mißbrauch dar.

Das Gesetz selbst sieht »nur ausnahmsweise« unter extrem engen Voraussetzungen und versehen mit einer Vielzahl von Auflagen und Sicherheitsbestimmungen vor, daß zu wissenschaftlichen »oder anderen im öffentlichen Interessen liegenden Zwecken« (§ 3 Absatz 2 BtMG) eine entsprechende bundesbehördliche Genehmigung erteilt werden kann. Eine praktische Bedeutung dieser Privilegierungsregelung ist indes über den rein universitären Bereich hinaus bislang nicht erkennbar.

I.1.2. RECHTSSYSTEMATIK

Das Phänomen Ecstasy beleuchtet die Schnittstelle zwischen den inhaltlich zwar benachbarten, rechtssystematisch aber sehr unterschiedlich gearteten Materien des Betäubungsmittel- und des Arzneimittelrechts und wirft somit die Frage auf, wie verläßlich jene Indikatoren nachgewiesen sein müssen, die eine psychotrop wirkende Substanz rechtlich zum Betäubungsmittel werden lassen.

Durch § 1 Absatz 2 BtMG wird es der Bundesregierung ermöglicht, auf dem Verordnungswege unter Bezugnahme auf die »Wirkungsweise eines Stoffes, vor allem im Hinblick auf das Hervorrufen einer Abhängigkeit«, »das Ausmaß der mißbräuchlichen Verwendung« und »wegen der unmittelbaren oder mittelbaren Gefährdung der Gesundheit« einzelne Substanzen zu Betäubungsmitteln zu erklären.

Dementsprechend wurden durch Rechtsverordnungen in den Jahren 1984 die Substanz MDA, 1986 die Substanz MDMA, 1991 die Substanz MDE und schließlich zunächst 1995 und sodann 1997 erneut die Substanz MBDB in den gesetzlichen Substanzkatalog der Anlage I nachträglich aufgenommen.

Angesichts des Umstandes, daß gewisse verfassungsrechtliche Zweifel[2] an diesem Verfahren auch nach der hierzu aktuell ergangenen Entscheidung des Bundesverfassungsgerichts[3] nicht gänzlich ausgeräumt sind, stellt sich auch weiterhin die Frage, wie fundiert der jeweilige naturwissenschaftliche Erkenntnisstand hinsichtlich der beiden das gesetzliche Verbot legitimierenden Kriterien Abhängigkeitspotential und Korrelation: *Verbreitung / Gesundheitsgefährdung* sein muß. Es erscheint äußerst zweifelhaft, ob die bis heute vorliegenden naturwissenschaftlich-medizinischen und sozialwissenschaftlichen Befunde zum Ecstasy-Konsum den juristisch erforderlichen Festigkeitsgrad aufweisen, der eine dauerhafte Bestrafung des Ecstasy-Umgangs rechtfertigen könnte.

Dies erscheint vor allem deshalb bedeutsam, weil die Amphetaminderivate aufgrund ihres nominellen Betäubungsmittel-Status rechtssystematisch vom (Neben-)Strafrecht erfaßt werden.

Ob sie daneben auch in die präventiv-ordnungsrechtlich ausgerichtete Systematik des Arzneimittelgesetzes (AMG) einzuordnen sind, ob sie insbesondere wegen der von ihnen entfalteten Wirkungen im menschlichen Körper überhaupt den erweiterten Arzneimittelbegriff des § 2 Abs. 5 des Arzneimittelgesetzes (AMG) erfüllen[4] oder nicht[5], kann weitgehend dahinstehen.

Denn der vom Bundesverfassungsgericht anläßlich der vielbeachteten Cannabis-Entscheidung[6] für das Betäubungsmittelstrafrecht nochmals bekräftigte »ultima ratio«-Charakter ließe die nach geltendem Recht für die auf Ecstasy bezogenen Handlungen angedrohte Kriminalstrafe auf Dauer als unverhältnismäßig[7] erscheinen, sofern nicht zwischenzeitlich eindeutige wissenschaftliche Belege vorgelegt werden, deren Aussagekraft sich nicht nur in bloßen Kasuistiken[8] erschöpft, sondern mittels derer Kausalzusammenhänge auch tatsächlich nachgewiesen werden.

I.1.3. STRAFTATBESTÄNDE

Grundsätzlich kann beim unerlaubten Umgang mit Aphetaminderivaten eine Strafbarkeit bezüglich sämtlicher im sechsten Abschnitt des BtMG genannten Tatbestandsalternativen angenommen werden.[9]

Somit wird mit Geldstrafe oder mit Freiheitsstrafe bis zu fünf Jahren bestraft, wer unerlaubt Amphetaminderivate

- selbst herstellt,
- (über die Landesgrenzen) einführt oder ausführt,
- in den Verkehr (Umlauf) bringt,
- mit Gewinnabsicht verkauft (Handel treibt),
- zum Selbstkostenpreis weitergibt (veräußert),
- selber kauft (erwirbt),
- besitzt,
- verschenkt (Abgabe),
- sonst in den Verkehr bringt oder sich verschafft (z.B. zufällig findet und behält),
- seine Pille kurz vor dem Konsum mit jemandem teilt (Überlassen zum unmittelbaren Gebrauch) Konsumgelegenheiten verschafft, gewährt oder mitteilt,
- öffentlich oder durch Schriften zum Ecstasy-Konsum auffordert.

Rechtlich qualifizierende Tatbestandsmerkmale (bandenmäßiges oder gewerbsmäßiges Handeln, Umgang mit nicht geringen Mengen, Weitergabe mit Todesfolge u.ä.) begründen Verbrechenstatbestände, die im Höchstfall mit bis zu fünfzehn Jahren Freiheitsstrafe geahndet werden können.

Jenseits dieser Tatbegehungsweisen herrscht durchweg der Grundsatz, daß der Konsumakt als solcher eine straflose Selbstschädigung darstellt und nicht bestraft werden kann. Gleiches gilt dann, wenn der vorhergehende Besitz sich lediglich als ein notwendiges Durchlaufstadium zum Konsum darstellt. Die Abgrenzung zwischen tatbestandlichem und tatbestandslosem Handeln läßt sich hier allerdings kaum anhand allgemeingültiger Kriterien beschreiben, so daß auch die Konsumsituation aufgrund des ihr vorangegangenen Erwerbs und Besitzes nicht frei von strafrechtlichen Risiken ist.

Daß in der Rechtspraxis mittlerweile bei schwerwiegenden Konsumfolgen die Strafverfolgungsbehörden auch die Teilnahme an der bewußten (an sich straflosen) Selbstschädigung einer anderen Person zur Anklage bringen, zeigt exemplarisch ein Jugendstrafverfahren vor dem Amtsgericht Würzburg, in dem sich ein Ecstasykonsument wegen fahrlässiger Tötung seines nach einer Überdosis MDMA verstorbenen Freundes verantworten mußte.[10]

I.1.4. ALTERNATIVE GESETZGEBERISCHE OPTIONEN

Wie schon bei anderen verbreiteten psychotropen Substanzen, so stellt sich auch bei den Amphetaminderivaten die Frage, ob perspektivisch mit einer Beibehaltung der gegenwärtigen Rechtslage zu rechnen sein wird oder ob der Gesetzgeber in Richtung einer Lockerung des geltenden Verbots tätig werden wird.

Dabei wäre auch hier zwischen dem Straflosstellen des Konsumenten und einer auf generelle Freigabe zielende Legalisierung zu unterscheiden.

Beide Alternativen würden nachhaltige Änderungen im bestehenden Gesetzestext erfordern, die jedoch mangels parlamentarischer Mehrheiten und angesichts der allgemein als hiermit unvereinbar erachteten internationalen Suchtstoffübereinkommen kaum Aussicht auf Realisierung haben dürften.

Vor dem Hintergrund der von der Allgemeinheit (und somit auch von der Politik) überwiegend als hedonistisch wahrgenommenen Motive Ecstasy konsumierender Personen muß das in anderem Zusammenhang erprobte Hilfe-statt-Strafe-Paradigma, bei dem bekanntlich der Zweck (Entkriminalisierung) die Mittel (Pathologisierung) heiligt, gänzlich versagen.

Dabei wäre gesetzestechnisch sowohl eine tatbestandliche Herausnahme geringer Konsummengen (Festlegung einer Mindestmenge als sogenannte objektive Strafbarkeitsbedingung) als auch eine völlige Neubewertung der Amphetaminderivate als solche (Umgruppierung in eine weitere Anlage IV, die dann »verkehrsfähige, aber nicht verschreibungspflichtige Betäubungsmittel« enthielte) durchaus möglich.

Eine über das bestehende absolute Verkehrsverbot der Anlage I hinausgehende Strafschärfung könnte unterdessen im Falle einer noch weiteren Vorverlagerung der Strafbarkeit und damit einhergehenden Ausdehnung des Betäubungsmittelbegriffs erreicht werden. Dies wäre der Fall, wenn die von der Bundesregierung Anfang 1997 als Änderungsgesetz in Aussicht gestellten Erwägungen umgesetzt werden, nunmehr auch solche Substanzen dem BtMG zu unterstellen, die zwar keine eigene Betäubungsmitteleigenschaft aufweisen, jedoch zur Herstellung von Betäubungsmitteln geeignet erscheinen.

Die hiergegen gerichteten rechtspolitischen Bedenken liegen auf der Hand: die derartigen Regelungen zugrundliegenden Strafzwecke haben mit klassischer spezial- und generalpräventiver Zielsetzung kaum noch etwas zu tun, vielmehr wird der Weg eröffnet zu einem neuen, dem Polizei- und Ordnungsrecht immer ähnlicher werdenden Präventions- und Risikovorbeugungs-Strafrecht.

I.2. VORGABEN DURCH DIE RECHTSSPRECHUNG

Im Wege der Rechtsfortbildung haben sich wiederholt auch die Gerichte mit Ecstasy-relevanten Rechtsfragen befaßt.

I.2.1. GERICHTLICHE BEWERTUNG VON GEFÄHRLICHKEITSPOTENTIALEN, INSBESONDERE UNTERSCHEIDUNG ZWISCHEN SOGENANNTEN »HARTEN« UND »WEICHEN« DROGEN

Den Ausgangspunkt für die rechtliche Bewertung der spezifischen Gefährlichkeitspotentiale einzelner Amphetaminderivate bildet ein Grundsatzurteil des Bundesgerichtshofs (BGH) vom 09.10.1996[11] zum Begriff der sogenannten »nicht geringen Menge« bei MDE.

Hierin hat der BGH nach eingehender rechtlicher Würdigung des aktuellen naturwissenschaftlichen Forschungsstandes u.a. die Feststellung getroffen, er halte »in der Beurteilung der Drogengefährlichkeit (...) eine Gleichbehandlung von MDMA, MDE und MDA für sachlich gerechtfertigt«.

Auch wenn »die medizinischen und pharmakologischen Forschungen zu den Auswirkungen der als Ecstasy zusammenfassend bezeichneten Amphetaminderivate noch nicht abgeschlossen« seien, so reichten »die vorliegenden Erfahrungen und Erkenntnisse aus, MDE, MDMA und MDA nach ihrer Gefährlichkeit in deutlichem Abstand über den Cannabisprodukten mit ihrem Wirkstoff THC einzustufen.«

Die Amphetaminderivate seien zwar »unter Gefährlichkeitsaspekten dem Amphetamin nicht gleichzustellen«, sie müßten aber »bei wertender Betrachtung doch immerhin als annähernd so gefährlich wie Amphetamin eingestuft werden«.

Somit hat das höchste deutsche Strafgericht eine gestufte Gefährlichkeitsskala entwickelt, die ein zunehmendes Gefahrenpotential in der Reihenfolge

- Cannabis(THC)
- Ecstasy (MDMA/MDE/MDA)
- Amphetamine

zugrundelegt.

Diese Skala ist zudem geeignet, im Rahmen der von der Rechtsprechung vorgenommenen Klassifizierung »harter« und »weicher« Drogen zur Orientierung beizutragen.

Während das Gesetz selbst eine solche Einteilung überhaupt nicht enthält und auch die sozialwissenschaftliche Präventionsforschung nicht die Substanzen selbst als »hart« oder »weich« bezeichnet, sondern allenfalls die auf sie bezogenen Konsumformen und Verhaltensmuster mit derartigen Attributen belegt, neigen die Gerichte seit jeher dazu, im Rahmen der Rechtsfindung diese Begriffe anzuwenden.

Daß hierbei Cannabis durchweg als sogenannte »weiche« Droge eingestuft wird, ist eine ebenso offenkundige Tatsache wie die Qualifizierung von Heroin, Crack oder Kokain als »harte« Drogen.

Hinsichtlich des reinen Amphetamins hat der BGH seine 1990 begründete Rechtsprechung[12], derzufolge es sich »bei der Droge Amphetamin, die auf der Schwereskala der Gefährlichkeit von BtM nur einen mittleren Platz« einnehme, »um keine harte Droge« handele, erst jüngst[13] noch einmal bestätigt und dementsprechend ausgeführt, die strafschärfende Erwägung, es handele sich bei Amphetamin um eine »harte« Droge, sei »rechtsfehlerhaft«. Dem ist auch die obergerichtliche Rechtsprechung gefolgt und stuft mittlerweile Amphetamin ausdrücklich als »weiche« Droge ein.[14]

Gemessen an der vom BGH entwickelten Gefährlichkeitsskala kann für die als Ecstasy bezeichneten Derivate nichts anderes gelten.

Ungeachtet dessen hält das Bundeskriminalamt (BKA) scheinbar unbeirrt daran fest, bei jeder amtlichen Verlautbarung Ecstasy als »harte« Droge in einen Zusammenhang mit Kokain und Heroin zu stellen.

Daß die notwendigen Umdenkprozesse eine gewisse Zeit beanspruchen, verdeutlicht auch der Umstand, daß selbst die immerhin für die Strafrechtspraxis wohl bedeutenste bundesdeutsche Veröffentlichung zum Betäubungsmittelrecht, die Kommentierung des Frankfurter Oberstaatsanwaltes Dr. Harald Hans Körner, in der immer noch aktuellen 4.Auflage[15] davon ausgeht, Amphetamin stelle ebenso wie Heroin eine »harte« Droge dar.

I.2.2. AUSGESTALTUNG DER BETÄUBUNGSMITTEL-RECHTLICHEN MENGENSYSTEMATIK

Der für die einschlägigen betäubungsmittelrechtlichen Verbrechenstatbestände wesentlichen allgemeingültigen Bestimmung der »nicht geringen Menge« hat der BGH[16] die Erwägung zugrundegelegt, die durchschnittliche Konsumeinheit MDE liege bei 120mg MDE-Base, entsprechend 140 mg MDE-Hydrochlorid. Auf dieser Grundlage gelangt er sodann zu der Annahme, 30 g MDE-Base (entspricht 35 g MDE-Hydrochlorid) seien als 250 Konsumeinheiten für den Grenzwert der Verbrechenstatbestände festzulegen.

I.2.3. GRUNDSÄTZE FÜR EIN ABSEHEN VON STRAFVERFOLGUNG

Die 1992 in § 31 a BtMG geschaffene Möglichkeit,

- bei geringer Schuld des Täters,
- nicht bestehendem öffentlichen Strafverfolgungsinteresse sowie
- ausschließlich auf den gelegentlichen Eigenkonsum gerichteten Tathandlungen ohne Fremdgefährdung

nicht erst durch den Tatrichter, sondern bereits durch die Staatsanwaltschaft von der Strafverfolgung abzusehen, hat im Cannabis-Beschluß des Bundesverfassungsgerichts als Korrektiv zur Wahrung des sogenannten »Übermaßverbotes« gewissermaßen seinen verfassungsrechtlichen »Segen« erfahren.

Gleichwohl bleibt es aus verfassungsrechtlicher Sicht unerläßlich, die im Karlsruher Beschluß angemahnte einheitliche Rechtsanwendung des § 31 a BtMG in der Rechts- und Justizverwaltungspraxis der Bundesländer endlich auch umzusetzen.

Solange dies nicht realisiert ist, steht zu befürchten, daß es auch bundesländerübergreifende einheitliche Verfahrensgrundsätze zum Absehen der Strafverfolgung bei Ecstasy-Konsumenten nicht geben wird. Trotz der signifikanten epidemiologischen Entwicklung des Ecstasy-Phänomens enthalten die heute geltenden länderspezifischen Richtlinien oftmals keinerlei konkreten Anhaltspunkte zur Bestimmung der sogenannten geringen (=Einstellungs-) Menge bei den Amphetaminderivaten.

Eine eher vage Orientierung, an die sich aber im Sinne eines Richtwertes offenbar zunehmend mehr Staatsanwaltschaften halten, ist die in der Frankfurter Strafverfolgungspraxis entwickelte Faustregel, daß die geringe Menge im Sinne des § 31 a etwa 10 % der höchstrichterlich festgelegten »nicht geringen Menge« entspreche.

Dies würde für MDE (und analog für MDMA und MDA) 25 Konsumeinheiten (Tabletten) mit jeweils 140 mg Hydrochlorid als Grenzwert für die Anwendung des § 31 a ausweisen.

Derjenige, der eine solche Anzahl von Konsumeinheiten zum Eigenkonsum einführt, ausführt, durchführt, erwirbt, sich in sonstiger Weise verschafft oder besitzt, handelt mit geringer Schuld im Sinne des § 31 a BtMG. Folglich kann es zum Absehen von der Strafverfolgung bereits auf der Ebene der Staatsanwaltschaft kommen (erweitertes Opportunitätsprinzip), sofern kein öffentliches Interesse an der Strafverfolgung besteht. Ein öffentliches Interesse wird jedoch regelmäßig angenommen bei entsprechendem gesellschaftlichen Status des Beschuldigten (Vorbildfunktion als Lehrer, Erzieher, Persönlichkeit des öffentlichen Lebens) oder besonderer ordnungsrechtlicher Gesichtspunkte (Strafgefangene in Hinblick auf die anstaltsinterne Sicherheit und Ordnung, Ausländer in Hinblick auf ein Hinwirken auf rechtskräftige strafgerichtliche Verurteilung zur Vorbereitung aufenthaltsbeendender Maßnahmen).

Grundsätzlich gilt aber auch innerhalb des Anwendungsbereichs von § 31 a BtMG zunächst das herrschende Legalitätsprinzip: beim Anfangsverdacht einer Straftat wird nicht »weggeschaut«, sondern zunächst der Sachverhalt »durchermittelt«. Die vorgefundenen Ecstasy-Tabletten werden sichergestellt, da deren Besitz ja selbst bei Vorliegen der Straflosigkeitsvoraussetzungen weiterhin rechtswidrig bleibt, es werden Personalien überprüft und aufgenommen.

II. RECHTLICHE IMPLIKATIONEN DES ECSTASYKONSUMS IN DER PARTYSZENE

Jenseits der grundlegenden betäubungsmittelrechtlichen Fragestellungen haben sich im Laufe der vergangenen Monate einige Ecstasy-spezifische rechtliche Fragestellungen herauskristallisiert, die einerseits primär mit den anlaßbezogenen Interventions- und Interaktionsformen der oftmals eigeninitiierten »Safer-house«-Konzepte zusammenhängen, andererseits wegen der starken Zunahme der Konsumentenzahlen immer stärker auch das Massenphänomen der Straßenverkehrsteilnahme betreffen.

II.1. RECHTLICHE ERFORDERNISSE UND JURISTISCHE GRENZEN (SEKUNDÄR-) PRÄVENTIVER MAßNAHMEN VOR ORT

II.1.1. RECHTE UND PFLICHTEN GEWERBLICHER CLUB-BETREIBER

Immer häufiger stehen die verantwortlichen Betreiber von Rave-Clubs, Discotheken oder kommerziellen (Groß-)Raves vor der Notwendigkeit, sich zum unübersehbaren, mitunter exzessiven Ecstasy-Konsum der Partygäste in ihren Räumlichkeiten offiziell verhalten zu müssen. Diesbezügliche Anweisungen an das von Ihnen eingesetzte Personal haben häufig eher demonstrativen Charakter, als daß sie eine wie auch immer geartete rechtliche Absicherung bewirken könnten.

So unglaubhaft die Berufung auf Unkenntnis konsumtypischer Abläufe auch sein mag, so rechtlich diffizil kann andererseits das offene Eintreten von Club-Betreibern für unkonventionelle Präventionskonzepte sein.

Hierbei bewegt sich der betreffende Club-Betreiber zwischen einer strafrechtlichen Ebene, die ihm in Gestalt des Verschaffens oder Gewährens einer Gelegenheit zum Konsum, § 29 Abs. 1 Nr.10 BtMG, begegnet, und seinen gewerberechtlichen Pflichten, von deren Einhaltung der Fortbestand der Gaststättenerlaubnis unmittelbar abhängig sein kann.

Auf beiden Ebenen hat der betreffende Club-Betreiber die Rechtspflicht, dafür Sorge zu tragen, daß er nicht durch eigenes Tun dem Ecstasy-Konsum seiner Gäste »Vorschub leistet«. Solange auf der strafrechtlichen Ebene nicht der Nachweis eines vorsätzlichen bzw. billigend in Kauf nehmenden Gelegenheitverschaffens oder -gewährens geführt werden kann, bewegt er sich durchaus im Rahmen seines diesbezüglichen rechtlichen Pflichtenkreises. Es wird in der Praxis also wesentlich darauf ankommen, inwieweit der Konsum durch Gäste in den frei zugänglichen Bereichen der jeweiligen Lokalität unverdeckt und offensichtlich erfolgt und eine Kenntnisnahme des Personals geradezu unausweichlich ist, oder ob es gezielter Beobachtungen und Nachforschungen bedarf, um betäubungsmittelrechtliche Verstöße der Gäste erst aufzudecken. Eine solche über die normale Fürsorge- und Verkehrssicherungspflicht innerhalb des Lokals hinausgehende Nach- und Ausforschungspflicht des Club-Betreibers dürfte – jedenfalls in strafrechtlicher Hinsicht – nicht gegeben sein, da dies, ohne daß hierfür eine gesetzliche Grundlage ersichtlich wäre, das Vertrauensverhältnis zwischen Wirt und Gast in so erheblichem Maße tangieren würde, daß eine ihm derart (behördlich) auferlegte Verpflichtung einen nachhaltigen Eingriff in seine Berufsausübungsfreiheit darstellen würden.

Die diesbezügliche rechtliche Diskussion auf der gaststätten- und gewerberechtlichen Ebene ist hingegen erheblich differenzierter.

Da es sich hierbei um eine überwiegend ordnungsrechtliche Materie handelt, kommt dem Gedanken der Gefahrenabwehr eine besondere Bedeutung zu. Dies führt dazu, daß die Rechtsprechung selbst im Anschluß an eine Grundsatzentscheidung des Bundesverwaltungsgerichts[17], derzufolge der Erlaubnisversagungsgrund nach § 4 Absatz 1 Nr.3 des Gaststättengesetzes nicht schon dann erfüllt sei, wenn »Gaststättenräume von Gästen zur Begehung oder Anbahnung von Rauschgiftdelikten (...) mißbraucht werden«, auch weiterhin selbst bei nachgewiesener Unkenntnis des Gastwirts eine ordnungsbehördliche Schließungsverfügung für rechtmäßig erklärt hat, da sich der Widerruf der Betriebserlaubnis »gegen den konkreten Gefahrenherd und nicht gegen die Person des Gastwirts« richte[18]. Betäubungsmittelmißbrauch und Drogenkontakte im weitesten Sinne, so wird weiter argumentiert[19], gehörten zu den typischen Gefahrenlagen von Gaststätten, namentlich von Discotheken. Wer eine solche Gefahrenquelle eröffne, der müsse sie auch beherrschen.

Dem ist entgegenzuhalten, daß es gerade bei nachweislicher Kenntnis des Club-Betreibers von betäubungsrechtlich relevantenVorkommnissen in seinem Club allein auf die Tragweite der Vorgänge ankommt. Handelt es sich um bloßen Eigenkonsum während der Rave-Veranstaltung, dann wird der in § 31 a BtMG entwickelte Rechtsgedanke nicht ohne Reflexwirkung auf die Bewertung der gaststättenrechtlichen Pflichten des Club-Betreibers bleiben: Wenn im Kleinmengenbereich beim Eigenkonsum die Tathandlungen sich zwar weiterhin als rechtswidrige Straftaten darstellen, jedoch im Ergebnis vom Staat nicht sanktioniert werden, kann umgekehrt vom Gewerbetreibenden nicht verlangt werden, diese zu verhindern[20] .

Vor dem Hintergrund des durch die Rave-Kultur neu belebten rechtlichen Meinungsstreits wird als bisheriger status quo der Diskussion festzuhalten sein:

Hat der Club-Betreiber

- keine nachgewiesene Kenntnis, so wird man mit dem Bundesverwaltungsgericht davon ausgehen müssen, daß ein Erlaubniswiderruf nicht rechtmäßig wäre. Da die mit dem Widerruf ergehende Schließung ohnehin immer die »ultima ratio« sein kann, wäre dem Club-Betreiber zunächst lediglich die Auflage zu machen, durch konzeptionelle, personelle, möglicherweise auch strukturelle (räumliche) Änderungen eigenverantwortlich Abhilfe zu schaffen.
- nachweislich Kenntnis, so wird man ihn hinsichtlich des bloßen Eigenkonsums seiner Gäste vor dem Hintergrund gewandelter Rechtsauffassungen

zur Verhältnismäßigkeit strafrechtlicher Sanktion gegenüber Betäubungsmittelkonsumenten kaum zu mehr als zu bloß überwachenden Maßnahmen veranlassen können.

Dem stünde im übrigen auch eine aktive Einbeziehung des Club-Betreibers in safer-use-Kampagnen oder gleichartige Aktivitäten nicht entgegen, sofern die betäubungsmittelrechtlich wie auch gaststättenrechtlich relevante Schwelle des »Vorschubleistens« nicht überschritten wird.

Ein solch differenziertes Vorgehen kann sich ohne weiteres auch auf die hilfsweise Erwägung stützen, daß selbst diensthabende Polizeistreifen an den Hauptbahnhöfen der bundesdeutschen Großstädte dem öffentlichen Applizieren von Drogen kaum mehr Einhalt gebieten, sondern es schlicht geschehen lassen.

Hinsichtlich weitergehender Aktivitäten seiner Gäste (Erwerb, Handeltreiben, möglicherweise in organisierter Form) kann der Club-Betreiber grundsätzlich zwar zu einer Zusammenarbeit mit der Polizei verpflichten werden[21]. Läßt er sich seinerseits hierauf aber ein, so wird die Grenze der Zumutbarkeit dort zu ziehen sein, wo die Verhältnismäßigkeit der vorgesehenen Maßnahmen nicht mehr gegeben ist:

So erscheint die ordnungsbehördliche Weisung, der Club-Betreiber möge Eingangskontrollen mit Leibesvisitation sämtlicher Gäste veranlassen, schon allein mangels Eignung der Maßnahme zur Verhinderung von lokalinternem Drogenkonsum rechtlich unzulässig. Auch hier sollte man sich vergegenwärtigen, daß selbst die Einlaßkontrollen in Justizvollzugsanstalten nicht geeignet sind, den Drogentransport über Besucher und Freigänger zu unterbinden.

Ebenso unverhältnismäßig erscheint die einer jüngst gegen einen Club-Großveranstalter ergangenen Entscheidung des Verwaltungsgerichts Köln[22] zugrundeliegende Erwägung, die dortigen Club-Betreiber seien »zumindest verpflichtet« gewesen, »diejenigen Musikveranstaltungen, die erfahrungsgemäß Drogenkonsumenten in besonderer Weise anziehen, nämlich die Techno-Veranstaltungen, sofort einzustellen«, nachdem sich über einen längeren Zeitraum gezeigt hätte, daß zwischenzeitlich ergriffene Maßnahmen nicht zum Erfolg geführt hätten. Dies führt im Ergebnis zu der seinerzeit vom Oberverwaltungsgericht (OVG) Hamburg[23] völlig unverblümt formulierten Risikoverteilung im Gaststättenrecht, den Gewerbetreibenden treffe in einer solchen Situation angesichts der Funktion des Gaststättenrechts als eines Instrumentes zur Gefahrenabwehr der »Vorwurf, seine Gaststätte überhaupt noch zu betreiben«.

II.1.2. RECHTE UND PFLICHTEN NICHTGEWERBLICHER PRÄVENTIONSBETREIBER

Demgegenüber focussiert sich das rechtliche Interesse an der Tätigkeit all jener Projekte, die eigene oder übernommene safer-house-Konzepte vor Ort realisieren, und auf die Frage der rechtlichen Zulässigkeit des sogenannten »drug checking«. So intensiv und nicht zuletzt auch medienwirksam diese Diskussion geführt wird, so vergleichsweise schlicht erscheinen die rechtlichen Fakten.

Wird die eigentliche chemische Substanzuntersuchung durch eine hierzu autorisierte Person oder Institution vorgenommen und werden Teile der dorthin zugeleiteten Stoffproben nicht wieder zurück in den Verkehr gebracht, sondern vernichtet, dann interessiert rechtlich allein der Weg vom Konsumenten zur Untersuchungsstelle oder -person.

Auf einen kurzen Nenner gebracht verstößt »drug checking« jedenfalls solange gegen geltende betäubungsmittelrechtliche Bestimmungen, wie die überbringende Person (der Bote) nicht selber mit einer Ausnahmegenehmigung ausgestattet ist.

Jegliche Erwägung, das durch diese Person(en) erfolgende unerlaubte Sich-Verschaffen, Besitzen und Abgeben (an die Untersuchungsstelle) als tatbestandslos und damit straffrei herunterzustilisieren, muß letztlich, also mit Blick auf prozessuale Erfolgsaussichten, als überaus fragwürdig betrachtet werden.

So vermag nicht einzuleuchten, weshalb der als Bote fungierende Initiator trotz seines überlegenden Sachwissens (vorherige Auswahl der Untersuchungsstelle, Kenntnis der Verfahrensabläufe u.a) lediglich Besitzdiener sein soll, also vermeintlich ebensowenig Verfügungsgewalt innehaben soll wie die untersuchende Person. Wenig nachvollziehbar ist die offenbar weit verbreitete Ansicht[24], eine Tatbestandsmäßigkeit des Überbringens an die Untersuchungsstelle scheide schon mangels Fremdgefährdung aus. Diese Auffassung übersieht, daß die Abgabe nur die dingliche Überlassung der Substanzen voraussetzt und daß durch aktives Tun des Überbringers die Zahl der Teilnehmer am BtM-Verkehr faktisch vergrößert wird. Dies allein reicht zur Tatbestandsmäßigkeit des betäubungsmittelrechtlichen Abgabeakts aus.[25]

Als Ausweg aus dieser rechts-, aber wohl vor allem gesundheitspolitisch wenig konstruktiven Situation erscheinen prinzipiell zwei Lösungswege vorstellbar:

Entweder man entpersonalisiert die Überbringungsphase vom Konsumenten zum Untersucher dadurch, daß eine Art Briefkasten in der betreffenden Location fest angebracht ist, zu dem nur der berechtigte Untersucher einen passenden Schlüssel und damit Zugang zum bestimmten Entleerungstermin hat. Der personalkommunikative Aspekt zwischen dem Mitarbeiter des Präventionsträgers würde hierdurch nicht aufgegeben. Die eingeworfene Stoffprobe wäre durch eine auf einem kleinen Umschlag angebrachte Kennziffer so identifiziert, daß der einwerfende Konsument mit dem Gegencoupon der gleichen Kennziffer das dazugehörige Untersuchungsergebnis später abfragen kann.

Alternativ hierzu müßte unter Beibehaltung des personalisierten Überbringung an den Untersucher dieser mit einer betäubungsmittelrechtlichen Ausnahmegenehmigung ausgestattet sein. Ein solcher Weg dürfte indes nur über § 3 Absatz 2 BtMG möglich sein und hat damit kaum berechtigte Aussicht auf Realisierung. Es bleibt zu hoffen, daß die gegenwärtig ausgiebig geführte Diskussion rechtlich einwandfreie aber auch praxisorientierte Lösungsansätze hervorbringen wird.

II.2. STRASSENVERKEHRSTEILNAHME

Ein derzeit ebenfalls nicht abschließend geregeltes Rechtsproblem ist die Straßenverkehrsteilnahme nach Einnahme von Amphetaminderivaten. Führt das Fahren unter Ecstasy-Einfluß zu einer konkreten Gefährdung des Straßenverkehrs oder wird durch sachverständige Würdigung eine drogeninduzierte Fahruntüchtigkeit festgestellt, dann greifen bei Ecstasy wie auch bei anderen psychotropen Substanzen die allgemeinen Strafvorschriften der §§ 315 c und 316 StGB mit einer Strafandrohung von bis zu fünf bzw. bis zu einem Jahr Freiheitsstrafe.

Der praktisch viel bedeutsamere Regelfall wird hingegen derjenige sein, bei dem eine Person in kurzem Abstand nach Einnahme von Amphetaminderivaten ein Fahrzeug im Straßenverkehr führt, ohne daß es zu Auffälligkeiten im Fahrverhalten oder objektiv feststellbaren Leistungsbeeinträchtigungen kommt.

Vermeintlich bestehende Regelungs- und Sanktionslücken in einem solchen Fall soll der seit Jahren auf verschiedenen parlamentarischen Ebenen behandelte Entwurf der Bundesregierung zur Ergänzung des § 24 a Straßenverkehrsgesetz schließen. Diese Vorschrift, deren Absatz 1 allgemeine Bekanntheit durch die darin festgeschriebene 0,8 Promille-Grenze für die Blutalkoholkonzentration genießt, soll ohne Festlegung substanzbezogener Grenzwerte einen entsprechenden Ordnungswidrigkeitstatbestand bei Substanznachweis im Blut gesetzlich einführen.

Da nach mitunter kontroverser sachverständiger Würdigung der Vorlage im zuständigen parlamentarischen Ausschuß im Februar 1997 derzeit noch in inhaltlichen Fragen umfassender Nachbesserungsbedarf besteht, wird eine derartige Gesetzesänderung, die obendrein bislang die Amphetaminderivate noch nicht mit umfaßte, erst zu einem späteren Zeitpunkt konkret Gestalt annehmen.

Bis dahin sollte die rechtsmedizinische Erkenntnislage[26] zur Kenntnis genommen werden, daß nicht die Zeitspanne kurz nach Einnahme der Ecstasy-Substanzen, sondern erst die »Adaptionsphase«, die körperliche Umstellung auf die physiologische und psychologische Ausgangsdisposition, als kritischer Zeitpunkt für die individuelle Fahrleistung angegeben wird. Aufgrund der bislang hierzu erhobenen Befunde wäre jedenfalls nicht auszuschließen, daß versicherungsrechtlichen Leistungsansprüchen mit der Einrede einer Obliegenheitsverletzung begegnet werden wird.

ANMERKUNGEN

1 Demgegenüber sind die ebenfalls in Ecstasy-Proben vorgefunden Wirkstoffe Ephedrin und Coffein betäubungsmittelrechtlich nicht relevant

2 hierzu mit überzeugenden Argumenten: Kaschkat, Verfassungsrechtliche Grenzen strafrechtswirksamer Legislativtechnik, in: Festschrift für Krause (1991), S.123 ff.

3 BVerfG, Beschluß der 2.Kammer des Zweiten Senats vom 04.05.1997 (2 BvR 509/96, 2 BvR 511/96)

4 seitens der Bundesregierung wurde dies im parlamentarischen Verfahren zur 8.BtMÄndV ausdrücklich bejaht.

5 eine Arzneimitteleigenschaft von MBDB wurde vom LG Gießen mit Urteil vom 04.02.1997 (7 KLs 9 Js 262 292/93) verneint unter Hinweis darauf, daß selbst Rattengift, Tränengas und auch z.B. Heroin gezielte, vom Benutzer intendierte körperverändernde Wirkungen entfalteten, aber dennoch keine Arzneimittel i.S. des AMG seien. Auf die Revision der Staatsanwaltschaft wird nun der Bundesgerichtshof diese Frage zu entscheiden haben.

6 Beschluß vom 09.03.1994, BVerfGE 90, 145 ff.

7 insbesondere dadurch, daß auch für Ecstasy bei Verbrechenstatbeständen (§§ 29a, 30, 30 a BtMG) die höchste zeitliche Freiheitsstrafe von 15 Jahren verhängt werden kann.

8 So wird auch durch die klinische Forschung zunehmend beklagt, es sei »problematisch, daß sich der bisherige Kenntnisstand über die gesundheitlichen Folgen des Ecstasy-Konsums lediglich auf Kasuistiken bezieht« und »unzulässig, diese Ergebnisse auf die Gesamtheit der MDMA-Gebraucher zu übertragen«, vgl. Thomasius, Ecstasy-MDMA, Aktueller Forschungsstand, (in: Rabes/Harm, XTC und XXL, 1997, S.61)

9 Bei den vollsynthetischen Substanzen wird lediglich die in § 29 Abs.1 Nr.1 u.a. genannte Tatbestandsalternative »wer ... unerlaubt anbaut« entfallen.

10 so berichtet in der Süddeutschen Zeitung vom 24.06.1997 – »Wette mit tödlichem Ausgang« – wonach der Beschuldigte offenbar aus Angst vor der Polizei zu spät den Notarzt alarmierte.

11 BGH – 3 StR 220/96 –, NJW 1997, 810 (812)

12 BGH, in: Strafverteidiger 1990, 494

13 BGH, Beschluß vom 30.10.1996, in: Strafverteidiger 1997, 75 (76)

14 OLG Karlsruhe, Beschluß vom 23.03.1996, in: MDR 1997, 85

15 vgl. dort bereits in der Einleitung Rdnr.13 sowie Seite1553, C 1Rdnr.313

16 siehe Fußnote 11

17 Bundesverwaltungsgericht, Urteil vom 13.12.1988, NVwZ 1989, 453 ff

18 Hessicher Verwaltungsgerichtshof, Beschluß vom 22.03.1991, in: GewerbeArchiv 1991, 311 f

19 Konrad, Betäubungsmittelmißbrauch in Gaststätten – Zur Zusammenarbeit des Gastwirts mit der Polizei, in: GewerbeArchiv 1984, 73 (76)

20 Krugmann, Unzuverlässigkeit und Verhältnismäßigkeit, GewerbeArchiv 1995, 398 (403), argumentiert zutreffend, der Wirt könne sich schließlich nicht einmal mehr an die Polizei mit der Bitte um Unterstützung wenden, da diese nicht mehr tätig werde. Dem Einwand, es handele sich auf der einen Seite um Strafverfolgung und auf der anderen Seite um Gefahrenabwehr, stehe das Gebot der Einheit der Rechtsordnung entgegen. Ebenso wie es dem Übermaßverbot widerspreche, die Konsumenten zu verfolgen, sei es dem Gastwirt nicht zuzumuten, gegen diese vorzugehen.

21 so auch Hessischer Verwaltungsgerichtshof, Urteil vom 07.02.1983, in: GewerbeArchiv 1983, 308 ff

22 VG Köln , Beschluß vom 14.05.1997 – 1 L 1347/97 – (noch nicht rechtskräftig)

23 OVG Hamburg, Beschluß vom 18.11.1993, in: GewerbeArchiv 1994, 293 (294)

24 Böllinger , Burkhardt, MDMA: Das Recht auf Qualitätsbestimmung und therapeutischen Gebrauch, in: Neumeyer/Schmidt-Semisch, Ecstasy – Design für die Seele, Seiten 217 ff (241)

25 so im Ergebnis wohl auch Körner, BtMG Kommentar 4. Aufl.1994, § 29 Rdnr.665

26 hierzu eingehend: Möller, Universität des Saarlandes, im Protokoll der 46.Sitzung des Bundestags-Ausschusses für Verkehr, 19.02.1997

ANHANG 2: RAT UND HILFE – ADRESSEN UND TELEFONNUMMERN VON ANSPRECHPARTNERN IN DEUTSCHLAND

Die Adressen sind alphabetisch nach Städten geordnet. Ich habe darauf geachtet, daß für jede Region zumindest eine Beratungstelle aufgeführt ist. Um möglicher Kritik vozugreifen: Dieses Verzeichnis ist nicht vollständig. Ansonsten hätte der Umfang bei kompletter Auflistung der Hilfsangebote in Deutschland ein eigenes Buch ergeben. Die Tatsache, daß eine Beratungsstelle oder Therapieeinrichtung hier nicht aufgeführt ist, sagt nichts über ihre Qualität. Es lag keinesfalls in meiner Absicht, mit meiner Auswahl die Arbeit von nichterwähnten Beratungsstellen abzuwerten. Letztlich muß der Hilfesuchende ohnehin selbst schauen, wer ihm liegt und wer weniger.

Weitere Adressen finden sich in den örtlichen Telefonbüchern oder in Stadtzeitungen. Bei den meisten Therapieeinrichtungen, so z.B. in meiner Klinik, der Grunewaldvilla, ist es möglich, auch dann Therapie zu machen, wenn man aus einer ganz anderen Gegend Deutschlands kommt. Was genau zu tun ist, um eine Therapie zu machen, kann in jeder Drogenberatungsstelle in Erfahrung gebracht werden. Dort findet man auch Hilfe für die dazu notwendigen Formalitäten. Eine große Hilfe ist die Therapieplatz-Informationsbörse (kurz TIB). Sie vermittelt – auch kurzfristig – Therapieplätze im ganzen Bundesgebiet. Entgiftungsstationen, psychiatrische Stationen im engeren Sinne, Elternkreise, Angehörigengruppen und Selbsthilfegruppen habe ich ausgespart, obwohl ich natürlich weiß, wie wichtig auch ihre Arbeit ist. Es hätte den Rahmen des Verzeichnisses bei weitem gesprengt. Die entsprechenden Adressen bekommt man in jeder Drogenberatungsstelle.

BERATUNGSTELEFONE:

Bundeszentrale für gesundheitliche Aufklärung (BzgA)
Tel: 0221 / 89 20 31

Drogennotdienst Berlin
24h-Telefon: 030 / 192 37

Eve & Rave Berlin
Tel: 030 / 0177 / 274 79 84

Therapieladen
Tel: 030 / 21 75 17 41

Telefon-Notruf für Suchtgefährdete
Tel: 0211 / 32 55 55

Telefon-Notruf für Suchtgefährdete
Tel: 0201 / 40 38 40

Ecstasy Hotline Hamburg
Tel. 040 / 2 48 00

Jugend Hilft Jugend e.V.
Tel: 040 / 390 91 03

Eve & Rave Kassel:
Tel: 0561 / 28 28 98

Eve & Rave Köln
Tel: 0221 / 510 16 04

Telefon-Notruf für Suchtgefährdete
Tel: 0221 / 31 55 55

»Tal 19« Telefonnotruf: 089/22 50 52

Eve & Rave Münster: 0251 / 430 31

THERAPIEINFORMATIONS-BÖRSE: TIB
Bundesweite Vermittlung von freien Therapieplätzen - auch kurzfristig –
Tel. (Mo bis Do: 10.00 – 13.00)
0221-21 60 93, Fax: 0221 – 21 01 48
E-Mail: tibboerse@aol.com

INFORMATIONEN / STUDIEN / BROSCHÜREN:

Büro für Suchtprophylaxe
Senatsverwaltung für Schule, Jugend und Sport
Am Karlsbad 8-10, Berlin
030 / 26 54 27 43

Landesstelle Berlin gegen die Suchtgefahren
Gierkezeile 39, 10585 Berlin
030/34 80 09 -0

Eve & Rave e.V.Berlin
Verein zur Förderung der Technokultur und Minderung der Drogenproblematik
Postfach 5, 10039 Berlin
Tel: 030 / 283 38 18

Bremische Landesstelle gegen die Suchtgefahren
Abbebtorstr. 5, 28195 Bremen
Tel.: 0421 / 17 18 28

Sächsische Landesstelle gegen die Suchtgefahren
Radeberger Str. 1, 01099 Dresden
Tel.: 0351 / 57 55 88

Thüringer Koordinationsstelle »Suchtprävention«
Allerheiligenstr. 3, 90084 Erfurt
0361 / 643 38 71

Hessische Landesstelle gegen die Suchtgefahren
Auf der Körnerwiese 5,
60322 Frankfurt/Main
069 / 596 96 21

Hamburgische Landesstelle gegen die Suchtgefahren
Brennerstr. 90
20099 Hamburg
Tel.: 040 / 596 96 21

Niedersächsische Landesstelle gegen die Suchtgefahren
Leisewitzstr. 26
30175 Hannover
Tel.: 0511 / 85 20 68

Landesstelle gegen die Suchtgefahren Schleswig-Holstein
Schauenburger Str. 36, 24105 Kiel
0431 / 564770

Landesstelle gegen die Suchtgefahren Sachsen-Anhalt
Walter-Rathenau-Str. 38,
39106 Magdeburg
Tel.: 0391/56106 21

Bayerische Landesstelle gegen die Suchtgefahren
Lessingstr. 1, 80336 München
Tel.: 089/53 65 15

Brandenburgische Landestelle gegen die Suchtgefahren
Friedrich-Ebert Str. 67,14469 Potsdam
0331 / 232 81 3

Saarländische Landesstelle gegen die Suchtgefahren
Deutschherrnstr. 12,
66006 Saarbrücken
0681/580 01 – 37

Mushroom
Feldstr. 28, 29614 Soltau
Tel: 05191 / 727 36

Landeskoordinationstelle für Suchtvorbeugung
Eisenbahnstr. 4, 19053 Schwerin
0385/56 50 76

Landeskoordinationstelle gegen die Suchtgefahren
Ferdinand-Schultz-Str. 12,
19055 Schwerin
0385 / 51 25 51

Landesstelle gegen die Suchtgefahren Baden-Würtemberg
Augustenstr. 63
70178 Stuttgart
0711 – 619 67 31

Landesstelle gegen die Suchtgefahren Rheinland Pfalz
Sichelstr. 10-12, 54290 Trier
0651/949 32 44

BERATUNG:

Sozial-Psycholog. Zentrum f. Alkohol- und Drogenfragen des Regional Caritas-Verbandes
Scheibenstr. 11, 52070 Aachen
Tel: 0241 / 506 011

DW Achim
Langenstr. 1, 28832 Achim
Tel: 04202 / 87 98

Arbeiterwohlfahrt, Suchtberatung
Am Markt 3
08626 Adorf

Jugend- und Drogenberatung
Königstr. 9
59227 Ahlen
Tel: 02382 / 837 90

Drogenberatung Ahrensburg
Große Straße 14, 22926 Ahrensburg
Tel: 04102 / 302 51

VSM Alfeld
Heinzestr. 38, 31044 Alfeld
Tel: 05181 / 248 39

Beratungsstelle für Suchtkranke
Carl-von-Ossietzky-Str. 12,
04600 Altenburg
Tel: 03447 / 313 448

Sozialpsychiatrischer Dienst
Oderbergerstr. 8, 16278 Angermünde

Diakonisches Werk – Suchtberatung
Pasewalkerstr. 18, 17389 Anklam

Psychosoziale Beratungsstelle
Ritterstr. 43, 99510 Apolda

Suchtberatungsstelle
Lessingstr. 20, 99310 Arnstadt

Suchtberatungsstelle des DRK
Fräuleinstr. 12, 06556, Artern
Tel:03446 / 23 08

Psychosoziale Beratungsstelle
Treibgasse 26, 63739 Aschaffenburg
Tel: 06021 / 392 208

Gesundheitsamt, Suchtberatung,
Herrenbreite 9, 06449 Aschersleben
Tel:03473 / 51 81

Diakonisches Werk, Suchtberatung
Stephanikirchhof 8, 06449 Aschersleben, Tel: 03473 / 49 56

Suchtberatungsstelle des DRK
Auerhammerstr. 9, 08280 Aue

Diakonisches Werk, Suchtberatung
Herrenwiese 9a, 08209 Auerbach

Drogenhilfe Schwaben e.V.
Katzenstadel 5, 86152 Augsburg
Tel: 0821 / 30955

Beratungsstelle für Suchtgefährdete
Marktstr. 19, 26603 Aurich

Drobs Aurich
Georgswall 18a, 26603 Aurich
Tel: 04941 / 679 67 / 8

Drogenberatungsstelle Weinstraße-Süd
60, 60798 Bad Dürgheim

Beratungsstelle, Haus der Begegnung
August-Heese-Str. 37,
16259 Bad Freienwalde

Drobs Bad Hersfeld
Kaplangasse 1
36251 Bad Hersfeld
Tel: 06621 / 61091 / 2

Psychosoziale Beratungsstelle
Bahnhofstr. 33,
07639 Bad Klosterlausnitz
Tel: 036691 / 529 76

Gesundheitsamt Bad Liebenwerda
Dresdner Str. 24,
04924 Bad Liebenwerda
Tel: 03451 / 74 50

Kontakt- und Beratungsstelle,
Ausweg e. V.
Heinrich – Heine – Str. 40,
04924 Bad Liebenwerda
Tel: 03541 / 104 75

Drobs Bad Münder
Wallstr. 5, 31848 Bad Münder
Tel: 05042 / 26 26

Caritas Bezirksstelle Bad Tölz
Salzstr. 1, 83646 Bad Tölz
Tel: 08041 / 9027

Suchtberatungsstelle der Caritas
Hainstraße 15, 96047 Bamberg
Tel: 0951 / 21009

Release Bassum
Kirchstr. 8, 27211 Bassum
Tel: 04241 / 45 80

Arbeiterwohlfahrt,
Psychosozialer Dienst
Töpferstr. 17, 02625 Bautzen
Tel: 03594 / 450 69

Suchtberatungsstelle
des Diakonischen Werkes
Schulstraße 15, 95444 Bayreuth
Tel: 0921 / 24433

Beratungsstelle für Sucht- und Drogen
Frankfurter Str. 7, 15848 Beeskow
Tel: 03366 / 211 11

Suchtgefährdetendienst, Baracke III
Luchstr. 32, 15848 Beeskow
Tel:0366 / 230 35

Suchtberatungsstelle
Kirchplatz 33, 14806 Belzig
Tel: 033841 / 317 74

Beratungsstelle für Suchtkranke
Puschkinstr. 3, 14806 Belzig
Tel: 033841 / 226 26

Drogenhilfe Köln e.V.
Hauptstr. 48, 50126 Bergheim
Tel: 02271 / 412 74

Kath. Erziehungs-Beratungsstelle e.V.
Kalkstr. 41, 51465 Bergisch-Gladbach
Tel: 02202 / 540 71

Deutsche AIDS-Hilfe (DAH)
Referat Drogen
Dieffenbachstr.33, 10967 Berlin
Tel: 030 / 690087- 46

Eve & Rave e.V. Berlin
Verein zur Förderung der Technokultur und Minderung der Drogenproblematik
Postfach 5, 10039 Berlin
Tel: 030 / 283 38 18

Drogennotdienst
Notdienst für Suchtmittelgefährdete
und -abhängige Berlin e.V.
Frankfurter Allee 40,
10247 Berlin-Friedrichshain
Tel: 030 / 19237 (24-h-Telefon)

Schwulenberatung
Mommsenstr. 45
10629 Berlin
Tel: 030 / 19 446

Drop-in
Erdmannstr. 5,
10827 Berlin-Schöneberg
Tel: 030 / 781 7017

Königsberger 11
Caritasverband für Berlin e.V.
Königsberger Str. 11-12,
12207 Berlin-Steglitz
Tel: 030 / 772 50 71-73

Jugend- und Drogenberatung Spandau
Caritasverband für Berlin e.V.
Hasenmark 3, 13585 Berlin-Spandau
Tel: 030 / 333 40 89

Große Hamburger 18
Caritasverband für Berlin e.V.
Große Hamburger Str. 18-19
10115 Berlin-Mitte
Tel: 030 / 280 51 12 oder 282 65 74

Drogenberatung Wrieze-Haus
Wriezener Str. 36,
13359 Berlin-Wedding
Tel: 030 / 493 80 88

Integrative Suchtberatung Lichtenberg
Herzbergstr. 82-84,
10365 Berlin-Lichtenberg
Tel: 030 / 556 80 40

Frauenladen
Frauen-Sucht-Hilfe-Berlin e.V.
Nazarethkirchstr. 42,
13347 Berlin-Wedding
Tel: 030 / 455 20 93

Confamilia
Warthestr. 4-5, 12051 Berlin-Neukölln
Tel: 030 / 625 90 15

Jugend- und Drogenberatung
Tiergarten, BOA e.V.
Zwinglistr. 4, 10555 Berlin-Tiergarten
Tel: 030 / 392 70 17

Jugend- und Drogenberatung
Marzahn, BOA e.V.
Helene-Weigel-Platz 10,
12681 Berlin-Marzahn
Tel: 030 / 545 89 45

Drogenberatung Prenzlauer Berg
BOA e.V. – Begegnung Orientierung
Anfang, Ueckermünder Str. 2,
10439 Berlin-Prenzlauer Berg
Tel: 030 / 444 68 90

misfit - Kontaktladen und Beratungsstelle für Drogenabhängige
Schlesische Str. 25,
10997 Berlin-Kreuzberg
Tel: 030 / 612 13 13

Haltestelle, Muskauer Str. 55,
10997 Berlin-Kreuzberg
Tel: 030 / 612 40 47/48

SKA Streetwork – Koordination – Aktion, Dresdner Str. 15
10999 Berlin-Kreuzberg
Tel: 030 / 614 60 99

A.I.D.
Tempelhofer Ufer 14,
10963 Berlin-Kreuzberg
Tel: 030 / 235 54 90 oder 23 55 53 28

OLGA – Treffpunkt für Frauen
Derfflingerstr. 19,
10785 Berlin-Tiergarten
Tel: 262 89 58

Frauenladen
Frauen-Sucht-Hilfe-Berlin e.V.
Nazarethkirchstr. 42,
13347 Berlin-Wedding
Tel: 030 / 455 20 93

D.I.P.
Schillerstr. 71,
10627 Berlin-Charlottenburg
Tel: 030 / 313 90 16

DZ
Zentrale Anmeldung
Frankfurter Allee 40,
10247 Berlin-Friedrichshain
Tel: 030 / 294 65 56/57

Teestube Jakobsbrunnen
Teen Challenge Berlin e.V.
Kurfürstenstr. 34,
10785 Berlin-Tiergarten
Tel: 456 55 65

Arbeitsgemeinschaft Drogenprobleme (AGD) e.V. - Elternselbsthilfe -
Eugen-Bolz-Kehre 6,
12351 Berlin-Neukölln

Bundesverband der Elternkreise Drogengefährdeter und drogenabhängiger Jugendlicher e.V.
Herzbergstr. 82, 10365 Berlin
030 / 55 67 020

Elternkreise Drogenabhängiger Jugendlicher Berlin (EKB) e.V.
Wulfsheinstr. 7,
10585 Berlin-Charlottenburg
Tel: 342 25 03

Sozialpsychiatrischer Dienst
Jahnstr. 40 – 45, 16231 Bernau
Tel: 03338 / 56 27

Drobs Bielefeld
August – Schröder – Str. 3a
33602 Bielefeld
Tel:0521 / 661 22

Suchtgefährdetendienst
Schützenstraße 36, 16359 Biesenthal
Tel.: 03337 / 3307

Psychosoziale Beratungsstelle
Hohe Str. 2, 01877 Bischofswerda
Tel: 03594 / 34 08

Diakonisches Werk, Suchtberatung
Binnengärtnerstr. 16, 06749 Bitterfeld
Tel: 03494 / 215 58

Beratungsstelle der Caritas
Dessauerstr. 6, 06749 Bitterfeld

Gesundheitsamt, Suchtberatung
Fläminger Ufer 5, 06749 Bitterfeld
Tel: 03493 / 36 41

Drobs Bochum
Viktoriastr. 67, 44787 Bochum
Tel: 0234 / 609 11

Krisenhilfe Bochum e.V.
Drogenberatung
Viktoriastr. 67, 44787 Bochum
Tel: 0234 / 964780

Beratungsstelle für Alkohol-, Drogen-, Medikamentenabhängige und Gefährdete
Lessingstr. 24, 53113 Bonn
Tel: 0228 / 217 812

Drogenberatungsstelle der Caritas
Fritz-Tillmann-Str. 12, 53113 Bonn
Tel: 0228 / 10 02 56

Beratungsstelle für Suchtkranke
Domlinden 29, 14476 Brandenburg

Gesundheitsamt, Sozial.-Psych. Dienst
Neuendorferstr. 89,
14770 Brandenburg
Tel: 03381 / 715 237

DW Brake,
Milchstr. 11, 26919 Brake
Tel: 04401 / 47 17

Drobs Braunschweig
Kurt- Schumacher- Str. 26
38102 Braunschweig
Tel: 0531 / 730 22

Bremische Landesstelle gegen die Suchtgefahren
Abbentorstr. 5, 28195 Bremen
Tel.: 0421 / 17 18 28

Drobs Bremen
Hastedter Heerstr. 250
28207 Bremen
Tel: 0421 / 445 173

Drobs Bremen
Gröpelinger Heerstr. 248
28237 Bremen
Tel: 0421 / 361 547 0

Drobs Bremen
Bauernstr. 2
28203 Bremen
Tel: 0421 / 361 681 – 0

Drobs Bremen – Mitte
Ölmühlenstr. 2
28195 Bremen
Tel: 0421 / 361 54 70

Drobs Bremerhaven
Georgstr. 57
27570 Bremerhaven
Tel: 0471 / 340 21 – 22

Gesundheitsamt, Suchtberatung
Forstweg 42, 14656 Brieselang

DW Burgdorf
Schillerslager Str. 9
31303 Burgdorf
Tel/Fax: 05136 / 897 330

Drobs Celle
Hehlentorstr. 20
29221 Celle
Tel: 05141 / 280 08

Suchtberatung der Stadtmission
Glockenstr. 5/7
09130 Chemnitz
Tel: 0371 / 415 154

Suchtberatungszentrum
Hans-Sachs-Str. 9
01226 Chemnitz

Suchtberatungsstelle
Rathausstr. 12
09111 Chemnitz

Drobs Cloppenburg
Eschstr. 31a
49661 Cloppenburg
Tel: 04471 / 46 86

Suchtberatungsstelle des Diakonischen Werkes
Pfarrgasse 7, 96450 Coburg
Tel: 09561 / 27725

Drobs Coesfeld
Schützenwall 16
48651 Coesfeld
Tel: 02541 / 183 66

Suchtberatungsstelle
Wernerstr. 21
03046 Cottbus

Gesundheitsamt – Nbst -
Leipzigerstr. 44/45
03048 Cottbus

Drobs Cuxhaven
Reinekestr. 12
27472 Cuxhaven
Tel: 04721 / 370 67

Drogenberatungsstelle Dachau e.V.
Augsburger Str. 43, 85221 Dachau

Prop e.V.
85221 Dachau
Tel: 08131 / 80160

Beratungsstelle der Caritas
Wilhelm-Külz-Str. 3
04509 Delitschz

Diakonisches Werk Suchtberatung
Puschkinallee 1
06846 Dessau

Suchtberatung
Radegaster Str. 2
06842 Dessau

Gesundheitsamt
Suchtberatung
Wasserwerkstr. 19
06842 Dessau

Drobs Detmold
Mühlenstr. 1
32756 Detmold
Tel: 05231 / 342 42

DW Diepholz
Lange Str. 56
49356 Diepholz
Tel: 05441 / 38 22

Psychosoziale Beratungsstelle für Suchtkranke und Drogengefährdete
Caritasverband für das Dekanat Dorsten e.V.
Westgraben 18, 46282 Dorsten
Tel: 02362 / 918 700

Drobs Dortmund
Kampstr. 32-34, 44137 Dortmund
Tel: 0231 / 142 021

Psychosoziale Beratungsstelle für Suchtkranke und Suchtgefährdete
Martin-Luther-Platz 14, 01099 Dresden
Tel.: 0351 / 53 11 0

Suchtberatungsstelle
Glacisstr. 42, 01099 Dresden

Behandlungsstelle für Suchtkranke
Marschnerstr. 5
01307 Dresden

Suchtberatungsstelle der Caritas
Bautzner Str. 49
01877 Dresden

Beratungsstelle für Suchtkranke
Emil-Überall-Str. 22
01159 Dresden

Behandlungsstelle für Suchtkranke
Martin-Luther-Platz 14
01099 Dresden

Drobs Düsseldorf
Beukhardstr. 14, 40213 Düsseldorf
Tel: 0211 / 13 16 17

Drogenberatung e.V.
Bolkerstr. 14, 40213 Düsseldorf
Tel: 0211 / 131617
oder 0211 / 899 3900

Gesundheitsamt Düsseldorf
Sozialpsychiatrischer Dienst
Willi-Becker-Allee 10
40227 Düsseldorf
Tel: 0211 / 899 53 91

Stadt Duisburg – Jugendamt -
Drogenberatung
Friedensstr. 100, 47053 Duisburg
Tel: 0203 / 283 79 53

Psychosoziales Beratungs- u. Behandlungszentrum des Caritasverbandes
für die Stadt Duisburg e.V.
Fürst-Bismarckstr. 34, 47119 Duisburg
Tel: 0203 / 865 58

Sozialpäd. Zentrum für Alkohol- und
Drogenfragen des
Caritasverbandes Düren/Jülich e.V.
Schoellerstr. 25, 52351 Düren
Tel: 02421 / 100 01

Telefon-Notruf für Suchtgefährdete
Schadowstr. 74, 40212 Düsseldorf
Tel: 0211 / 32 55 55

Drogenberatung Düsseldorf
Bolkerstr. 14, 40213 Düsseldorf

Psychosoziale Beratungsstelle
Altstadt 1, 07607 Eisenberg

Beratungsstelle für Sucht- und Drogenkranke. Am Trockendoch 1a
15890 Eisenhüttenstadt

Kontakt- und Beratungsstelle
Karl-Marx-Str. 1
15890 Eisenhüttenstadt

Arbeiterwohlfahrt, Suchtberatung
Heinrich-Heine-Allee 6
15890 Eisenhüttenstadt

Psychosoziale Beratungsstelle, für
Suchtkranke
Friedrich-Engels-Str. 39
15890 Eisenhüttenstadt

Suchtberatungsstelle
Projekt Weidenhof
Neuzellernlandweg
15890 Eisenhüttenstadt

Psychosoziale Beratungsstelle
Prop-Shop
Schlachhausstr. 2, 85435 Erding

Beratungsstelle für Suchtkranke
Liebknechtstr. 19
99085 Erfurt

Psychosoziale Beratungsstelle
Stauffenbergallee 47
99085 Erfurt

Suchtberatungsstelle
Liebknechtstr. 19
99085 Erfurt

Suchtberatung
Ernst-Thälmann-Str. 12 b
15537 Erkner

Bezirkskrankenhaus
Station G 1
Am Europakanal 71, 91056 Erlangen

Staatliches Gesundheitsamt
Sozialer Beratungsdienst
Schubertstr. 14, 91052 Erlangen
Tel: 09131 / 714 444

Bella Donna - Drogenberatung für Mädchen und Frauen
Verein zur Hilfe suchtmittelabhängiger Frauen e.V.
Heckpassage/Etage 5b, Kopstadtplatz 24-25, 45127 Essen
Tel: 0201 / 20820 oder 20439

Verein Krisenhilfe e.V.
Drogenberatung
I.-Weberstr. 23, 45127 Essen
Tel: 0201 / 235058-59

Verein Krisenhilfe e.V.
Suchtkrankenberatungsstelle des Diakonischen Werkes
Rottstr. 9, 45127 Essen
Tel: 0201 / 220 52 73

Beratungsstelle der Caritas
Kölner Str. 15, 53879 Euskirchen
Tel: 02251 / 70 00 60

Gesundheitsamt, Suchtberatung
Waldemardamm 3
14612 Falkensee

Beratungsstelle für Suchtkranke
Kirchhainerstr. 1
03238 Finsterwalde

Beratungsstelle für Suchtkranke
Kirchhainer Str. 1
03238 Finsterwalde

Drogenberatung, für Junge Menschen
Johanniskirchhof 19a
24937 Flensburg

Gesundheitsamt, Suchtberatung
Norderstr. 58-60
24939 Flensburg

Drobs Flensburg
Johanniskirchhofstr. 19a
24937 Flensburg
Tel: 0461 / 266 77

Gesundheitsamt, Sozial.-Psych. Dienst
Hermannstr. 5, 03149 Forst / Lausitz

Beratungs- und Behandlungsstelle für Suchtkranke
Wormserstr. 56, 67227 Frankenthal

Drobs Frankfurt
Friedberger Anlage 24
60316 Frankfurt
Tel: 069 / 430 323

European Cities on Deug Policy (ECDP)
Kooordinationsbüro
Niddastr.64, 60329 Frankfurt
Tel: 069 / 233 02 13

Frauencafe Frankfurt / Kassandra
Moselstr. 47, 60329 Frankfurt
Tel: 069 / 233 361

Suchtberatungsstelle
Rosa-Luxemburg-Str. 24
15230 Frankfurt / Oder

Gesundheitsamt, Sozial.-Psych. Dienst
Leipziger Str. 53
15232 Frankfurt / Oder

Caritas GS
Große Müllroser-Str. 41
15230 Frankfurt / Oder

Caritasverband, Suchtberatung
Franz-Mehring-Str. 4
15230 Frankfurt / Oder

Suchthilfeverein Imago 91 e. V.
Dorfstr. 29, 15234 Frankfurt / Oder

Diakonisches Werk, Suchtberatung
Wernerstr. 3, 09599 Freiberg

Badische LV, gegen die Suchtgefahren
Uhlandstr. 11, 79102 Freiburg

Gesundheitsamt, Beratungsstelle für
Suchtkranke
Wilsdruffer Str. 23, 01705 Freital

Psychosoziale Beratungsstelle
Prop-Shop
Oberer Graben 22, 85354 Freising

Gesundheitsamt, Suchtberatung
Nauener Str. 30, 14662 Friesack

Drobs Fulda
Wilhelmstr. 10, 36037 Fulda
Tel: 0661 / 876 30

Caritas
Psychosoziale Beratungsstelle
Hauptstr. 25, 82256 Fürstenfeldbruck

Suchtberatung
Parkstr. 15, 15517 Fürstenwalde

Kreisverband der Arbeiterwohlfahrt,
Suchtberatung
Trebuserstr. 1, 15517 Fürstenwalde

Caritas Suchtberatung
Burgstraße 15,
82467 Garmisch-Partenkirchen
Tel: 08821 / 72075

Con-Drobs e.V.
Drogenberatung
Martinswinkelstr. 13,
82467 Garmisch-Partenkirchen
Tel: 08821 / 72021

Psychosoziale Beratungsstelle
Webergasse 4, 07545 Gera

Jugend- und Drogenberatungsstelle
Trommelweg 11 b, 76724 Germersheim

Diakonisches Werk Geislingen
Steingruberstr. 6, 73312 Geislingen

Drobs Gifthorn
Steinweg 1, 38518 Gifthorn
Tel: 05371 / 571 75

Psychosoziale Beratungs- und
ambulante Behandlungsstelle für
Suchtkranke
Goethestr. 61, 45964 Gladbeck
Tel: 02043 / 23072

Diakonisches Werk, Suchtberatung
Kirchplatz 1, 08371 Glauchau

Suchtberatung
Bautzener Str. 38, 02826 Görlitz

Drobs Goslar
Lindenplan 1, 38640 Goslar
Tel: 05321 / 260 50

Diakonisches Werk Göppingen
Pfarrstr. 45, 73033 Göppingen

Diakonisches Werk
Schillerstr. 23, 37083 Göttingen
0551 / 720 51

Drobs Göttingen
Düstere Str. 20, 37037 Göttingen

Gesundheitsamt, Sozial.-Psych. Dienst
Rudolf-Breitscheid-Str. 28
06773 Gräfenhainichen

Suchtberatungsstelle
Straße des Friedens 33a,
16775 Gransee

Städt. Fachambulanz für Suchtkranke
Falladastr. 7, 17489 Greifswald

Ev. AG zur Abwehr der Suchtgefahren
Makarenkostr. 7b, 17491 Greifswald

Psychosoziale Beratungsstelle für Suchtkranke
Kirchplatz 3, 07973 Greiz

Suchtberatungsstelle
Leipziger Str. 42, 04668 Grimma
03437 / 60 29 5

Psychosoziale Beratungsstelle
Naundorfer Str. 9, 01558 Großenhein

Beratungs- und Begegnungszentrum
Platanenstr. 4, 03172 Guben

Gesundheitsamt, Sozial.-Psych. Dienst
Berliner Str. 37, 03172 Guben

Soziale Dienste Oberberg
Gesundheitsamt
Moltkestr. 32, 51643 Gummersbach
Tel: 02261 / 88 53 33

Caritas – Drogenberatung -
Am Holzbach 8, 33378 Gütersloh

Drobs Hagen
Bergstr. 99
58095 Hagen
Tel: 02331 / 207 285 0

Beratungsstelle für Suchtkranke
Breite Str. 28, 06108 Halle / S.

Beratungsstelle für Suchtkranke
An der Petruskirche 3,
06120 Halle / S.

DROBS Halle
Reilstr. 129a, 06114 Halle / S.

Arbeiterwohlfahrt,
Jugenddrogenberatung
Robert-Bunsen-Weg 7,
06122 Halle / S.

Evangelische Stadtmission,
Suchtberatung
Weidenplan 3-5, 06108 Halle / S

Stadtinsel – Psychosoz. Kontaktstelle
Wilhelm v. Klewitzstr. 11,
06132 Halle / S.

KO-Drobs, Max-Brauer-Allee 116,
22765 Hamburg
Tel: 040 / 380 9547/61

Drogenberatung Seehaus
Hasselbrookstr. 94, 22089 Hamburg
Tel: 040 / 2000 10-11 bis 16

Kodrobs Beratungsstelle
Weimarerstr. 83/85, 21107 Hamburg
Tel: 040 / 751 520/29

Drogenberatung
Drosselstr. 1, 22305 Hamburg
Tel: 040 / 298 43 190

Viva Wandsbek
Tondorfer Hauptstr. 60,
22045 Hamburg
Tel: 040 / 668 20 88

Drogenberatung KÖ 16
Königstr. 16a, 22767 Hamburg
Tel: 040 / 3807-2666/65

Suchtberatung Hamburg
Knoopstr. 37, 21073 Hamburg

Haus der Jugend Jenfeld
Jenfelder Str.252, 22045 Hamburg
Tel: 040 / 653 43 38

Beratungsstelle für Frauenperspektiven
für Frauen mit Drogenproblemen
Holstenstr. 115, 22765 Hamburg
Tel: 040 / 430 33 53

Drogenberatung Eimsbüttel
Kaiser-Friedrich-Ufer 28 a, 20253
Hamburg-Eimsbüttel
Tel: 040 / 422 90 86

Drobs Hameln
Hermannstr. 55, 31785 Hameln
Tel: 05151 / 940 00 – 0

Drobs Hannover im Jugend und
Drogenberatungszentrum
Odeonstr. 14, 30159 Hannover
Tel: 0511 / 701 460

Prisma Hannover
Fössestr. 77a, 30451 Hannover

Diakonisches Werk
Ziegelstr. 16, 34346 Hann.Münden
Tel: 0554171264

Psychosoziale Beratungsstelle für
Suchtprobleme.
Obere Vorstadt 19, 97437 Haßfurt,
Tel: 09521 / 69120

Drogenberatungsstelle Hattingen
Heggerstr. 11, 45525 Hattingen
Tel: 02324 / 9256-0

Drogenhilfe Unterland e.V.
Moltkestr. 56, 74076 Heilbronn

DW Helmstedt
Poststr. 5a, 38350 Helmstedt
Tel: 05351 / 424 030

DRK KV Oranienburg,
Drogenberatungsstelle
Rathenaustr. 17
16761 Henningsdorf

Drogenberatungsstelle Herford
Hämelinger Str. 10, 32052 Herford
Tel: 05221 / 16590

Caritas Hildesheim
Pfaffenstieg 12
31134 Hildesheim
Tel: 05121 / 938 230

Drogenhilfe Hildesheim
Almsstraße, 31134 Hildesheim

Drobs Hildesheim
Alu-Str. 32, 31134 Hildesheim

Beratungsstelle für Suchtgefährdete
S.-G.-Frentzel-Str. 20
02977 Hoyerswerder

Psychosoziale Beratungsstelle
Schulstr. 5
02977 Hoyerswerda

Evangelische Beratungsstelle
Help-Center
Hauptstr. 23, 55743 Idar-Oberstein

PSB Ingolstadt
Jesuitenstr. 4, 85049 Ingolstadt

Klinikum Ingolstadt
Sozialdienst
Postfach 21 06 62, 85021 Ingolstadt
Tel: 0841 / 8800

Diakonisches Werk Ingolstadt
Schrannenstr. 5, 85049 Ingolstadt
Tel: 0841 / 93309-18

Drogenberatungsstelle Iserlohn
Am dicken Turm 9, 58636 Iserlohn
Tel: 02374 / 22851

Psychosoziale Beratungsstelle
für Suchtkranke
Johannisstr. 14, 07743 Jena

Psychosoziale Beratungsstelle für Suchtkranke
Kritzegraben 4, 07743 Jena

Release, Am Gottesacker 3,
67655 Kaiserslautern

Drobs Kassel, Wilhelmshöher Allee 23,
34117 Kassel, Tel: 0561 / 103 641

Drogenberatungsstelle
Ringstr. 92 / 47475 Kamp-Lintfort
Tel: 02842 / 13069

Eve & Rave Kassel
Tischbeinstr 23, 34121 Kassel
Tel / Fax: 0561 / 28 28 98

Karo 5 / Kassel
Karolinenstr. 5, 34127 Kassel
Tel: 0561 / 840 01

PSB Kempten
Linggstr. 4, 87435 Kempten

Drogenhilfe Kiel
Sophienblatt 73 a, 24114 Kiel
Tel: 0431 / 610 48

Jugend- und Drogenberatungsstelle
Rizzastr. 14, 56068 Koblenz

Eve & Rave Köln
Gladbacher Landstr. 36
50672 Köln, Tel: 0221 / 510 16 04

Drogenhilfe Köln e.V.
Berliner Str. 98-100, 51063 Köln
Tel: 0221 / 62 20 81

Drogenhilfe Köln e.V.
Hansaring 82, 50670 Köln
Tel: 0221 / 133 238

SKM Drogenhilfe
Mauritiussteinweg 66, 50676 Köln
Tel: 0221 / 207 42 00

Suchtberatungsstelle
Königs Wusterhausen, Schulweg 13,
15711 Königs Wusterhausen
Tel: 03375 / 293585

Diakonisches Werk
Suchtberatungsstelle Kronach
Kreuzstr. 16, 96317 Kronach
Tel: 09261 / 93299

Suchtberatungsstelle
Perleberger Str. 33, 16866 Kyritz

Drobs Lahr
Goethestr. 10, 77933 Lahr
Tel: 07821 / 218 73

Drogenberatung
Westring 3 a, 76829 Landau

DPWV Leer
Bahnhofsring 12, 26789 Leer
Tel: 0491 / 24 00
Fax: 0491 / 23 18

Drobs Lehrte
Am Gehrkamp 7, 31275 Lehrte

Beratungsstelle Känguruh
Floßplatz 35, 04107 Leipzig

Suchtzentrum Südwest
Karl-Heine-Str. 29, 04229 Leipzig

Suchtberatung Nordost
Potschkau Str. 50, 04315 Leipzig

Suchtberatungsstelle Mitte
Chopinstr. 13, 04103 Leipzig

Suchtberatung Suchtkontakt Süd
August-Bebel-Str. 67, 04275 Leipzig

Suchtberatung der Diakonie
Dhünnstr. 15, 51373 Leverkusen
Tel: 0214 / 45 085

Regionalverband Sucht –
Beratungsstelle
Lösnitzer Str. 9, 09350 Lichtenstein

DW Lingen, Baccumer Str.4
49808 Lingen, Tel:0591 / 34 44

Gesundheitsamt, Suchtberatung
Breitscheidstr. 44, 02708 Löbau

Psychosoziale Beratungsstelle
für Suchtkranke
Wurzbacher Str. 13c
07356 Lobenstein

Psychosoziale Beratungsstelle für
Suchtprobleme des Caritasverbandes
in der Diözese Würzburg
Vorstadtstr. 68, 97816 Lohr
Tel: 09352 / 8717-22 bzw. -23

Drogenberatung Lörrach
Spittalstr. 68, 79539 Lörrach

Beratungsstelle, für Sucht und Drogen
M.-Plessner-Str., 03172 Lübbenau

Drobs Lübeck
Wakenitmauer 176, 23558 Lübeck
Tel: 0451 / 716 85

Alkohol- und Drogenberatungsstelle
Karl-Marx-Str. 4, 15926 Luckau

Beratungsstelle
Am Markt 12, Luckenwalde 14943

Gefährdetenhilfe
Zum Elsthal, 14943 Luckenwalde

Beratungsstelle für Suchtkranke
Dahmerstr. 48, 14943 Luckenwalde

Selbsthilfe und Beratungsstelle
Ernst-Thälmann-Str. 18
14974 Ludwigsfelde

Psychosoziale Beratungsstelle
Straße der Jugend 30 A
14974 Ludwigsfelde

DW Lüneburg
Heiligengeiststr. 19, 21335 Lüneburg
Tel: 04131 / 450 55

Psycho-Soziale Beratungsstelle
Straße der Jugend 30a,
14974 Ludwigsfelde
Tel: 03378 / 3277

Jugend- und Drogenberatung
Goethestr. 12, 67063 Ludwigshafen

Beratungsstelle des Amtes f. Jugendarbeit
Draeskeplatz 1, 39106 Magdeburg

Beratungsstelle für Suchtkranke
Planckstr. 5
39104 Magdeburg

Suchtberatung der Stadtmission
Leibnizstr. 48
39104 Magdeburg

Gesundheitsamt, Suchtberatung
Lübecker Str. 32
39124 Magdeburg

Arbeiterwohlfahrt, Suchtberatung
Thiemstr. 12
39104 Magdeburg

Drobs Mannheim , K3, 11 – 14
68159 Mannheim
Tel: 0621 / 16041

Psychosoziale Beratungsstelle und
Behandlungsstelle des Caritasverbandes Mannheim
E 7, 25, 68159 Mannheim
Tel.: 0621 / 248 75

Suchtberatungsstelle
Scheffelstr. 8, 09496 Marienberg

Anonyme Drogenberatung
Postfach 2852, 58688 Menden

DW Melle
Engelgarten 31, 49324 Melle
Tel: 05422 / 44 367

Cleantime
Vulkaneifelstr. 39
56727 Mayen-Kürenberg

Drogenberatungsstelle Minden
Rosentahl 3-5, 32423 Minden
Tel: 0571 / 23121 oder 20457

Drobs Minden
Scham 6, 32423 Minden
Tel: 0571 / 23121

Drogenberatung Mönchengladbach e.V.
Waldnieler Str. 67-71,
41068 Mönchengladbach
Tel: 02161 / 37077

Therapie Sofort
Rheinstr. 7, 80803 München
Tel: 089 / 34 39 19

Beratungszentrum »Tal 19«
80331 München
Tel: 089 / 22 50 52

Con-Drobs e.V.
Drogenberatung
Konradstr. 2, 80801 München
Tel: 089 / 391 066

Katholischer Männerfürsorgeverein
Chiemgauerstr. 120, 81549 München
Tel: 089 / 6800080

Psychiatrische Klinik München
Sozialdienst
Nußbaumstr. 7, 80336 München
Tel: 089 / 5160-3401

Initiative für Menschen
und Obdachlose
Königinstr. 77, 80539 München
Tel: 089 / 346 651

Städtische Jugend- und
Drogenberatung
Pestalozzistr. 2, 80336 München
Tel: 089 / 233 22 844

Drobs Münster
Schorlenstr. 8, 48143 Münster
Tel: 0251 / 20 11 55

Eve & Rave Münster
Projekt der AIDS – Hilfe Münster e.V.
Herwarthstr. 2, 48143 Münster
Tel: 0251 / 430 31

BHW Münster
Georgskommende 8, 48143 Münster
Tel: 0251 / 420 77

Beratungsstelle für Suchtkanke
Dammstr. 36, 14641 Nauen

Gesundheitsamt, Suchtberatung
Waldemardamm 3, 14641 Nauen

Kreisstelle für Diakonie
Michaelisstr. 105, 06618 Naumburg

Gesundheitsamt, Suchtberatung
Nordstr. 5, 06618 Naumburg

Gesundheitsamt Suchtberatung
Lindenallee 13, 66520 Neunkirchen

Psychosoziale Beratungsstelle
Schinkelstr. 10, 16816 Neuruppin

Gesundheitsamt, Suchtberatung
Straße des Friedens 3
16816 Neuruppin

Jugend- u. Drogenberatungsstelle
der Stadt Neuss
An der Münze 8, 41460 Neuss
Tel: 02131 / 90 53 26

Jugend- und Drogenberatungsstelle
Landauerstr. 55, 67434 Neustadt

Caritasverband
Adolf-Kolpingstr. 1/2 B298
86633 Neuburg/Donau
Tel: 08431 / 1078

Drobs Nienburg
Bahnhofstr. 3, 31582 Nienburg
Tel: 05021 / 973 50
Fax: 05021 / 634 09

DW Norden
Am alten Siel 1, 26506 Norden
Tel: 04931 / 151 52

Caritas Verband Nordhorn
Bentheimer Str. 33, 48529 Nordhorn
Tel: 05921 / 140 14

DW Northeim
Schlachthausweg 25, 37154 Northeim
Tel: 05551 / 2671/2

Caritas Olpe
Bruchstr. 3, 57462 Olpe
Tel: 02761 / 5218

Suchtberatung der Diakonie
Brauerstr. 26, 06785 Oranienbaum

Gesundheitsamt, Suchtberatung
Havelstr. 3, 16515 Oranienburg

Sucht- und Drogenberatungsstelle
Leninallee 104, 16515 Oranienburg

Drobs Osnabrück
Hermannstr. 1, 49078 Osnabrück
Tel: 0541 / 940 10-0

Caritas Osnabrück
Johannisstr. 91, 49074 Osnabrück
Tel: 0541 / 341 52

AIDS-Hilfe Osnabrück
Kokschestr. 4, 49080 Osnabrück

Diakonisches Werk
Lotterstr. 125, 49078 Osnabrück
Tel: 0541 / 940 10-0

Drogenberatungsstelle Paderborn
Am Haxthausenhof 14-16,
33098 Paderborn
Tel: 05251 / 23964

Caritas Papenburg
Hauptkanal rechts 79,
26871 Papenburg
Tel: 04961 / 5031/2

DW Peine
Zehnerstr. 6, 31226 Peine
Tel: 05171 / 584 990

Sozialpsychiatrische Beratungsstelle
Wittenberger Str. 45, 19348 Perleberg

Psychosoziale Beratungsstelle
für Suchtkranke
Breitscheidstr. 118
07381 Pössneck

Caritas, Suchtberatung
Allee nach Sanssouci
14471 Potsdam

Suchtberatung Potsdam Babelsberg
Plantagenstr. 23/24
14482 Potsdam

Brandenburgische Landesstelle
gegen die Suchtgefahren
Friedrich Ebert Straße 67,
14469 Potsdam
Tel.: 0331 / 232 81 – 3

Psychosoziale Beratungsstelle
Lindenstr. 56, 14467 Potsdam
Tel.: 0331 / 280 01 61

Alkohol- und Drogenberatungsstelle
Heinrich Mann Allee 103a,
14473 Potsdam
Tel.: 0331 / 86 54 20

Diakonisches Werk, Suchtberatung
Thomas-Münzer-Platz 3
17291 Prenzlau

Suchthilfe Prignitz e.V.
Hainholzweg 49
16928 Pritzwalk

Gesundheitsamt, Suchtberatung
Havelberger Str. 30
16928 Pritzwalk

Gesundheitsamt, Sozial.-Psych. Dienst
Roßplatz 2, 06268 Querfurt

Suchtberatungsstelle
Karl-Liebknecht-Str. 2
14712 Rathenow

Beratungsstelle für
Alkohol- und Drogenkranke
Buschstr. 4, 14712 Rathenow
Arbeiterwohlfahrt, Beratungsstelle
Schopenhauerstr. 20
14712 Rathenow

Deutsches Rotes Kreuz, Suchtberatung
Albertistr. 38, 08468 Reichenbach

Drobs Rheine
Thiemauerst. 42, 48431 Rheine
Tel: 05971 / 540 23

Rostocker Stadtmission
Dalwitzhofer Weg 1, 18055 Rostock

Diakonisches Werk, Suchtberatung
Friedhofsweg 11, 18057 Rostock

Alkohol- und Drogenberatung
Bahnhofstr. 14, 01945 Ruhland

Psychosoziale Beratungsstelle, für
Suchtkranke
Pößneckerstr. 14-16, 07318 Saalfeld

Drogenhilfezentrum
HIFI im Drogenhilfezentrum
Brauerstr. 39, 66123 Saarbrücken

Psychosoziale Beratungsstelle
der Aktionsgemeinschaft Drogenberatung e.V.
Lerchesflurweg 56, 66119 Saarbrücken

Staatliches Gesundheitsamt
Suchtberatung
Malstatterstr. 17, 66117 Saarbrücken

Lucas Werk Salzgitter
Lichtenbergstr. 5, 38226 Salzgitter
Tel: 05341 / 67 162

Beratungs- und Behandlungsstelle für
Suchtkranke
Externe Drogenberatung
Rudolf-Dieselstr. 15,
67105 Schifferstadt

Diakonisches Amt – Suchtberatung
Friedrichstr. 37, 24837 Schleswig

Kreisgesundheitsamt, Suchtberatung
Lutherstr. 8, 24837 Schleswig

Alkohol- und Drogenberatung
An d. Ruhlander Str. 2
01987 Schwarzheide

Beratungsstelle
Heinersdorfer Str. 16
16303 Schwedt / Oder

Drobs Schweinfurt
Am Unteren Wall 8,
97421 Schweinfurt
Tel.: 09721 / 1588

Suchtberatungsstelle
Pfaffenstr. 5, 19055 Schwerin

Diakonisches Werk, Suchtberatung
Feldstr. 3b, 15301 Seelow

Sucht- und Drogenberatungsstelle
Robert-Koch-Str. 3-6, 15306 Seelow

Gesundheitsamt, Psychosozialer Dienst
Joachim-Gottschalkstr. 22
01968 Senftenberg

Caritas Verband
Suchtberatung
Bahnhofstr. 1, 55469 Simmern

Drobs Solingen
Kasinostr. 65, 42651 Solingen
Tel: 0212 / 204 405
Beratungsstelle für Sucht- und Drogen
Gärtnerstr. 3, 02742 Spremberg

Jugend- und Drogenberatung
Heydenreichstr. 6, 67346 Speyer

DPWV Stade
Steile Str. 19-21, 21684 Stade
Tel: 04141 / 3566
Fax: 04141 / 44 773

Drobs Stadthagen
Querstr. 13, 31655 Stadthagen
Tel: 05721 / 76085

Safe Party People Frankfurt
c/o Frank Güther, Feuerwehrstr.8
63811 Stockstadt
Tel: 06027 / 40 10 86
Fax: 069 / 23 94 78

Gesundheitsamt, Suchtberatungsstelle
Schillerstr. 26, 09366 Stollberg

Gesundheitsamt, Drogenberatung
Bleistr. 13a, 18439 Stralsund

Drogenberatung des DRK
Wallensteinstr. 7a, 18439 Stralsund

Alkohol- und Drogenberatung
Schulstr. 10, 17335 Straßburg

Arbeiterwohlfahrt,
Drogen- und Suchtberatung
Otto-Grotewohl Ring 1
15344 Strausberg

Suchtberatungsstelle
Fontanestr. 27, 15344 Strausberg

Drobs Stuhr
Bahnhofstr. 29, 28816 Stuhr
Tel: 0421 / 89 32 33
Fax: 0421 / 89 34 38

Jugend- und Drogenberatung
Holzstr. 17, 70137 Stuttgart

Release
Furtbachstr. 10, 70178 Stuttgart

Drogenberatungsstelle Stuttgart
Holzstr. 17, 70173 Stuttgart
Tel: 0711 / 216 25 13

DW Sulingen
Amselweg 6, 27232 Sulingen
Tel: 04271 / 1400
Fax: 04271 / 53 43

Bezirkskrankenhaus
Station 10 II E
Brauhausstr. 5, 84416 Taufkirchen

Beratungsstelle für Suchterkrankungen
AWO KV Potsdam Mittelmark e.V.
Potsdamer Str. 7/9, 14513 Teltow
Tel: 03328 / 427249

Suchtberatungszentrum Teltow
Potsdamer Str. 7-9, 14513 Teltow

Sucht- und Drogenberatungsstelle
Robert-Koch-Str 17, 17268 Templin

Suchtberatung Trier e.V.
Schöndorferstr. 20, 54292 Trier

DW Uelzen
Veerßer Str. 23, 29525 Uelzen
Tel: 0581 / 700 93

DPWV Uelzen
Brauerstr. 26, 29525 Uelzen
Tel: 0581 / 150 88
Fax. 0581 / 761 99

DW Verden
Lugenstein 14, 27283 Verden
Tel: 04231 / 82812
Fax: 04231 / 3219

Drogenberatungsstelle
des Kontakt-Rat-Hilfe e.V.
Kreuzherrenstr. 19, 41751 Viersen
Tel: 02162 / 43 34

Beratungsstelle der Caritas
Kietzstr. 5, 17192 Waren / Müritz

Psychosoziale Beratungsstelle
für Suchtkranke
Kirchplatz 4, 07570 Weida

Drobs Westerland
Kirchenweg 37, 25980 Westerland
Tel: 04651 / 222 98

DW Wilhelmshaven
Werftstr. 71, 26382 Wilhelmshaven
Tel: 04421 / 260 60

Diakonisches Werk, Suchtberatung
ABC Str. 17 (Hansa-Club)
17335 Wismar

Anonyme Suchtberatungsstelle
Zimmerstr. 5, 19322 Wittenberge

Suchthilfe Prignitz e.V.
Zimmerstr. 5, 19322 Wittenberge

Caritas Suchtberatung
Kurfürstenstr. 6, 54516 Wittlich

Diakonisches Werk, Suchtberatung
Damaschkestr. 17/2, 06766 Wolfen

Drobs Wolfenbüttel
Dr. Heinrich-Jaspers-Str. 5
38304 Wolfenbüttel
Tel: 05331 / 298 556

Drobs Wolfsburg
Lessingstr. 27, 38440 Wolfsburg
Tel: 05361 / 219 95/6

Jugend- und Drogenberatungszentrum
Lessingstraße 27
38440 Wolfsburg

Jugend- und Drogenberatungsstelle
Falenhaus, 97070 Würzburg
Tel: 0931 / 590 56

Jugend- und Drogenberatung
Beim Grafeneckart 10
97070 Würzburg

Psychosoziale Suchtberatungsstelle
des Caritasverbandes für die Diözese
Würzburg
Röntgenring 3, 97070 Würzburg
Tel: 0931 / 35283-0

Diakonisches Werk, Suchtberatung
Goethestr. 5-7
07937 Zeulenroda

Sucht- und Drogenberatung
May-Müller-Str. 2, 02763 Zittau

Suchtberatungsstelle come back
Theodor-Korselt-Str. 18
02763 Zittau

Alkohol- und Drogenberatung
Kirchstr., 15806 Zossen

Alkohol- und Drogenberatungsstelle
Wasserstr. 6a, 15806 Zossen

Drogenhilfe Zweibrücken
Psychosoziale Beratungsstelle
Herzogstr. 13, 66482 Zweibrücken

Suchtberatung der Caritas
Robert-Müller-Str. 12
08056 Zwickau

AMBULANTE THERAPIE

KOKON
Obentrautstr. 57,
10963 Berlin-Kreuzberg
Tel: 030 / 217 39 70

Therapieladen
Potsdamer Str. 131,
10783 Berlin-Schöneberg
Tel: 030 / 21 75 17 41

Ambulante Therapie
Boddinstr. 16, 12053 Berlin-Neukölln
Tel: 030 / 623 13 06

STATIONÄRE THERAPIE:

Altenkirchen Fachklinik
Heimstr. 8, 56710 Altenkirchen
Tel: 02681 / 943-0

Sirius
Lindscheiderbach 2, 58762 Alkna
Tel: 02352 / 929 20

Schloß Reelsen
Schloßallee, 33014 Bad Driburg
Tel: 05253 / 2228

»Beusinger Mühle« Therapiezentrum
Beusingen 36, 59505 Bad Sassendorf
Tel: 02927 / 321

»Villa Lilly« Therapiedorf
Adolphus-Busch-Allee,
63507 Bad Schwalbach
Tel: 06124 / 2096

Orientierungshaus Bechen
Pastoratsweg, 51515 Bechen
Tel: 02207 / 3686

THW Casum
Casumerstsr. 2, 33829 Bergholzhausen
Tel: 05425 / 5008

Schloßpark-Klinik
Paffratherstr. 265,
51469 Bergisch-Gladbach
Tel: 02202 / 560 25

Drogentherapiezentrum
Frankfurter Allee 40
10247 Berlin-Friedrichshain
Tel.: 030-249 65 56 / 7

Anti-Drogen-Verein e.V. (ADV)
Schillerstr. 10,
10625 Berlin-Charlottenburg
Tel: 030 / 315 28 53

Die Grunewald Villa (Daytop Berlin)
Wernerstr. 19,
14193 Berlin-Wilmersdorf
Tel: 030 / 826 60 48/49

Tannenhof, Mozartstr. 32-36,
12307 Berlin-Tempelhof,
Tel: 030 / 744 30 55/56

Violetta Clean Bettinastraße
Bettinastr. 12,
14193 Berlin-Wilmersdorf
Tel: 030 / 825 71 01

Synanon Berlin
Bernburgerstr. 25, 10963 Berlin
Tel: 030 / 2500010

Schloß Bornheim
Burgstr. 53, 53332 Bornheim
Tel: 02222 / 60800

Phönix-Kinderhaus
Burgstr. 53, 53332 Bornheim
Tel: 02222 / 28 53

»Tauwetter«
Therapeutische Gemeinschaft
Siefenfeldchen 162, 50389 Bornheim
Tel: 02222 / 41 68

»Waldmühle« Therapieeinrichtung
Beerbacherstr. 20,
64297 Darmstadt-Eberstadt
Tel: 06151 / 54341

Fachklinik »Am Gleissental«
Linienstr. 53, 82041 Deisinghofen
Tel.: 089/613 16 25

Therapiezentrum Schloß Düsterntal
Düsterntal 7, 31073 Delligsen
Tel: 05187 / 9409-0

Bischofsried Therapiezentrum
Bischofsried 3, 86911 Dießen
Tel: 08807 / 397

Daytop-Fachklinik,
Am Eichenhain 2, 82275 Emmering
Tel: 08141 / 433 60

Frauentherapiezentrum Eschershausen
Am Hüschebrink 17,
37632 Eschershausen, Tel: 05262-551

Fachklinik »Meisenburg«
An der Meisenburg 30, 45133 Essen
Tel: 0201 / 712040

Fachklinik »Die Fähre«
Am Korstick 22, 45239 Essen
Tel: 0201 / 400 59

Fachklinik Extertal
Sternbergstr. 15, 32699 Extertal-Bösingfeld,
Tel: 05262 / 29 28

Böddiger Berg
Therapeutische Einrichtung
Am Weinberg 1,
34587 Felsberg/Böddiger,
Tel: 05662 / 2888

Phönix-Haus »Villa unter den Linden«
Weinbergstr. 9, 65931 Frankfurt
Tel: 069 / 37 31 11

Daytop Fachkrankenhaus
Am Eichhain 2, 82256 Fürstenfeld-
bruck,
Tel: 08141 / 433 60

Würmtalklinik Gräfeling
Josef-Schöfer-Str. 3, 82166 Gräfeling
Tel: 089 / 853 220

Daytop Fachkrankenhaus
Bahnhofstr. 61, 82284 Grafrath
Tel: 08144 / 93173

Bernhard-Salzmann-Klinik
Im Füchtel 150, 33242 Gütersloh
Tel: 05241 / 50202

Therapiezentrum Psychose und Sucht
Theodorstr. 41 b, 22761 Hamburg
Tel: 040 / 89 40 75

TKN
Lemförder Str. 2-4, 30169 Hannover
0511- 989 31 15

Therapieeinrichtung »Hahnenholz«
Am Weinberg 12,
35116 Hatzfeld-Reddinghausen
Tel: 06452 / 3011

Fachklinik Eiterbach
Orthstr. 42,
69253 Heiligkreuzsteinach
Tel: 06220 / 10 02

Daytop Herrsching
Panoramastr. 10, 82211 Herrsching
Tel: 08152 / 1241

Bettenburg Schloß
Tübinger Drogenhilfe e.V.
Manau 22, 97461 Hofheim
Tel: 09525 / 298 oder 299

Saaletalklinik
Hollstadt Neumühle 3,
97618 Hollstadt
Tel: 09773 / 727

»Villa Maria«
Vogesenstr. 18, 76831 Ingesheim
Tel: 06349 / 3003

Wiesengrund
Im Wiesengrund 2, 5241 Langenbeck
Tel: 02661 / 5461

»Ludwigsmühle«
Waldstr., 67363 Lustadt
Tel: 06349 / 3003

Orientierungshaus Mayen
Vulkaneifelstr. 39,
56727 Mayen /Kittenburg

Meckenheim Fachklinik
An der alten Eiche 1,
53340 Meckenheim
Tel: 02225 / 922 220

Regenbogen Haus
Niedernfeldstr. 9, 32429 Minden

»Peterhof«
Buschmannsweg 1-3, 47447 Moers
Tel: 02841 / 627 77

Therapiezentrum Nockerstr.
Nockerstr. 60 , 81541 München
Tel: 089 / 651 61 61

Haus Kieferngarten
Schlößlanger 1, 80939 München
089/318 99 90

Daytop Fachklinik
Niederbeckweg 6, 40880 Ratingen
Tel: 02102 / 443 300

Quertal
Gouverneurstr. 7, 46459 Rels 1
Tel: 02851 / 791

Phönix-Haus »Hohenlinden«
Im Neuen Weg 33, 53424 Remagen
Tel: 02642 / 90 06 01

Außenwohngruppe
Im Bungert 15, 53424 Remagen
Tel: 02642 / 220 77

Altburg Fachklinik
Zur Sternwarte 21, 54552 Schalkenmehren
Tel: 06592 / 969 760

»Grafschaft« Therapiezentrum
Am Stünzel 33, 57392 Schmallenberg-Grafschaft
Tel: 02972 / 40078

»Holthauser Mühle«
Mittelweg 1,
57392 Schmallenberg-Holthausen
Tel: 02974 / 7780

Phönix-Kinderhaus
Westerstr. 2, 24969 Sillerup
Tel: 04604 / 9 21 82

Phönix-Haus »Peers Hoop«
Westerstr. 2, 24969 Sillerup (Lindewitt),
Tel: 04604 / 22077

Therapeutische Gemeinschaft Völksen
Sonnenweg 1, 31832 Springe
Tel: 05041 / 9851-0

Therapeutische Gemeinschaft
Steyerberg, Rießen Nr. 1,
31595 Steyerberg
Tel: 05764 / 9604-0

Borsteningen Fachklinik
Orttenburgstr. , 72181 Storzach 3

Gut Stock
Hülsbeckerweg 24, 42551 Velbert
Tel: 02051 / 81700

Therapeutische Gemeinschaft für Frauen,
Kreuzstr. 9, 33775 Versmold-Loxten

Waldhaus Södderich
37136 Waake / Göttingen
Tel: 05507 / 832

»Four Steps« Fachklinik
Schrondorfer Str. 1,
73547 Waldhausen
Tel: 07172 / 926 220

Therapiezentrum ShortStep
Pappelallee 2-5, 30900 Wedemark
Tel: 05130 / 5803-0

»Wendepunkt« Therapieeinrichtung
Bergerstr. 25b, 50389 Wesseling
Tel: 02232 / 51136

Kliniken Wied
Mühltental, 57629 Wied-Hachenburg
Tel: 02662 / 806-0

ANHANG 3: WORTERKLÄRUNGEN

After-Hour-Eule: Szeneausdruck für Raver, die die Nacht durchgetanzt haben und am Morgen, in der sog. After Hour noch weiterfeiern. Der Ausdruck ist der Tierwelt entlehnt, weil die Veränderungen im Augenbereich dieser Personen Ähnlichkeiten mit bestimmten Nachtvögeln aufweist.

Blowen: Inhalieren von Drogen, die auf einer Metallfolie erhitzt werden.

Designerdroge: Droge, die aus einer anderen illegalen Droge entwickelt wurde, ein vergleichbares Wirkungsspektrum hat und die gegenüber der Ursprungssubstanz den Vorteil hat, (noch) nicht illegal zu sein.

Downer: Schlafanstoßende, beruhigende Droge, wie zum Beispiel Cannabis und Heroin.

Drugchecking: Analyse von Drogen im Hinblick auf ihren Wirkstoffgehalt und ihre Dosis.

Halbsynthetische Droge: Droge, bei der ein pflanzliches Grundstoff synthetisch verändert wurde wie zum Beispiel Heroin.

Einklinken: Einnahme von Ecstasy-Tabletten.

Ex-User: Bezeichnung für ehemaligen Drogenkonsument, der nun abstinent lebt.

Film: Szenebezeichnung für Rauscherlebnisse. *Üble Filme* sind angstbesetzte, unangenehme Rauscherlebnisse.

Flashback: Drogenindizierte Psychose, die ohne erneute Drogeneinnahme noch Monate nach Einnahme von LSD, Zauberpilzen oder Cannabis auftreten kann.

Folierauchen: Inhalation von Heroin, daß auf einer Folie erhitzt wurde.

Freebasen: Inhaltion von in Ammoniak gelösten und erhitzten Dämpfen der basischen Form von Kokain.

Joint: Selbstgedrehte Zigarette, die außer Tabak auch Cannabis enthält

Kiffen: Cannabis-Rauchen

Klient: In der Drogentherapie gebräuchliche Bezeichnung für Patient.

Line: In einer Linie auf einer ebenen Fläche angeordnetes Speed oder Kokain (daß dann durch ein Röhrchen durch die Nase aufgesaugt wird)

Rave: Party, auf der House- oder Techno-Musik gespielt wird.

Raver: Mensch, für den das Besuchen von Raves Teil seines Lebensstil ist.

Synthetische Droge: Künstlich hergestellte Droge, bei der kein pflanzlicher Extrakt die Ursprungssubstanz darstellt, wie z.B. Amphetamine.

Turkey: Entzugserscheinungen.

Upper: Antriebsteigernde, aufputschende Droge, wie z.B. Guarana, Amphetamine oder Kokain.

User: Bezeichnung für Drogenkonsument, egal ob süchtig oder nicht.

Verpeilt sein: Szeneausdruck für Orientierungsstörungen, die (meist) auf übermäßigen Drogenkonsum zurückzuführen sind.

ANHANG 4: LITERATUR (AUSWAHL)

TECHNO-MAGAZINE:

Flyer
Zeitbank Medien und Verlag GmbH
Erkelenzdamm 59-61, 10999 Berlin
Tel: 030 / 61 68 82 00
Fax: 030 / 61 68 81 11

Groove Magazin
Mainluststr. 16, 60329
Frankfurt/Main
Tel: 069 / 23 98 66
Fax: 069 / 23 97 33

Mushroom
Feldstr. 28, 29614 Soltau
Tel: 05191 / 727 36
Fax: 05191 / 720 07

Partiesan Event Guide
Domagkstr. 33, 60607 München
Tel.: 089 / 32 46 75 45

Raveline
Arenbergstr. 5
45701 Herten
Tel.: 0209 / 96191-0
Fax: 0209 / 96191-99

BÜCHER /ARTIKEL/ WISSENSCHAFTLICHE PUBLIKATIONEN:

Abel, E.L.: Marihuana and memory: acquisition or retrieval? Science 173, 1038-1040, 1971

Advisory Committee on Drug Dependence: The amphetamines and lysergic acid diethylamide (LSD), London, 1970

Alston TA: Inhibition of vitamin B12-dependent microbial growth by nitrous oxide, Life Sci (16);1591, 1991

Änggard, E. et al.: Pharmacokinetic and clinical studies on amphetamine dependent subjects. Europ. J. clin.-Pharmacol. 3,3, 1970

Artmaier, H., Hitzler, R., Huber, F. & Pfadenhauer, M.: Techno zwischen Lokalkolorit und Universalstruktur. München, 1997

Bader, A.: Halluzinogene Drogen und künstlerische Kreativität. Confin, psychiat. 16, 159-176, 1973

Battegay, R. et al.: Zur Drogenabhängigkeit vom Typ Cannabis. Schweiz. Med. Wschr., 99, Nr. 27, 966, 1969

Beck, A.T. & Greenberg, A.L.: Kognitive Therapien bei der Behandlung von Depressionen, In: Hoffmann, N.: Grundlagen kognitiver Therapien, Huber, Bern, 1979

Benazzi, F./Mazzoli, M.: Psychiatric illness associated with »ecstasy«, in: Lancet, 338, S.1335, 1991

Beyer, H.: Stationäre Rehabilitation, In: DHS, Jahrbuch Sucht 1997, Stuttgart, 1996

Bingol, N., Fuchs, M., Diaz, V.: Teratogenicity of cocaine in humans. J. Pediatr., 110, 93-96, 1987

Böllinger, L./Stöver, H./Fietzek, L.: Drogenpraxis, Drogenrecht, Drogenpolitik. Leidfaden für Drogenbenutzer, Eltern, Drogenberater, Ärzte und Juristen, 4. neu bearb. Aufl., Frankfurt a.M., 1995

Böpple, F./Knüfer, R.: Generation XTC. Techno u. Ekstase, Berlin 1996

Bühringer, G., Spies, G., Künzel, J.: Methadon-Substitution bei Opiatabhängigen, Zeitschrift für klinische Psychologie, 24 (2), 184-192, 1995

Bündnis 90/Die Grünen: Ecstasy und Techno, Bonn, 1996

Büro für Suchtprävention: Ecstasy – XTC, Adam, MDMA. Wirkung, Risiken und Vorbeugung, Hamburg 1996

Bundeskriminalamt: Schaubild: Amphetaminderivate in Tablettenform, MDMA (sog. Ecstasy/XTC), MDA, MDE – Häufige oder auffällige Erscheinungsformen 1993/94, Wiesbaden 1994

Bundeskriminalamt (Hg.): Bundeskriminalblatt Nr. 178/95 – Sonderausgabe »Ecstasy/XTC«, Wiesbaden 1995

Bundeskriminalamt: Rauschgiftjahresbericht für die Bundesrepublik Dt., 1995, S. 35-37 und 68, 1996

Bundeszentrale für gesundheitliche Aufklärung: Expertise zur Primärprävention des Substanzgebrauches, Köln, 1992

Bundeszentrale für gesundheitliche Aufklärung: Fortschreibung der Expertise zur Primärprävention des Substanzgebrauches, Köln, 1994

Bundeszentrale für gesundheitliche Aufklärung: Evaluation der Kampagne »Keine Macht den Drogen«, Köln, 1994

Bundeszentrale für gesundheitliche Aufklärung: Ecstasy, Köln, 1995

Bundeszentrale für gesundheitliche Aufklärung: Praxisansätze und Theorieforschung der geschlechtsbezogenen Suchtprävention in der Jugendphase, Köln, 1996

Bundeszentrale für gesundheitliche Aufklärung: Der Konsum von Ecstasy. Köln, 1997

Burian, W. (Hrsg.): Haschisch – Prohibition oder Legalisierung?, 1982

Cognierai-Weber, C.: Therapie für Haschisch-Abhängige?, 1983

Coladi, M.I./Williams, J.L./Green, A.R.: The hyperthermic and neurotoxic effects of »Ecstasy« (MDMA) an 3,4 methylenedioxyamphetamine (MDA) in the Dark Agouti (DA) rat, a model of the CYP2D6 poor metaboliser phenotype, in: British Journal of Pharmacology, 115, S.1281-1289, 1995

Connell, P.H., Amphetamine psychosis, Chapman & Hall, London, 1958

Coper, H.: Cocain and Cocainismus. D. Ä., 5, 173-180, 1981

Daly, D.D., Yoss, R.E.: The treatment of narcolepsy with methyl phenylpiperidylacetate; a preliminary report. Procedings of the Staff Meeting of the Mayo Clinic, 31, 620-5, 1956

Daunderer, Max: Drogen – Diagnostik und Therapie, ecomed, Landsberg, 1991

De Leon, George: The therapeutic community – status and evaluation, the international journal of addictions, 20 (6 & 7), 1985

Deutsche Gesellschaft für Verhaltenstherapie (Hrsg): Verhaltenstherapie – Theorien und Methoden, Tübingen, 5.Aufl, 1993

Deutsche Hauptstelle gegen die Suchtgefahren: Medikamentenabhängigkeit, Hamm, 3. Aufl. 1991

Deutsche Hauptstelle gegen die Suchtgefahren: Alkoholismus, Hamm, 3.Aufl., 1991

Deutsche Hauptstelle gegen die Suchtgefahren: Tabakabhängigkeit, Hamm, 1994

Deutsche Hauptstelle gegen die Suchtgefahren: Drogenabhängigkeit, Hamm, 1995

Deutsche Hauptstelle gegen die Suchtgefahren: Jahrbuch Sucht 97, Hamm, 1996

Deutscher Verein für öffentliche und private Fürsorge: Fachlexikon der sozialen Arbeit, Frankfurt/M, 1986

Dilling, H. & Mombour, W., Schmidt, M.H.: ICD 10, Bern, 1992

Dimaio, V.J.M., Garriott, J.C.: Four deaths due to intravenous injection of cocaine. For. Sci. Int., 12, 119-125, 1978

Domes, R.: Zur Lebenswelt von Ecstasykonsumenten in der Technoszene. Institut für Psychologie der TU Berlin, 1996

Dornbusch, R.L., Fink, M., Freedman, A.M.: Marihuana, memory and perception. Amer. J. Psychiat. 128, 194-198, 1971

DROBS Hannover: Ecstasy Raves-Guides, Herausgegeben vom Jugend- und Drogenberatungs-Zentrum, Psychosoziale Beratungsstelle der DROBS Hannover, 3. Auflage 1995

DROBS Hannover: Ecstasy – LSD – Speed: Eine Information für Eltern, Lehrer, Erzieher, Hannover 1994

Eliade, Mircea, Jünger, Ernst: Drogen und Rausch, Stuttgart, 1968

Ellis, A. & Grieger, R.: Praxis der rational – emotiven Therapie, Urban und Schwarzenberg, München, 1979

Eve & Rave: Partydrogen – Safe the Night-Info zu Ecstasy, Speed, LSD und Kokain, 3. Auflage, Berlin, 1997

Eve & Rave & Senatsverwaltung für Schule Sport und Jugend Berlin: Safer Night Info – Party und Droge, Berlin, 1997

Feuerlein, W.: Alkoholismus, Stuttgart, 1979

Feuerlein, W.: Cannabis heute – Bestandsaufnahme zum Haschischproblem. Akadem. Verlagsgesellschaft, Wiesbaden, 1980

Feuerlein, W.: Grundkonzepte der Behandlung süchtiger Patienten, In: Möller, H.J.: Therapie psychiatrischer Erkrankungen, Stuttgart, 1993

Fliegel et al: Verhaltenstherapeutische Standardmethoden, Beltz, 3. Aufl., 1994

Franzkowiak, P.: Risikofaktoren und das *prinzipiell richtige* Leben. in: Trojan, A. / Stumm, B. (Hrsg.): Gesundheit fördern statt kontrollieren. Frankfurt/M., 1992

Fritze, Jürgen: Ecstasy - Modedrogen ohne therapeutischen Nutzen, Dtsch. Ärzteblatt 28/29, Köln, 1997

Geschwinde, Thomas: Rauschdrogen – Marktformen u. Wirkungsweisen, 3. A Berlin/Heidelberg/New York, 1996

Hamburgische Landesstelle gegen die Suchtgefahren (Hrsg.): Cannabiskonsum und Cannabisabhängigkeit. Hamburg, 1994

Hand, I.: Expositions-Reaktions-Management, in der strategisch-systemischen Verhaltenstherapie, Verhaltenstherapie 3,1; 61-65, 1993

Hautzinger, Martin (Hrsg.): Kognitive Therapie der Depression , Urban und Schwarzenberg, München, 1981

Heckmann, W.: Don't legalize it! In: Kommunalpolitische Beiträge, 1979

Heinemann, C.: Nachlassende Wirkung initialer Rauscherlebnisse und Dosissteigerung beim Haschischkonsumenten. Med. Klin. 68, 826-830, 1973

Heinemann, C.: Klinisch beobachtete Folgeerscheinungen nach Haschischkonsum, Med. Klin. (Munich) 66, 1648-1653, 1971

Herbst, Klaus: Verlaufsanalyse bei Drogenabhängigkeit, Sucht 38, 147-154, 1992

Herbst, K./ Kraus, L./ Scherer, K.: Repräsentativerhebung zum Gebrauch psychoaktiver Substanzen bei Erwachsenen in Deutschland. München, 1996

Hofmann, Albert: LSD – mein Sorgenkind. Die Entdeckung einer »Wunderdroge«, München, 1993

Horn, K.: Gesundheitserziehung im Verhältnis zu anderen sozialisatorischen Einflüssen. Grenzen individueller Problemlösungsmöglichkeiten. in: BzgAEuropäische Monographien zur Forschung in Gesundheitserziehung 5. Köln, 1983

Huber, G.: Psychiatrie. Lehrbuch für Studierende und Ärzte. Stuttgart, New York (Schattauer), 1994

Huether, G.: Lost in »ecstasy«. Warning Users of substituted amphetamines, in: »The lancet«, 6.12.1996, S. 1-3, 1996a

INDRO e.V.: Ecstasy: Ein Ratgeber zur Droge MDMA, Münster, 1996

Johnson, D.A. et al. Stroke and Phenylpropanolamine Use. Lancet 970, 1983/II

Jünger, Ernst: Heliopolis. Rückblick auf eine Stadt, Tübingen, 1949

Jugendwerk der Deutschen Shell: Jugend 1997, Leske und Budrich, Opladen, 1997

Katzung, W. & Harfst, G.: Ecstasy. Synthetische Amphetamin-Drogen vom XTC-Typ. Würzburg, 1996

Kielholz, P., Ladewig, D.: Über Drogenabhängigkeit bei Jugendlichen mit besonderer Berücksichtigung des Haschischrauchens. Dtsch. Med. Wochenschr. 95, 101-105, 1970

Kirchgässer, P.: Haschisch und Maihuana, Dissertation, München, 1969

Klinkhammer, Gisela: Drogenkongress der freien Demokraten, Dtsch. Ärzteblatt 27, Köln, 1997

Körner, H.: Die Entpoenalisierung und die Entkriminalisierung von Cannabiskonsumenten, in: Böllinger, L. (Hg.): Cannabis-Wissenschaft, Frankfurt, 1997

Kohut, H.: Narzißmus, Frankfurt, 1973

Küfner, H.: Die Entwöhnungsbehandlung, In: Möller, H.J.: Therapie psychiatrischer Erkrankungen, Stuttgart, 1993

Kuhlmann, Th.: Ecstasy, eine Designerdroge der Techno-Szene, in: Psychiatrische Praxis, 23, S. 266-269, 1996b

Ladewig, D., Battegay, R. & Labhardt, F.: Stimulantien: Abhängigkeit und Psychosen. Dtsch. med. Wschr. 94, 101, 1969

Lassen HC, Henriksen E, Neukrich R et al: Treatment of tetanus, severe bone marrow depression after prolonged nitrous oxide anesthesia, Lancet 1:527, 1956

Layzer RB, Fishman RA, Schafer JA: Neuropathy following abuse of nitrous oxide, Neurology 28:504, 1978

Linden, M.; Hautzinger, M.: Verhaltenstherapie, Springer, 2. Aufl., 1993

Lintner, Eduard: Rauschgiftbilanz 1996, In: Drogen-Report, 1/97, Nürnberg, 1997

Lutz, R.: Therapietheorie zur Förderung genußvollen Erlebens und Handelns, In: Zielke, M et al: Fortschritte der angewandten Verhaltensmedizin, Springer, 1990

Malamed, Stanley F.: Sedation – a guide to patient management, Mosby, 3rd ed., 1995

Mann, Peggy: Hasch – Zerstörung einer Legende, Fischer, 1987

Milroy, C.M./Clark, J.C./Forrest, A.R.W.: Pathology of deaths associated with »ecstasy« and »eve« misuse, in: J Clin Pathol 49, S. 149-153, 1996

Moorey, S.: Drug abusers, In: Scott J. et al: Cognitive Therapy in clinical practice, London, 1991

Munzinger, M.: Vergiftungen durch Rauschmittel. Opiate, Halluzinogene, Weckamine. Notfallmed., 4, 650-657, 1978

Nahas, G.G.: Keep off the Grass. Pergamon Press, Oxford-New York-Toronto-Sydney-Paris-Frankfurt, 1979

Nicholson, R.G., Amphetamine addiction, Br. Med. J. 101, 1954/II

Niedersächsische Landesstelle gegen die Suchtgefahren (Hrsg.): Ecstasy. Konsum, Mißbrauch, Präventionsstrategien. Hannover, 1995

Nowak, M.: Die Lust nach Ecstase – Party- oder Designerdrogen. In: Nowak, M., Schifman, R. & Brinkmann, R. (Hrsg.): Drogensucht. Entstehungsbedingungen und therapeutische Praxis. Stuttgart, New York (Schattauer), 1996

Novaco, R.W.: The cognitive regulation of anger and stress, In: Kendall et al: Cognitive behavioral interventions, Academic press, New York, 1979

Osterhues, U.J.: Zwanzig Jahre Daytop – zwanzig Jahre Erfahrung, München, 1992

Partydroge Ecstasy: Psychopillen, die Endlosnacht oder Einstieg in die Sucht, in: Stern, Nr. 38, 15.09.1994, 1994

Pauser, W.: Friede! Freude!! Eierkuchen!!! Hunderttausende auf Techno-Demonstrationen: Aber wofür oder wogegen demonstrieren sie, in: Die Zeit, Nr. 28, S. 65-66, 1995

Petry, J.: Alkoholismus, In: Linden, M., Hautzinger, M.(Hrsg.): Verhaltenstherapie, Springer, 1993

Rabes, Manfred, Harm, Wolfgang: XTC und XXL – Ecstasy, Rowohlt, Hamburg, 1997

Rakete, G./ Flüsmeier, U.: Ecstasy, eine explorative Studie zum Konsum und Mißbrauch von Ecstasy. in: Wiener Zeitschrift für Suchtforschung Jg. 18. Nr. 3, 1995

Reker, Dr. M.: Die qualifizierte Entzugsbehandlung Drogenabhängiger. Wer kümmert sich um den Notfall? in: FDR-Berichte Nr.3/4.96

Richards, H.G.H., Stephans, A.: Sudden death associated with taking of amphetamines by an asthmatic. Med. Sci.-Law, 13, 35-38, 1973

Rost, M.: Psychoanalyse des Alkoholismus, Klett-Cotta, 1994

Rump, A.F.E./Theison, M./Klaus, W.: The pathophysiology of cocaine cardiotoxicity, in: For Sci Int 71, S. 103-115, 1995

Sahenk Z, Mendell JR, Couri D et al: Polyneuropathy from inhalation of N2O cartridges through a whipped cream dispenser, Neurology 28:485, 1978

Saß, Henning, Wittchen, Hans-Ulrich, Zaudig, Michael: Diagnostisches uns Statistisches Manual Psychischer Störungen DSM IV, Hogrefe, Göttingen, 1996

Saunders, N.; Walder, P.: Ecstasy, Zürich, 1994

Schlenger, R.: 50 Jahre LSD. Gastvorlesung mit Dr. Albert Hoffmann. In: Deutsche Apotheker Zeitung, 133 (32), 12. 8. 1993

Schmoldt, A.: Hirnschäden durch Ecstasy? MDMA: Medizinische und pharmakologische Aspekte, in: Ecstasy: Prävention des Mißbrauchs, Dokumentation der Fachtagung: Konsum und Mißbrauch von Ecstasy. Bestandsaufnahme, Erfahrungsaustausch und Präventionsstrategien, Verlag Neuland Verlagsgesellschaft GmbH, Geesthacht, 1995

Schroers, A.: Ecstasy. Ein Ratgeber zur Droge MDMA, Münster, 1996

Schuster, P.: »Red Bull« – Mythos, Mode, Marketing, in: Das Erfrischungsgetränk – Mineralwasser-Zeitung, S. 775-780, 1995

Schuster, P./Wittchen, H.-U.: Ecstasy- und Halluzinogengebrauch bei Jugendlichen – Gibt es eine Zunahme?, in: Verhaltenstherapie, H.6, S. 1-12, 1996

Senatsverwaltung für Schule, Jugend und Sport Berlin: 3. Drogenbericht, Drucksache 13/545, Berlin, 1997

Shedlin M, Wallechinsky D: Laughing gas, nitrous oxide, Berkeley. Calif, And /Or Press, 1973

Schwoon, D. R. & Krausz, M. (Hrsg.): Psychose und Sucht. Krankheitsmodelle, Verbreitung, therapeutische Ansätze. Freiburg (Lambertus-Verlag), 1992

Soyka, Michael: Die Alkoholkrankheit – Diagnose und Therapie, Chapmann und Hall, Weinheim, 1995

Stacy CB, DiRocci A, Gould RJ: Methionine in the treatment of nitrous oxide-induced neuropathy an myeloneuropathy, J Neurol 239 (7):401, 1992

Stark, W. (Hrsg.) : Lebensweltbezogene Prävention und Gesundheitsförderung. Freiburg i.B., 1989

Stefanis, C., Dornbush, R., Fink, M.: Hashish – Studies of Long-Term Use, Raven Press, New York, 1977

Suarez, R.V./Riemersma, R.: »Ecstasy« and sudden cardiac death, in: Am J Forensic Med Pathol 9, S. 339-341, 1988

Suruda AJ, McGlothlin JD: Fatal abuse of nitrous oxide in the workplace, J Occup Med 32 (8):682, 1990

Susskind, D.J.: The idealized self-image: A new technique in confidence training, Behav. Ther., 1: 538-541, 1970

Sweeney B, Bingham RM, Amos RJ et al: Toxicity of bone marrow in dentists exposed to nitrous oxide, Br Med J 291:567, 1985

Täschner, K.L.: Wirkung und Gefährlichkeit von Haschisch, 1983

Täschner, K.L.: Das Cannabis-Problem. Akademische Verlagsgesellschaft, Wiesbaden, 1979

Täschner, K.L.: Rausch und Psychose. Kohlhammer Verlag, Stuttgart, 1980

Täschner, K.L.: Haschisch – Traum oder Wirklichkeit. Akademische Verlagsgesellschaft, Wiesbaden, 1981

Täschner, K.L., Wanke, K.: Drogenabhängigkeit bei Jugendlichen. Med. Klin. 67, 515-520, 1972

Talbot F: Psychic disturbances in nitrous oxide analgesia, Br Dent J 36: 668, 1915

Tashkin, D.P., Shapiro, B.J., Frank, I.M.: Acute pulmonary physiological effects of smoked marijuana and oral - 9-THC in healthy young men. N. Engl. J. Med. 289, 336-341, 1973

Teale, J.D., Clough, J.M., King, L.J.: The incidence of cannabinoids in fatally injured drivers: an investigation by radioimmunoassay and high pressure liquid chromatography. J. For. Sci. Soc. 17: 177-183, 1977

Therapieladen e.V.: Ecstasy Hotline: Let's talk about Drugs, Berlin, 1995

Thomasius, R.: Ecstasy (MDMA) – Forschungsergebnisse und -perspektiven. Eine Information der Forschungsgruppe »Designer-Drogen« an der Psychiatrischen Klinik der Universität Hamburg, Hamburg, 1996

Thomasius, R.: Ecstasy – MDMA, Aktueller Forschungsstand, in: Rabes/Harm, a.a.O., S. 41-70, 1996

Thomasius, Rainer: Familiendiagnostik bei Drogenabhängigen, Springer, 1996

Three found dead and laughing gas is blamed (asphyxiation from nitrous oxide inhalation), Los Angeles, Calif, The New York Times 141, 1 (March 8, 1992), p. 32 (L)

Tölle, Rainer: Psychiatrie, Springer, 11. Aufl. 1996

Tokarski, G.F./Paganussi, P./Urbanski, R./Carden, D./Rouge, B./Forebach, C./Tomlanovich, M.C.: An evaluation of cocaine induced chest pain, in: Annals of Emergency Medicine 19, S. 1088-1092, 1990

Tossmann, H.P.: Ecstasy – Konsummuster, Konsumkontexte und Komplikationen. in: Sucht 6/1996

Toumbourou, J, Hamilton, M: Perceived Client and Program moderators of successful Therapeutic Community Treatment for Drug adddichtion, The international Journal of the Addictions, 28 (11), 1127-1146, 1993

Völger, G./Welck, K.: Rausch und Realität – Drogen im Kulturvergleich (drei Bände), Reinbek, 1982

Vollenweider, F. X. & Vollenweider, M. I. F.: Eine Droge berauscht die Wissenschaft. In: Psychologie heute, Mai, 1993

Yablonsky, Lewis: Die therapeutische Gemeinschaft, Beltz, Weinheim und Basel, 1990

Walder, Patrick & Amendt, Günter: Ecstasy & Co., Rororo, Hamburg, 1997

Ward, S: Domains of Variables for Understanding and Improving Retention in Therapeutic Communitys, The international Journal of the Addictions, 29 (5), 593-607, 1994

Weltgesundheitsorganisation: Internationale Klassifikation psychischer Störungen ICD 10, Kapitel V (F), Verlag Hans Huber, Bern, Göttingen, Toronto, 1991

Wetli, C.V., Wright, R.K.: Death caused by recreational cocaine use. J. Am. Med. Ass., 241, 2519-2522, 1979

Wilkens, W.: Designer Drogen. Eine Himmelfahrt zur Hölle, Grundlageninformationen zu synthetischen Rauschmitteln, Hamburg, 1995

Zilker, T.R./Brauer, R.B./Nathrath, W./Schweigart, U./Hölscher, A.H./Heidecke, C.D./Siewert, J.R.: Liver transplantation for the treatment of fulminant hepatic failure induced by the ingestion of ecstasy, in: Abstracts of the International Congress of the European Association of Poison Centres and Clinical Toxicologists, EAPCCT, Abstract 40, 1996

Zurhold, H.: Drogen Konkret. Substanzen – Wirkungen – Konsumformen – Safer-Use-Hinweise, hrg. v. Institut zur Förderung qualitativer Drogenforschung, akzeptierender Drogenarbeit und rationaler Drogenpolitik e.V. (INDRO), Münster, 1995

ANHANG 5: DIE AUTOREN

Dr. Helmut Bläsner (* 1934) ist leitender Arzt der Schloßpark-Klinik Bergisch-Gladbach, der Meisenburg-Klinik in Essen und von Daytop-Ratingen.

Carsten Claus (*1974) ist freier Autor, Fotograf und DJ, seit kurzem auch Remixer. Er ist Mitarbeiter des auflagenstärksten norddeutschen Techno-Magazin *Mushroom*. In Kürze erscheint bei Schwarzkopf und Schwarzkopf das »Techno-Lexikon«, das er gemeinsam mit B. van Treeck herausgeben wird.

Andreas Gantner (*1960) ist Dipl.-Psychologe und seit 1992 Leiter des Therapieladens in Berlin. Im Therapieladen werden seit 1984 Menschen mit Cannabisproblemen ambulant therapeutisch behandelt. Im November 1995 wurde dort die erste *Ecstasy-Hotline* Deutschlands eingeführt. Gantner gehört zu den Pionieren der ambulanten Therapie für Menschen mit Partydrogenproblemen.

Reiner Domes (* 1964) ist Dipl.-Psychologe und Gründungsmitglied von Eve & Rave e.V. Zuletzt entwickelte er am Büro für Suchtprävention Hamburg gemeinsam mit Einrichtungen in Manchester und Amsterdam eine Serie von Info-Cards. Domes gehört zu den Pionieren akzeptierender Drogenarbeit im Bereich *Partydrogen* und schrieb mehrere Artikel zu Ecstasy.

Dr. Hans Ulrich Gresch (* 1951) ist Diplompsychologe. Er arbeitet in Nürnberg beim Fachverband Freie Einrichtungen in der Suchtarbeit.

Peter Lindlahr (* 1962) ist Jurist und als »Referent für Rechtsangelegenheiten beim Drogenbeauftragten des Hamburger Senats« mit drogenpolitischen Struktur- und Grundsatzfragen sowie der diesbezüglichen rechtlichen Normsetzung befaßt.

Dr. Bernhard van Treeck (*1964) ist Psychiater und leitender Arzt der Grunewald-Villa (Daytop-Berlin), einer Therapieeinrichtung für Drogenabhängige. Nebenberuflich arbeitet er als Autor und Fotograf.

ANHANG 6: SACHREGISTER

Maria Gronau: WEIBERWIRTSCHAFT

Roman
320 Seiten, Broschur,
ISBN 3-89602-058-7
28 DM / 205 öS / 27 sFr

Lena Wertebach ist Kriminalhauptkommissarin, Leiterin einer Mordkommission und lesbische Mutter. Sie ist ständig auf der Jagd: nach den Alimenten für ihren Sohn, nach Mördern und Totschlägern, nach Anerkennung durch ihre männlichen Vorgesetzten. Nur nach Männern jagt sie nicht, weil die sie nicht mehr interessieren, und nicht nach Frauen, denn sie ist in festen Händen. Susanna, ihre Lebensgefährtin, liegt in ständigem Clinch mit dem zwölfjährigen Jim, der lieber wieder einen Vater hätte anstelle einer zweiten Mutter, aber auch mit Lena, weil die die lesbische Emanzipation nicht ernst nimmt.

In einem FrauenHaus wird eine Frau vermißt, aber Verschwundene gehen Lena nichts an, für sie ist eine andere Dienststelle zuständig. Aber dann wird die Vermißtensache doch zu ihrem Fall. Am Ufer der Havel wird ein weiblicher Torso entdeckt, wenig später der dazugehörige Kopf in einer Mülltonne. Die Leiche ist rasch identifiziert, es handelt sich um die Vermißte aus dem FrauenHaus. Lenas Kommissariat bekommt die Leichensache übertragen.

Als schließlich auch ihre Geliebte Susanna verschwindet, wird für Lena aus der Suche nach dem Serienkiller ein privater Feldzug.

Eine lesbische Kommissarin mit Geliebter und besten Kontakten in die linke Szene hat der kleinen deutschen Krimiwelt noch gefehlt. »Weiberwirtschaft« ist ein Fest der Dialoge: milieuerfahren und tongenau am Nerv der Zeit. *Der Spiegel*

Chauvis wie Emanzen bekommen ihr Fett weg und Maria Gronau teilt mit viel Wortwitz sowohl nach rechts als auch gegen linksautonom aus.
ORB

Ein nervenzerreibener Krimi, der dank seiner schnoddrigen Sprache und dem ewigen Konflikt zwischen den Geschlechtern immer wieder amüsante Pausen zum Luftholen bietet. Ein Schmöker für schlaflose Nächte.
Lift Stuttgart

Maria Gronau: WEIBERLUST

Roman
352 Seiten, Broschur,
ISBN 3-89602-116-8
28 DM / 205 öS / 27 sFr

Maria Gronau (Pseudonym), geboren 1962 in Hildesheim. Mutter Kommunalpolitikerin, Vater Arzt. Seit ihrem zwölften Lebensjahr schon Dauerausreißerin, brennt Maria Gronau mit 17 endgültig von zu Hause durch. Lebt in Hannover in besetzten Häusern und schließt sich der Punkszene an. In dieser Zeit häufige Reisen nach Berlin, bis sie sich Anfang der 80er Jahre endgültig in Kreuzberg niederläßt. Verschiedene Hilfsjobs, unter anderem im Buchhandel und in der Gastronomie. Politische Arbeit im Hausbesetzerrat und in Lesbengruppen, erste Schreibversuche. Während der Anti-Reagan-Demonstrationen 1982 von der Polizei festgenommen, verbringt sie 3 Monate in Untersuchungshaft. Die Hauptverhandlung vor dem Landgericht endet mit einer Bewährungsstrafe. Heute ist Maria Gronau die Chefin einer renommierten Berliner Werbeagentur. Weiberlust ist nach ihrem gefeierten Debüt Weiberwirtschaft der zweite Roman um die Kriminalkommissarin Lena Wertebach.

Maria Gronau darf sich zu Recht als härteste Thriller-Frau Deuschlands vermarkten lassen. Sie hat einen echten »page-winder« geschrieben – spannend bis zur letzten Seite. *Buchreport*

Maria Gronau ist etwas geglückt, was nicht häufig ist: ein spannendes, unterhaltendes, vor allem aber ein kluges, vielschichtiges Buch, dessen Zutaten weit über das hinausgehen, was das Genre sonst zu bieten hat. *Märkische Allgemeine*

Die Story ist dicht, aufregend, dramatisch und hochpolitisch, entbehrt aber keineswegs gehöriger Ironie und Selbstironie. Die einzige Person, vor der die Kommissarin einen Kniefall machen würde, ist – und damit wird das letzte aller denkbaren Klischees in der Sparte »lesbischer Schwanzab-Roman« gebrochen – Sohn Jim, eine zwölfjährige frühreife, aber liebenswerte Intelligenzbestie. *Neues Deutschland*

Frank Goyke: DER KLEINE PARISER

Die ersten beiden Dietrich Kölling Romane
352 Seiten, Broschur, 12,5 x 20 cm
ISBN 3-89602-066-8
28 DM / 205 öS / 27 sFr

In Leipzig, dem Chicago des Ostens, hat ein Mann den Ratten den Krieg erklärt. Die Ratten, das sind die Menschen, die das Ordnungsempfinden des Mannes stören: die Schwulen vor allem. Bevor der Mann sie tötet, legt er ein Dossier über sie an. Penibel notiert er Lebensgewohnheiten, Vorlieben, Stammkneipen, Liebschaften. Die Dossiers, die er Vorgänge nennt, sind die Grundlagen und die Begleiter des Verfahrens. Die Krönung des Verfahrens sind Urteil und Hinrichtung. Die Krönung der Dossiers ist das Hinrichtungsprotokoll. Der Mann ist ein Soldat, der seine Pflicht erfüllt, sorgfältig, systematisch und geschickt. Den Jungen, den sie in der schwulen Subkultur den kleinen Pariser nennen, hat er seit langem im Visier. Der erste Tote liegt Hauptkommissar Dietrich Kölling, dem Westimport aus Hannover, noch schwer im Magen, da wird einem weiteren Mann die Kehle durchgeschnitten. Immer legt der Mörder die Toten in schwer zugänglichem Gelände ab, so daß sie erst Tage nach dem Mord gefunden werden. Und immer fehlen ihnen die Schuhe.

Daß Frank Goyke die Optik auf die Umtriebe südlich des Bauchnabels seiner Figuren scharfstellt, hat Methode und geht in Ordnung, denn Goyke schaut etwas genauer hin. Psychologisch stimmige Figurenlage, harte filmische Schnitte, atmosphärische Dichte des Milieus. Eine erzählenswerte Story wird präzise und handfest dargeboten. *Kreuzer*

»Kommissar Kölling, aus dem Westen nach Leipzig versetzt, jagt einen wahnsinnigen Killer, der es als Ordnungshüter und Scharfrichter in eigenem Auftrag auf Schwule abgesehen hat. Dabei lernt er, und der Leser mit ihm, die Stadt dies- und jenseits der Gürtellinie kennen.« *Der Spiegel*

»Rattenjäger« im eigenen Auftrag, doch der kleine Pariser wehrt sich. Die ersten beiden Fälle des Dietrich Kölling.

Frank Goyke: HEXENTANZ

Der siebente Dietrich-Kölling-Krimi
ISBN 3-89602-117-6
256 Seiten, Broschur, 12,5 x 20 cm
28 DM / 205 öS / 27 sFr

»Es tat einfach gut. Es kribbelte auf der Haut, der Atem wurde heftiger, das Herz schlug wie besessen, es war fast wie Sex, und viel Sex hatte Konstantin noch nicht gehabt. Wenn er Sex gehabt hatte, dann war es ein ähnliches Gefühl gewesen; sogar die Angst, die er hatte, wenn er mit einem Mädchen schlief, sogar diese Angst war dabei. Bei den Mädchen war es die Angst, nicht die Leistung zu bringen, die erwartet wurde, hier war es die Angst, von den Bullen niedergeschlagen und festgenommen zu werden. Konstantin suchte nicht den Schmerz. Aber ab und zu wollte er wenigstens starke Gefühle haben.

Konstantin schaute sich um. Das eine Ende der Straße wurde von einer Bullenkette abgesperrt, und auch am anderen begannen sich die Polizisten zu ordnen. Konstantins Freund Michael bückte sich bereits nach neuen Pflastersteinen.

›Bullen raus!‹ brüllte Konstantin. Die Bullenkette öffnete sich. Ein Wasserwerfer raste in die Straße.«

»Frank Goyke erzählt seine Geschichten mit der gleichen desillusionierten Distanz, die auch seinen Helden kennzeichnet, einen älteren, dicken Flic – manchmal melancholisch-einsam, manchmal zynisch. Hinter diesem Karussell des Todes zielt Goyke auf die Teufelskreise eines Deutschlands ab, in dem nicht mehr alle Rädchen ineinandergreifen.«

Le Monde, Paris

Dietrich Kölling ermittelt am Kollwitzplatz im Prenzlauer Berg:
Lagerfeuer zur Walpurgisnacht, Straßenschlachten mit Todesfolge

JÜRGEN EBERTOWSKI:
UNTER DEN LINDEN NUMMER EINS

Der Roman des Hotel Adlon

352 Seiten, gebunden mit Schutzumschlag.
ISBN 3-89602-115-X
38 DM / 278 öS / 37 sFr

Hotel Adlon, Unter den Linden Nummer Eins: Wer in Politik, Wirtschaft und Kultur einen Namen hatte oder wer den Glanz der Großen suchte, traf sich hier: Adlige, Wirtschaftsmagnaten, Politiker, weltberühmte Schriftsteller und allerlei zwielichtiges Volk.
Personen, Szenen und Handlungsstränge in Ebertowskis Roman fügen sich zu einem Panorama zusammen, das schillernd, kontrastreich und bedrohlich ist wie jene Zeit, in der das Adlon die Nummer Eins der Hotelerie war.

»Eine gelungene Mischung aus kritischer Zeitgeschichte, Lokalkolorit, Familiensaga und Kriminalroman.«

Berliner Morgenpost

»Ein Berlin-Roman von besonderer Güte.« *TIP, Berlin*

»Personen, Szenen und Handlungsstränge fügen sich zu einem facettenreichen Panorama zusammen, das kontrastreich und mitunter auch sehr bedrohlich ist – wie die damalige Zeit.«

Welt am Sonntag

Ebertowski hat die Erinnerung an einen Mythos so lebendig aufgefrischt, daß sich – trotz aller historischen Greuel – Bewunderung für ein solches Gesamtkunstwerk einstellt.

Trierischer Volksfreund

DER ZWEITE BAND

Der »Fortgesetzte Dialog mit meinem Urenkel«:
Jürgen Kuczynski antwortet auf neue Fragen
in einer neuen Zeit.

JÜRGEN KUCZYNSKI:
FORTGESETZTER DIALOG MIT
MEINEM URENKEL
Fünfzig Fragen an einen unverbesserlichen Urgroßvater

256 Seiten, Broschur.
ISBN 3-89602-064-1
24,80 DM / 180,– öS / 24,– sFr

Die Zeiten haben sich seit dem ersten »Dialog mit meinem Urenkel« gewandelt. Die Urenkel haben jetzt andere Probleme, sie stellen neue Fragen. Und sie stellen alte Fragen in neuer Schärfe: nach der eigenen Verantwortung, dem Wissen um Zusammenhänge, der Vergangenheit. Mit der Lebenserfahrung von mehr als neun Jahrzehnten antwortet Jürgen Kuczynski – wie immer streitbar und voller Scharfsinn.